1 MONTH OF
FREE
READING

at
www.ForgottenBooks.com

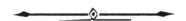

By purchasing this book you are eligible for one month membership to ForgottenBooks.com, giving you unlimited access to our entire collection of over 1,000,000 titles via our web site and mobile apps.

To claim your free month visit:
www.forgottenbooks.com/free1010089

Fünftes Heft

(ausgegeben am 22. März 1881).

Sechstes Heft

(ausgegeben am 26. April 1881).

Arbeiten aus dem Laboratorium
für experimentelle Pharmakologie zu Strassburg.

32.

Ueber die Ursache der Blutdrucksteigerung bei der Digitalinwirkung.

Von

Dr. Francis Williams
aus Boston.

(Hierzu Tafel I u. II)

Die Substanzen, welche zur pharmakologischen Gruppe des Digitalins gehören, verursachen am Säugethier bekanntlich folgende, nach einander auftretende, Erscheinungen seitens der Kreislaufsorgane:

1. Erhöhung des Blutdrucks mit verminderter Pulsfrequenz;
2. Fortdauer des hohen Blutdrucks bei gesteigerter Pulsfrequenz;
3. Unregelmässigkeit der Herzthätigkeit bei hohem Blutdruck;
4. Rapides Sinken des Blutdrucks bis zum Herzstillstand.

Die Ursache dieser Erscheinungen, namentlich der Blutdrucksteigerung ist bisher nicht sicher ergründet worden, weil es schwierig ist, den Einfluss des Herzens und der Gefässe auf das Zustandekommen der Drucksteigerung auseinander zu hälten; denn die letztere kann ebensowohl durch eine Verengerung der feineren Arterien in Folge centraler oder peripherer Einflüsse wie durch eine Veränderung der Herzthätigkeit oder durch beide Ursachen zugleich bedingt sein. In letzterer Beziehung durfte nicht ausser Acht gelassen werden, dass die Digitalinwirkung an den Gefässmuskeln sich in ähnlicher Weise äussern könnte, wie am Herzmuskel, der eine eigenartige Veränderung seiner Elasticitätsverhältnisse erfährt, wodurch am Frosch ein systolischer Stillstand des Herzens ohne Lähmung herbeigeführt wird.[1] An den Gefässen konnte eine ähnliche Einwirkung Verengerung des Lumens hervorbringen.

---

[1] Schmiedeberg, Ueber die Digitalinwirkung am Froschherzen. Beitr. zur Anat. u. Physiol. C. Ludwig gewidmet. 1874.

Von einer durch Erregung des Gefässnervencentrums allein bedingten Gefässverengerung kann die Blutdrucksteigerung jedenfalls
nicht abhängig gemacht werden; denn Böhm und Görtz[1]) fanden,
dass nach sorgfältiger Durchschneidung des Rückenmarks und beider.
Vagi noch eine Blutdruckerhöhung durch Digitalin zu Stande kam,
wenn auch nicht in so hohem Grade als am normalen Thiere, weil
die Blutgefässe ad maximum erweitert waren.

Ebenso erhält man durch Einverleibung von Digitalin eine Erhöhung des Blutdrucks an Thieren, bei welchen das Gefässnerven-
centrum und Rückenmark durch Chloralhydrat vollkommen gelähmt
und der Blutdruck fast bis zur Abscisse gesunken ist[2]), wie es durch
Curve 1 (Taf. II) veranschaulicht wird.[3])

Wenn also die Blutdrucksteigerung von einer Verengerung der
kleinen Arterien abhängig ist, so kann das nur durch eine Einwirkung auf die Gefässwandungen verursacht sein. Da der Zustand der
letzteren und die davon abhängige Gefässweite aber der directen
Untersuchung unzugänglich sind, so lässt sich vorläufig nicht einmal sicher entscheiden, ob das Herz unter dem Einfluss der Digitalinwirkung ohne Betheiligung der Gefässe überhaupt im Stande
ist, eine Blutdruckerhöhung hervorzubringen.

Die vorliegenden Untersuchungen sind darauf gerichtet, diese
Frage zu entscheiden.

Das ausgeschnittene Froschherz wurde zu diesem Zweck mit
einem in seiner Weite unveränderlichen Röhrensystem verbunden, in
welchem das durch das Herz in Bewegung gesetzte Blut unter einem
bestimmten Druck, wie in den Gefässen des Körpers, circulirte. Der
Druck war nur von der Herzarbeit abhängig und durch die Veränderungen der letzteren variabel.

Diese Bedingungen erfüllte der auf Tafel I (Fig. 1 und 2) abge-
bildete Apparat.

c und d (Fig. 1) sind Ventile, welche die Klappen des normalen
Herzens zu ersetzen bestimmt sind. Das Blutreservoir B mit einem
Druck von 10—15 Ctm. Blut entspricht den Venen; die Röhre zwi-
schen Ventil d und dem Manometer M bildet das Arteriensystem.
Die Ausflussöffnung e kann durch eine Klemmschraube beliebig ge-
ändert werden.

Durch eine leichte auf dem Quecksilber des Manometers schwim-

---

1) Görtz, Dissertat. Dorpat 1873.
2) Vgl. v. Mering, Dieses Archiv. III.
3) Sämmtliche Curven sind von rechts nach links zu lesen; die Punkte unter
den Curven bezeichnen Secunden und befinden sich auf der Abscisse.

mende Glasfeder werden die Pulsationen und der künstliche Blutdruck auf eine rotirende Trommel mit fortlaufender Papierabwicklung aufgeschrieben. Die Glasfeder *g* dient zur Aufzeichnung der Secunden, mittelst eines Elektromagneten.

Die doppelte Bohrung der neusilbernen Canüle *b*, ähnlich wie sie K r o n e c k e r angegeben (Taf. I, Fig. 2 ı *b*) bewirkt, dass das Blut bei jeder Pulsation im Herzen vollständig erneuert wird, mit Ausnahme der minimalen Blutmenge in dem kleinen Ansatzstück *a* (Taf. I, Fig. 2 ı *a*). Letzteres passt genau auf das Ende der Doppelcanüle *b* und ist mit zwei kleinen seitlichen Griffen versehen.

Der ganze Apparat, mit Ausnahme der Canüle und der Kautschukverbindungen besteht aus Glas und wird zum Gebrauche auf einer Korkplatte mit Drahthäkchen aufgehängt.

Zur Anfertigung der Ventile macht man eine kleine seitliche Oeffnung in ein Glasröhrchen, indem man dasselbe an einer kleinen Stelle erhitzt und mit einem Platindraht auszieht. Schneidet man den ausgezogenen hohlen Glasfaden dicht an dem Röhrchen ab, so erhält man eine kleine runde Oeffnung (Taf. I, Fig. 2 2). Wenn jetzt das Röhrchen an der Stelle dieses kleinen Loches leicht ausgezogen wird, so entsteht anstatt des letzteren ein länglicher Schlitz (Taf. I, Fig. 2 3), an dessen einem Ende *a* die Röhre abgeschmolzen wird.

Ueber den Schlitz legt man ein Stückchen feinster Goldschlägerhaut, etwas länger als jener und $^1\!/_2 - {}^2\!/_3$ so breit als der Umfang des Röhrchens an dieser Stelle, und bindet es auf beiden Enden mit einem Seidenfaden fest; nöthigenfalls legt man noch einen Faden in der Mitte an (Taf. I, Fig. 2 4, nat. Gr.).

Das Ventilende des Röhrchens (Fig. 2 4) passt in ein etwas weiteres Rohr (Fig. 2 5) und ist in dasselbe eingeschliffen.

Die Membran soll so auf dem Spalt befestigt sein, dass der Flüssigkeit in der einen Richtung ein vollkommen freier Durchfluss bei einem Druck von nur 1 bis 2 Ctm. gestattet ist, während in der entgegengesetzten Richtung bei einem Druck von 130 Ctm. nach einer Dauer von wenigstens 5 Minuten kein Tropfen hindurchdringen darf. — Dasselbe Princip habe ich auch für weit grössere Ventile mit bestem Erfolge angewandt.

Nach dem Gebrauche zieht man das innere Rohr heraus, damit die Ventilmembran trocknet; vor der Benutzung wird dieselbe wieder angefeuchtet. Die Membran hält sich trocken sehr lange Zeit, während sie feucht bald untauglich wird und dann erneuert werden muss, was freilich in wenigen Minuten geschehen ist.

Zur Füllung des Apparats mit Blutflüssigkeit wird die Canüle *b*

1*

(Taf. I, Fig. 1 *b*) nach Abnahme von *a* unten durch ein Kautschuk-röhrchen mit Glasstöpsel verschlossen, die Klemmschraube bei *c* zu-geschraubt, der Stöpsel *f* am Manometer entfernt. Die Flüssigkeit fliesst nun ohne Widerstand aus dem Reservoir *B* durch das Röhren-system. Ist der Apparat gefüllt, so dass die Blutflüssigkeit bei *f* herausfliesst, so wird *f* geschlossen und der Gummischlauch *h* am Reservoir durch eine Klemme zugeklemmt.

Als Nährflüssigkeit fand ich nach mehreren Versuchen am ge-eignetsten eine filtrirte Mischung von 1 Theil frischen, defibrinirten Kaninchenbluts mit 2 Theilen einer $^1/_2$ proc. Kochsalzlösung.

Die kleine ca. $^3/_4$ Mm. weite Canüle *a* (Taf. I, Fig. 2 1 *a* und 7) wird durch die Aorta in das Froschherz eingeführt und am Bulbus aortae mit einem Faden befestigt, dessen Enden um die Griffe der Canüle geschlungen werden (Taf. I, Fig. 2 7). Zur besseren Hand-habung der letzteren ist es zweckmässig, sie auf ein Holzstäbchen (Schwefelhölzchen) zu stecken.

Nach Unterbindung der Vv. cavae (die Abdominalvene zu unter-binden ist nicht nothwendig) wird das Herz vom Frosch abgetrennt und die Canüle *a* auf das offene Ende von *b* geschoben, von wel-chem zuvor das mit dem Stöpsel verschlossene Kautschukrohr ent-fernt war. Schliesslich öffnet man, um den Apparat in Gang zu bringen, die Klemmen bei *h* und bei *c*.

Es ist gut etwa vorhandene Gerinnsel aus dem Herzen heraus-zuspülen, damit später keine Störung an dem Ventil *d* eintritt.

Will man die Thätigkeit der Vorhöfe isolirt untersuchen, so bleibt die Canüle *a* weg, die Spitze des Ventrikels wird abgeschnitten und die Doppelcanüle *b* durch den Ventrikel in die Vorhöfe hinein-geschoben.

Soll das ganze intacte Herz beobachtet werden, so bleibt auch die Canüle *b* weg, und es wird das Ventil *c* mit einer in die Vena cava, das Ventil *d* mit einer in die Aorta mündenden Röhre verbunden.

Zu diesen, wie überhaupt zu allen derartigen Versuchen, müssen nur gesunde, kräftige, nicht fettig degenerirte Froschherzen benutzt werden.

Ist der Apparat gefüllt, das Herz mit der Canüle *a* angesetzt, und ein mit Blutflüssigkeit gefülltes Schälchen darunter geschoben, so dass das Herz ganz in dieselbe eintaucht, so kann der Versuch beginnen.

Das Blut wird durch die Herzpulsationen zur Oeffnung *e* hinaus-gepumpt, welche durch die Klemmschraube so eingestellt wird, dass das Manometer einen Mitteldruck von $1/_2$—2 Ctm. Quecksilber über der Abscisse anzeigt.

In der Regel ist die Herzaction während der ersten 2—3 Minuten schneller oder langsamer als in der Folge, in der sich dieselbe vollkommen gleichmässig zeigt.

Wird die Oeffnung e constant erhalten, so bleibt auch zunächst der Druck in dem Röhrensystem — der künstliche Blutdruck — constant, und eine etwa eintretende Aenderung desselben kann nur von der Herzthätigkeit selbst abhängig sein (Taf. II, Curve 2).

Das Herz kann so $1/_2$—$1^1/_2$ Stunden regelmässig arbeiten, ohne dass irgend erhebliche Schwankungen im Blutdruck stattfinden; eine geringe und schnell vorübergehende Steigerung desselben tritt ein, wenn das durch den Apparat geflossene Blut wieder (etwa alle 5 bis 10 Minuten) in das Reservoir aufgegossen wird; eine gleiche ebenso vorübergehende Wirkung hat es, wenn das Herz gelegentlich der Luftberührung ausgesetzt ist.

Indess geschieht es nicht immer, dass der Blutdruck lange Zeit constant bleibt. Nicht selten kommt eine wenn auch sehr allmähliche Steigerung desselben zur Beobachtung, welche von einer Erhöhung der Pulse begleitet ist, die eine Volumzunahme der jedesmal vom Herzen ausgetriebenen Blutmenge bedeutet; die letztere, d. h. also die Volumdifferenz des Herzens in Systole und Diastole, bezeichne ich der Kürze halber mit Herzpulsation (Tafel II, Curve 3).

Um diese Volumszunahme besser nachweisen und messen zu können, war das Herz in einigen Versuchen in ein mit Kochsalzlösung gefülltes, in ein kleines graduirtes Rohr auslaufendes Gefäss eingeschlossen (Taf. I, Fig. 2 6). Die Doppelcanüle b war durch den Pfropfen des Gefässes geschoben und das Herz wie gewöhnlich angebracht.

Das durch den Glasstöpsel c verschliessbare Rohr b dient dazu, die Flüssigkeit in dem graduirten Rohr während der vollständigen Systole des Herzens bequem auf 0 einstellen zu können.

Bei jeder Diastole steigt die Flüssigkeit in dem graduirten Rohr um eine gewisse Anzahl Millimeter, um in der Systole wieder auf 0 zu fallen.

Fragen wir nun nach der Ursache der spontanen Blutdrucksteigerung, so werden wir sie, da eine Beschleunigung der Herzaction nicht stattgefunden hat, zunächst in jener Volumszunahme der einzelnen Pulsationen zu suchen haben. Ein Verständniss dieser letzteren Erscheinung aber gewinnen wir aus der Beobachtung des Herzeus unter Maximaldruck, d. h. dem höchsten, den es noch zu überwinden vermag.

Man hat zu dem Behufe nur nöthig, die Oeffnung *e* zu verschliessen; das Herz treibt dann das Quecksilber im Manometer bis zu einer gewissen Grenze in die Höhe (Taf. II, Curve 4).

Gleichzeitig erleidet es dabei eine starke Dilatation, wie aus den Zahlen über der Curve zu ersehen ist, welche die systolischen (S) und diastolischen (D) Schwankungen des Meniscus der Kochsalzlösung in dem graduirten Rohr in Millimetern anzeigen. Die Systolen werden weniger und weniger vollkommen, bis beim Maximum des Drucks dauernde Diastole eintritt.

Bei verschiedenen Herzen schwankt der Maximaldruck der Ventrikel von 50—90 Mm. Quecksilber; der der Vorhöfe betrug an zwei verschiedenen Herzen 14—15 Ctm. Blut = 11 Mm. Hg.

Nach Oeffnung von *e* fällt der Druck sofort und das Volum des Herzens kehrt wieder zu den früheren Grenzen zurück (vgl. die Zahlen an Curve 4, Taf. II).

So oft man den Versuch wiederholt, zeigt das Herz immer fast genau dieselbe absolute Kraft, wie beispielsweise ein Blick auf die Maximaldrucktabelle S. 8, Versuch 5 lehrt.

Aus alledem ergibt sich, dass der normale Herzmuskel überhaupt nie ermüdet, selbstverständlich auch nicht an Kraft gewinnt; dass er einen hohen Grad vollkommener Elasticität besitzt; endlich, dass wenn er während der Systole gegen einen stärkeren Druck zu arbeiten hat, die darauf folgende Diastole unabhängig von jeder directen Dehnung, einen grösseren Umfang hat.

Da das Froschherz in unseren Blutdruckversuchen mit jedem Schlage eine Quecksilbersäule von 1—2 Ctm. Höhe und ca. 2 Mm. Durchmesser zu heben hat, so ist es klar, dass hierdurch allmählich die Diastolen bis zu einem gewissen Punkte umfangreicher werden können; wächst aber so das Volum der mit jedem Schlage ausgetriebenen Blutmenge, so muss nothwendig der mittlere Blutdruck steigen.

Nimmt dabei zugleich die Pulsfrequenz ab, so kann trotzdem eine Drucksteigerung eintreten, wenn nur das Gesammtvolum der Herzpulsation für einen gewissen Zeitraum grösser geworden ist.

Sehen wir nun, wie sich das Froschherz, dessen normale Thätigkeit unter den gegebenen Umständen wir soeben kennen gelernt haben, der Einwirkung des Digitalins gegenüber verhält.

Wenn man einige Tropfen einer 1proc. Lösung von Digitalin

oder besser Helleborein [1]) in die Aussenflüssigkeit des Herzens bringt, so beobachtet man schon nach wenigen Minuten eine Verlangsamung der Pulse unter Zunahme der Höhe derselben und erheblicher Steigerung des mittleren Drucks (Taf. II, Curve 5).

Dieser Zustand bleibt jetzt eine Zeit lang constant, das Herz macht regelmässige, langsame und grosse Pulsationen (Tafel II, Curve 6 und 7).

Endlich tritt ein drittes Stadium ein, in welchem die Herzaction unregelmässig wird, um schliesslich in Stillstand überzugehen, wie es durch Curve 8 (Taf. II), einer directen Fortsetzung von Curve 7, illustrirt wird.

In einigen Fällen wurden nach Eintritt des Herzstillstandes noch etwa alle 1—2 Minuten einzelne, sehr grosse Pulsationen beobachtet, welche kleiner und kleiner werdend schliesslich nach $1/2 - 3/4$ Stunden in dauernde Systole überführten. In einem Falle konnte das so systolisch contrahirte Herz durch Heben des Reservoirs auf 70 Ctm. Höhe zur Ausdehnung gebracht werden, welche nach Senken des letzteren dem vorhergehenden Zustande wieder Platz machte.

Wenn jedoch das Herz vor der Application von Helleborein schon lange Zeit gegen starken Widerstand gearbeitet hat, so dass der mittlere Druck erheblich gestiegen ist (wie in dem Falle von Curve 3, Taf. II), dann ist die durch Helleborein bewirkte Drucksteigerung geringer, ja in einigen Fällen fast gar nicht vorhanden.

Es folgt daraus mit grosser Wahrscheinlichkeit, dass durch die Einwirkung des Helleboreins auf das Herz ein Zustand geschaffen wird, der in seinem Einfluss auf die Diastole identisch ist mit der Wirkung eines grossen Widerstandes oder Druckes, gegen welchen das Herz zu arbeiten hat; nur dass im ersteren Falle die entsprechende Aenderung in wenigen Minuten, im anderen nach ein- bis mehrstündiger Thätigkeit eintritt.

Dass keine Erhöhung der absoluten Leistungsfähigkeit des Herzens durch das Helleborein bewirkt wird, beweist der Umstand, dass in allen darauf gerichteten Versuchen der Maximaldruck, den das Herz im Röhrensystem zu erzeugen im Stande ist, durch das Helleborein durchaus nicht erhöht, überhaupt fast gar nicht geändert wird.

Die Zahlen der folgenden Tabelle geben die Höhen des Maxi-

---

1) Das Helleborein hat bekanntlich dieselben physiologischen Wirkungen wie das Digitalin und eignet sich vorzüglich zu experimentellen Untersuchungen wegen seiner grossen Löslichkeit in Wasser.

maldrucks in Millimeter Quecksilber. Die Intervalle, in welchen der Maximaldruck genommen wurde, betrugen 2—10 Minuten.

Nummer des Versuchs.	Normal.	Nach Helleborein.
1	53.	52. 52. 52. 52. 52. 52.
2	56. 56. 53.	52. 52. 52. 52.
3	60.	62. 62.
4	60.	78. 74. 73. 73. 71. 70. Stillstand des Herzens.
5	66. 64. 62. 64.	
	66. 62. 65. 63.	
	59. 64. 59. 60. 60.	Nach schon beginnender unregelmässiger Action 63; nach 10 Minuten 46; nach weiteren 10 Minuten Lähmung.

Das Helleborein führt daher nur eine grössere Ausnutzung der Herzkraft herbei, indem unter seinem Einfluss eine Volumzunahme der einzelnen Herzcontractionen eintritt; damit ist eine mehr oder weniger starke Pulsverlangsamung verbunden. Man könnte nun meinen, dass die letztere durch eine Reizung der Hemmungsvorrichtungen im Herzen bedingt sei und, weil jetzt das Herz mehr Zeit habe sich zu füllen, die Volumszunahme der Pulse hervorbringe. Indess beweist die Beobachtung des Herzens nach Application von Atropin, sowohl vor wie nach der Einwirkung von Helleborein, dass die Hemmungsvorrichtungen hierbei überhaupt kaum in Betracht kommen (Taf. II, Curven 9 und 10).

Die trotz des Atropins eintretende resp. bleibende Verlangsamung der Herzaction erklärt sich so, dass das Herz nothwendig mehr Zeit gebraucht, eine grössere Blutmenge aufnehmen und austreiben zu können; dies wird auch durch die Thatsache bestätigt, dass die Verlangsamung zu der Grösse der Pulsationen in directem Verhältniss steht (vgl. die Curven 5, 6, 7, 10, Taf. II).

Wir gelangen mithin zu dem Schlusse, dass die Blutdrucksteigerung nach Einwirkung von Helleborein lediglich Folge ist von einer primären Zunahme des Volums der Herzpulsationen.

Die Wirkung der Stoffe der Digitalingruppen am Froschherzen gestaltet sich demnach folgendermaassen:

1. Im ersten Stadium wird ohne Veränderung der absoluten Leistungsfähigkeit des Herzens eine Volumszunahme seiner Pulsationen bedingt, eine Wirkung, die am intacten Frosch wenig zur Wahrnehmung kommt;
2. Dann folgt das Stadium der sog. Peristaltik, wie es durch die Curve 8, Taf. II, veranschaulicht wird;
3. Hierauf geht diese eigenartige Form der Herzcontraction in den bekannten systolischen Stillstand des Ventrikels und

einfachen Stillstand der Vorhöfe über, wobei das Herz durch
mechanische Ausdehnung wieder zum Schlagen gebracht werden kann [1]);

4. Schliesslich erfolgt die völlige Lähmung des ganzen
Herzens, wobei es in systolischer Stellung verharrt.

Kehren wir nun zu unserer ursprünglichen Frage zurück, nach
der Ursache des Digitalinblutdrucks beim Säugethier, so wissen wir
jetzt, dass der Einfluss der Stoffe der Digitalingruppe auf das Herz
schon allein hinreichend ist, den mittleren Blutdruck erheblich zu
steigern. Es bliebe also nur noch ein Zweifel, ob nicht ausserdem
und nebenbei noch eine periphere Wirkung auf die Gefässe statt-
finde und zwar in verengerndem Sinne.

Vergleichen wir jedoch eine vom isolirten Froschherzen und eine
von der Carotis eines Hundes nach Application von Digitalin genommene Blutdruckcurve, so ist die Uebereinstimmung beider ausserordentlich gross.

In beiden erkennt man Erhöhung des Blutdrucks unter Erhöhung
der Pulsationen, später folgende unregelmässige Action und schliesslich definitiven Stillstand des Herzens (vgl. Blutdruckcurve 11, Taf. II,
vom Hunde mit Curven 12, 7, 8).

Würde beim Säugethier das Gefässsystem durch Helleborein
gegen die Norm verengt werden, so dürfte sich kaum eine Erklärung für die umfangreicheren Pulsationen der Carotis finden lassen;
es müsste vielmehr die Pulserhebung in Folge des erhöhten Widerstandes steigen, ohne während der Diastole des Herzens wieder tief
herabzufallen. Verengern wir an unserem Apparat mit dem isolirten Froschherzen das arterielle System, indem wir die Ausflussöffnung e etwas verkleinern, so steigt der Druck, während der Umfang der Pulse immer kleiner wird (Taf. II, Curve 13).

Dasselbe müsste nun beim Hunde eintreten, wenn durch die
Wirkung des Digitalins die Gefässe verengt würden. Im Gegentheil,
es macht fast den Eindruck, als ob das Gefässsystem, wenigstens
gegen Ende der Wirkung, schlaffer und weiter ist, als normaler Weise.

Zum mindesten dürfen wir mit hoher Wahrscheinlichkeit
annehmen, dass die Stoffe der Digitalingruppe auf die Gefässe im
verengenden Sinne nicht einwirken, und dass mithin, da wie wir
oben gesehen haben, eine Kraftvermehrung des Herzens durch Helleborein nicht hervorgerufen wird, die Blutdrucksteigerung aus-

---

[1] Schmiedeberg, l. c. S. 225.

II.

Zur Lehre von der wachsartigen Degeneration der quergestreiften Muskeln.

Von

Hans Strahl,

prakt. Arzt aus Berlin.

Die Veränderung der quergestreiften Muskelfasern, welche man als wachsartige Degeneration bezeichnet, ist von den verschiedensten Forschern bei sehr verschiedenen Gelegenheiten gefunden und beschrieben:

Zenker[1]) fand und beschrieb sie zuerst genauer bei Typhus abdominalis. Er hält den Vorgang, von dem er zwei verschiedene Stadien unterscheidet, für einen während des Lebens sich abspielenden Process und will denselben als einen entzündlichen nicht aufgefasst wissen. Nach ihm wurde von zahlreichen Anderen ein gleicher Process bei Trichinose, bei den meisten acuten Infectionskrankheiten, in Umgebung von Neoplasmen u. s. w. gefunden. Spätere Beobachter stellten die Behauptung auf, dass der Vorgang wohl ein postmortaler sein möge. So hat Erb[2]) dies an einer Typhusleiche constatiren wollen; Letzterer hat ausserdem genauer beschrieben, dass Muskeln frisch in indifferente Lösungen, so namentlich in Kochsalzlösung gelegt, einen eigenthümlichen Zerfall, gleichsam eine Einschmelzung durchmachen, nach deren Ablauf dieselben ebenfalls das Bild wachsartiger Degeneration geben. Endlich will er auch am durchschnittenen Muskel lebender Frösche und Kaninchen einen gleichen Zerfall beobachtet haben. Gegen ihn tritt Martini[3]) auf, der im Anschluss an andere Forscher den genannten Vorgang als eine plötzliche Gerinnung des Myosins hinstellt, ohne eigentlich einen Beweis hierfür geliefert zu haben. Er schliesst mechanische Momente aus und be-

---

1) Ueber die Veränderungen der quergestreiften Muskeln im Typhus abdominalis. Leipzig 1864.

2) Bemerkungen über die sogenannte wachsartige Degeneration der quergestreiften Muskelfasern. Virchow's Archiv. Bd. 43. I.

3) Zur pathologischen Histologie der quergestreiften Muskeln. Deutsches Archiv für klin. Medicin. Bd IV.

zeichnet die Erscheinung als von der Todtenstarre nur durch das Acute des Entstehens verschieden, wie er sie auch als völlig passiv darstellt. Cohnheim [1]) fand gelegentlich seiner Experimente an der Froschzunge, dass ein Zerreissen der Muskelbündel eintrat, wenn er die Wurzel der Zunge umschnürte und so die Blutzufuhr länger als 24 Stunden abgeschnitten hatte. Auch Weihl [2]) hat wachsartige Degeneration an der Zunge lebender Frösche beobachtet und künstlich dargestellt. Er erhielt dieselbe, wenn er Frösche mit der Zunge behufs mikroskopischer Untersuchung aufspannte und diese an der Zunge zerrten, ferner wenn er die Zunge an einzelnen Stellen quetschte und ebenfalls, wenn er curarisirten Fröschen kleine Substanzverluste an der Zungenmusculatur anlegte. Er will den Vorgang gleichfalls als eine plötzliche Gerinnung aufgefasst wissen.

In neuester Zeit haben Heidelberg [3]) und Erbkam [4]) Versuche mit Umschnürung ganzer Extremitäten gemacht. Erbkam beschreibt wachsartige Degeneration an den Muskeln der umschnürten Extremität, wenn er die Ligatur nach 10 stündiger Umschnürung löste und das Thier dann noch einige Tage leben liess.

Wagener [5]) beschreibt, dass man am Schwanze lebender Froschlarven und Tritonen bei der mikroskopischen Untersuchung durch leichten Druck mit dem Deckglase sofort das Bild wachsartiger Degeneration hervorrufen kann; am Schwanz der Froschlarve tritt dieselbe ausserdem bei und vor seinem Schwund auf.

Eine ausführliche Uebersicht über die hierhergehörige Literatur gab Lüdeking. [6])

In Anbetracht aller dieser verschiedenartigen Verhältnisse hat schon Weihl die Frage aufgeworfen, ob es sich bei allen den genannten Erscheinungen wohl um den gleichen Process handeln möge oder ob wir es mit ganz verschiedenartigen Vorgängen zu thun haben. Er hat aber eigentlich selbst auf diese Frage die Antwort nicht gegeben, und soll im Folgenden versucht werden, eine Beantwortung derselben zu geben.

---

1) Untersuchungen über die embolischen Processe. Berlin 1872.

2) Experimentelle Untersuchungen über die wachsartige Degeneration der quergestreiften Muskelfasern Virch. Arch. Bd. 61. II.

3) Zur Pathologie der quergestreiften Muskeln. Inaug.-Diss. Breslau 1878.

4) Beiträge zur Kenntniss der Degeneration und Regeneration von quergestreiften Muskeln nach Quetschung. Virch. Arch. Bd. 79. I.

5) Erscheinungen an den Muskeln lebender Corethra plumicornis - Larven. M. Schultze's Arch. f. mikr. Anat. Bd. X.

6) Untersuchungen über die Regeneration der quergestreiften Muskelfasern. Inaug.-Diss. Strassburg 1876.

Methode gefehlt, um auch die unverwundeten bequem nachweisen zu können.

Es soll hierauf die Besprechung einer anderen Art der wachsartigen Degeneration am lebenden Thier folgen, welche auf Absperrung der Blutzufuhr von der Musculatur beruht und welche von Cohnheim, Heidelberg und von Erbkam näher beschrieben ist Heidelberg und nach ihm Erbkam haben Kaninchen am Hinterbein oberhalb des Knies behufs Abschluss der Blutzufuhr einen Gummischlauch umgelegt, und Erbkam fand, dass, wenn er nach 10 Stunden ohne Lösung der Ligatur das Thier tödtete, er Veränderungen an der Musculatur desselben unterhalb der unterbundenen Stelle nicht beobachten konnte; Heidelberg hat diese Zeit bis circa 70 Stunden ausgedehnt und auch dann nur den Tod der Muskeln, aber keine Veränderung der Muskelstructur bemerkt. Wenn man dagegen nach 10 Stunden die Ligatur löst und das Thier noch einige Zeit leben lässt, so finden sich in den Muskeln unterhalb der Ligaturstelle, abgesehen von der Veränderung der Form, degenerirte Primitivbündel vor. Heidelberg beschreibt dabei, dass der Zerfall der Musculatur vornehmlich in Discs vor sich geht, während er wachsartige Degeneration nur seltener fand. Dies wurde auch von mir beobachtet, wenn auch nicht in der von Heidelberg beschriebenen Ausdehnung. Denn bei den zahlreichen in dieser Art behandelten Kaninchen fanden sich an den Muskeln unterhalb der Absperrungsstelle, auch an den nicht direct betroffenen, neben dem Zerfall in Discs auch immer reichliche Stellen vor, die völlig das Bild der wachsartigen Degeneration und der Typhusmusculatur gaben. In dem genannten Fall ist also wohl die wachsartige Degeneration und die Zerklüftung nichts als ein Resorptionsvorgang an todter Musculatur. Die Muskeln sterben in Folge der abgeschnittenen Blutzufuhr ab, ohne ihre Structur zu verändern; erst wenn das Blut wieder zu den todten Muskeln zugelassen wird, tritt ein Zerfall derselben ein. Es schliessen sich dabei der Zerfall in Discs und die schollige Zerklüftung gegenseitig nicht aus, da man sich nur vorzustellen braucht, dass die Discs noch mehr bei der Resorption zerbröckeln, während die dazwischen gelegenen grösseren Stücke den Wachsglanz annehmen, so ist das Bild des Typhusmuskels gegeben; andererseits aber könnten auch beide als verschiedene Arten des Muskelzerfalls sehr gut nebeneinander hergehen.

Im Anschluss an die Degenerationsvorgänge nach Abschneidung der Blutzufuhr wurden auch Versuche über die Regeneration der Muskeln gemacht, welche zu ähnlichen Resultaten, wie die von Erbkam beschriebenen, führten. So wurde ein Kaninchen nach 10 stündiger Ligirung noch einen Monat am Leben erhalten und dann getödtet. Es war an' dem ligirten Bein zuerst nach der Loslösung der Umschnürung eine starke Schwellung eingetreten und das Bein konnte nicht gebraucht werden, sondern wurde nachgeschleppt. Die Schwellung verlor sich allmählich, und zugleich begann auch der Gebrauch des Beines wieder; der Umfang des Beines nahm immer mehr ab und als das Thier nach Verlauf eines Monats getödtet wurde, war die kranke Extremität im Verhältniss zur gesunden ungemein dünn geworden. Die Haut war stark adhärent und nur mit Schwierigkeit abzuziehen. Präparate aus dem ganz dünnen Gastrocnemius zeigten nur feine, schmale Muskelbündel mit zahlreichen reihenweise gestellten Kernen, also die veränderten Waldeyer'schen Muskelzellschläuche. An der Musculatur eines Kaninchens, dessen hintere Extremität 8½ Stunden umschnürt gewesen war, und welches dann noch 2 Monate am Leben blieb, konnte eine Veränderung kaum wahrgenommen werden. Die Gebrauchsfähigkeit des erst gelähmten Beines war völlig wieder hergestellt, und an mikroskopischen Präparaten war nichts Aussergewöhnliches zu sehen.

In die Kategorie wachsartiger Degeneration nach Umschnürung würden denn auch die Cohnheim'schen Versuche mit der Froschzunge gehören. Cohnheim fand bekanntlich gelegentlich anderer Untersuchungen, dass, wenn er Froschzungen am lebenden Thier an der Wurzel unterband, sich schon nach 24 Stunden, besser aber noch nach 48 Stunden wachsartige Degeneration in der Zunge vorfand, die er auf der abgeschnittenen Blutzufuhr beruhen lässt unabhängig von jeglicher Zerrung des Präparates. Wenn man einen den obigen Verhältnissen analogen Maassstab an diese Versuche legt, so lässt sich auch hier vielleicht nachweisen, dass erst die Musculatur ohne Veränderung der Structur abstirbt und dann beim Hinzutreten des Blutes die Erscheinungen der wachsartigen Degeneration eintreten. Jedenfalls sind die Versuche schwierig zu machen, da die Musculatur der Froschzunge eine ausserordentlich empfindliche ist und bei den verschiedenen vorzunehmenden Proceduren immerhin leicht einreissen kann. Ausserdem ist hierbei noch der Unterschied zu beachten, dass man bei der Froschzunge immer einen Theil der Muskelbündel selbst mit umschnürt, denen man die Blutzufuhr abschneidet, der Versuch also in Bezug auf seine Ursachen kein ganz reiner ist. Bei den unterbundenen Extremitäten kann man dagegen immer Muskeln zur Untersuchung benutzen, welche von der Läsion direct nicht betroffen sind.

Todtenstarre todte Musculatur ohne Veränderung der Structur nachweisen könnte. Mir hat dazu Gelegenheit und Material gefehlt.

Als Beweis eines Vorkommens von Wachsglanz an schon todtenstarr gewesenen Muskeln findet sich endlich das Auftreten desselben an eingenähten Muskelstücken: hier ist der Vorgang eine der Auflösung vorangehende Texturveränderung. Zugleich ist damit ein sicherer Fall des Auftretens von Wachsglanz ohne Myosingerinnung gegeben; dies ist von Wichtigkeit, da damit die Myosingerinnung zur Erklärung des Wachsglanzes ausgeschlossen ist. Bei der Verschiedenheit der Vorgänge ist natürlich der genannte kein Beweis dafür, dass bei anderen Arten von Wachsglanz Myosingerinnung nicht im Spiel sei, sondern mit Bestimmtheit nur dafür, dass auch ohne dieselbe Wachsglanz vorkommen kann.

Dass endlich wachsartig degenerirte Muskeln beim lebenden Thier abgestorben sind, beweist die rothe Färbung der Froschmuskeln; dass zu ihrer Resorption Wanderzellen nicht erforderlich, ist ebenfalls an den verschiedenen Froschpräparaten nachgewiesen.

Stellt man die Reihe der Fälle zusammen, bei welchen man das Auftreten wachsartig glänzender Schollen an quergestreifter Musculatur beobachtet, so ergibt sich: dasselbe kommt vor

1. am lebenden Muskel innerhalb des lebenden Körpers (Weihl's Zungenversuche, 1. Stadium; gequetschter Froschlarven- und Tritonenschwanz, 1. Stadium);

2. am noch nicht abgestorbenen, aus dem Körper herausgenommenen Muskel (Zerfall nach Erb);

3. am abgestorbenen Muskel innerhalb des lebenden Körpers (Weihl'sche Versuche, gequetscher Froschlarven- und Tritonenschwanz, 2. Stadium; Froschrücken und verkümmernder Froschlarvenschwanz; in Folge abgeschnittener Blutzufuhr nach Cohnheim, Heidelberg, Erb kam; vielleicht auch Typhusmuskel u. s. w.);

4. am todten, ohne Structurveränderung todtenstarr gewesenen Muskel (Beginn der Resorption nach Einnähen. Das gleiche Bild an abgeschnürten Augenmuskeln nach Höltzke).

III.

Arbeiten aus dem pharmakologischen Institut der Universität Dorpat.

16.

Pharmakologische Studien über Podophyllum peltatum.

Von

Dr. Valerian Podwyssotzki,

Privatdocent und Assistent am pharmakologischen Institut.

Das Rhizom von Podophyllum peltatum (amerik. Mayapple; mandrake) wird seit dem Ende des vorigen Jahrhunderts in Nordamerika auf Grund seiner emetischen und purgirenden Wirkungen als Arzneimittel gebraucht. In den letzten drei Decennien wurde es theils durch die amerikanischen, theils durch zahlreiche englische Publicationen [1]) auch den europäischen Aerzten bekannt und das daraus bereitete Podophyllin ist in neuerer Zeit vielfach nach seinen chemischen und therapeutischen Eigenschaften untersucht worden. Bekanntlich ist dieses Präparat keine reine einheitliche Substanz, sondern ein Gemenge, das in Form eines grau-gelblich-grünlichen Pulvers durch Fällung einer concentrirten alkoholischen aus dem Rhizom gewonnenen Tinctur mit Wasser erhalten wird. Alle bisherigen Versuche, dieses Podophyllin weiter zu reinigen und ein chemisches Individuum daraus zu isoliren, sind erfolglos geblieben.

Die meisten Autoren stellen das wirksame Princip zu den „Harzen" — Buchheim hält es auf Grund seiner Untersuchungen für das Anhydrid einer unwirksamen Säure, der Podophyllinsäure, welche durch Einwirkung von Alkalien aus dem Podophyllin entsteht.

Als ich vor Jahresfrist einige chemische Versuche mit dem käuflichen Podophyllin anstellte, beobachtete ich, dass man in sehr einfacher Weise eine schön krystallinische Substanz aus demselben isoliren kann, welche allen früheren Untersuchern entgangen war. Es

---

1) Vgl. Literaturverzeichniss am Ende dieser Abhandlung.

schien mir daher lohnend genug, diese Drogue sowie auch das Rhizom selbst von Neuem einer eingehenden chemischen Bearbeitung zu unterwerfen. Unsere Kenntnisse über die wirksamen Bestandtheile der Drastica haben seit Buchheim's Untersuchungen keine wesentlichen Fortschritte mehr gemacht. Es bot sich mir einige Aussicht, durch das Studium der Podophyllumstoffe der Erkenntniss einerseits der chemischen Natur und andererseits dem bisher so räthselhaften Wesen der Wirkung dieser interessanten Gruppe von Heilmitteln etwas näher zu rücken, wenn auch gerade die bisherigen Ergebnisse der therapeutischen Anwendung des Podophyllins ihm nach der Seite der praktischen Verwendbarkeit kein allzu günstiges Prognosticum stellen liessen. Im Verlaufe meiner Untersuchungen bemerkte ich indessen bald, dass man es im Podophyllin nicht nur mit einem, sondern mit verschiedenen, theils wirksamen, theils unwirksamen Bestandtheilen zu thun hat. Die Trennung und Reindarstellung derselben kostete mehr Zeit, als es beim Beginn der Arbeit den Anschein hatte. Und wenn ich auch heute nach einjährigem Arbeiten in der Lage bin, im Allgemeinen über die wesentlichen Bestandtheile der Podophyllumwurzel, ihre Eigenschaften, Zusammensetzung und Wirkung befriedigende Auskunft zu geben, so bleibt mir doch noch reichliches Material für eine zweite Arbeit über den [gleichen Gegenstand übrig. Für dieselbe bedarf ich eines grösseren Vorraths des Rhizoms. Da derselbe mir gegenwärtig nicht zu Gebote steht und voraussichtlich erst nach einigen Monaten hier anlangen wird, so nehme ich keinen Anstand, einstweilen die bisher erlangten Resultate der Oeffentlichkeit zu übergeben.

Was den experimentell pharmakologischen Theil meiner Arbeit betrifft, so habe ich bisher nur im Allgemeinen die Wirkung der von mir isolirten Stoffe untersucht — die Symptomatologie. Eine physiologische Analyse der interessanten und intensiv toxischen Wirkungen hoffe ich in der nächsten Abhandlung nachliefern zu können.

Im Interesse der Kürze und Uebersichtlichkeit greife ich der Detailschilderung meines Versuchsplanes vor, indem ich zunächst in groben Umrissen die erhaltenen Resultate skizzire.

1. Aus Rhizoma podophylli und aus Podophyllin erhält man nach einer nachher darzulegenden Methode eine farblose, nur schwierig krystallisirende Substanz, die in Wasser wenig, in Spiritus leicht löslich ist, enorm bitter schmeckt und in alkoholischer Lösung ganz schwach sauer reagirt. Ihre Wirkung ist eine sehr intensive. 1—5 Milligramm tödten eine Katze; ich nenne sie bis auf weiteres Podophyllotoxin.

2. Aus diesem Körper sowie aus der Wurzel und aus dem käuflichen Podophyllin .erhält man durch Einwirkung von wässrigem Ammon oder Kalkhydrat zwei weitere Körper, deren einer krystallinisch, chemisch indifferent, in Wasser unlöslich und wirksam ist; wegen seines stark bitteren Geschmacks schlage ich für ihn den Namen Pikropodophyllin vor; mit dem Alkali verbindet sich eine zweite Substanz, die isolirt stark sauer reagirt, in heissem Wasser sich leicht löst. Ich bezeichne sie als Podophyllinsäure.

Beide Körper sind vermuthlich im Podophyllotoxin zu einer Substanz vereinigt.

3. Enthalten Rhizoma Podophyll. und Podophyllin eine unwirksame, in gelben Nadeln krystallisirende Substanz mit den Eigenschaften des Quercetins.

4. Aus beiden Droguen erhält man reichliche Mengen eines grünen Oels und einer krystallinischen Fettsäure, welche beide ohne Wirkung sind.

Bei der Reindarstellung der wirksamen Substanzen aus Podophyllum peltatum handelt es sich vor Allem darum, die unter 3 und 4 genannten Stoffe möglichst vollständig abzutrennen. — Als Material für meine Arbeiten diente mir entweder das aus verschiedenen Fabriken bezogene käufliche Podophyllin oder das Rhizom. Aus letzterem bereitete ich mir behufs weiterer Verarbeitung eine dem käuflichen Podophyllin analoge Substanz. In neuerer Zeit werden die käuflichen Podophylline aus der alkoholischen Tinctur der Wurzel durch Wasser mit Zusatz von Salzsäure oder Alaunlösung gefällt. Ich vermied diese Zusätze, weil ich die Erfahrung machte, dass durch die Einwirkung derselben stark gefärbte Zersetzungsproducte entstehen, welche die Gewinnung ganz reiner Endproducte wesentlich erschweren.

Die Reinigung meiner Präparate von dem Quercetin-ähnlichen Körper und den Fetten erzielte ich nun durch folgende einfache Methode. Die käuflichen, oder aus dem Rhizom bereiteten Podophylline wurden in einem geräumigen Kolben in fein gepulvertem Zustande mit etwa dem zehnfachen Volumen Chloroform übergossen und auf dem Wasserbade einige Zeit damit digerirt. Das Chloroform wird so lange von dem ungelösten Rückstande abfiltrirt und durch neues ersetzt, als die Auszüge noch gefärbt erscheinen und deutlich bitter schmecken. Die Operation muss in der Regel 6—8-mal wiederholt werden. Von den gesammelten Chloroformauszügen wird das Chloroform abdestillirt, bis die Masse die Consistenz eines dünnen Syrups erlangt hat. Dieser wird dann in einer Porzellan-

den wässrigen Gewebssäften in Berührung kommen, sofort alles Pikropodophyllin krystallinisch ausfallen lassen, wovon man sich durch genaue Besichtigung der Einstichwunde leicht überzeugen kann. Bei der Application per os geht stets ein grosser Theil der Substanz durch das Erbrechen wieder verloren und dass auch im Verdauungskanal stets ein Theil der gelösten Substanz wieder auskrystallisirt, geht daraus hervor, dass die ersten Fäcalentleerungen immer mit den charakteristischen nadelförmigen Krystallen des Körpers gemengt sind.

8. Die Podophyllinsäure.

Buchheim, der aus dem käuflichen Podophyllin durch Reinigung mittelst Aether und essigsauren Bleis eine meinem amorphen Podophyllotoxin ähnliche Substanz gewonnen hatte, gibt an, dass durch Behandlung derselben mit alkoholischer Kalilauge eine Säure entstehe, die wohl noch etwas bitter schmecke, die purgirenden Wirkungen des Podophyllins aber nicht mehr besitze. Sie ist in Aether unlöslich und zeichnet sich besonders dadurch aus, dass ihre heiss bereiteten alkoholischen oder wässrigen Lösungen beim Erkalten gelatinös erstarren.

Buchheim hält die wirksame Substanz des Podophyllins für das Anhydrid dieser Säure. Letztere bildet sich nach seiner Meinung nicht nur unter dem Einfluss von Alkalien, sondern auch beim Abdestilliren und Eintrocknen ätherischer Lösungen des Anhydrids unter der Luftpumpe, weshalb auch letzteres niemals ganz frei von der Säure erhalten wird und auch das käufliche Podophyllin stets geringe Menge davon enthält.

Ich bin in der Lage, im Folgenden mehrere der Buchheimschen Beobachtungen vollständig bestätigen zu können. Dagegen glaube ich, dass sich seine Anhydridhypothese für das Podophyllin schwer wird aufrecht erhalten lassen.

Hinsichtlich der Podophyllinsäure habe ich selbst folgende Erfahrungen gemacht.

Ich habe sie nach zwei verschiedenen Methoden dargestellt.

Man löst das entfettete Chloroformextract des Podophyllins in wenig Aether und schüttelt die ätherische Lösung mit Kalkwasser, das sofort eine stark gelbe Farbe annimmt; Pikropodophyllin scheidet sich in flockigen Krystallmassen aus. Man lässt nunmehr den Aether verdunsten und versetzt die wässrige Flüssigkeit nach dem Abfiltriren des ausgeschiedenen Pikropodophyllins mit einer Säure, am besten Essigsäure. (Auch durch Einleiten von Kohlensäuregas gelangt man zum Ziel.)

Durch die Säure wird die Kalkverbindung der Podophyllinsäure zersetzt und letztere fällt, als in kaltem Wasser unlösliche Substanz in Form eines voluminösen Niederschlages aus. Dieser Niederschlag wird auf dem Filter gesammelt, mit Wasser gut gewaschen und hierauf in Alkohol gelöst. Bei langsamem Verdunsten bildet sich eine voluminöse, froschlaichähnliche Gallerte, die unter dem Mikroskop betrachtet, sphäroidale, manchmal auch sternförmige durchsichtige Bildungen erkennen lässt. Diese Substanz schmeckt intensiv bitter, röthet sehr stark Lakmus und wirkte bei subcutaner Application an Katzen zu 0,02 Grm. tödtlich.

Ich glaubte anfangs in dieser Säure eine zweite wirksame Substanz gefunden zu haben.

Da sie indessen beim Umkrystallisiren aus Alkohol stets noch etwas gefärbt erschien, so versuchte ich sie noch weiter zu reinigen und erfuhr hierbei, dass die Säure noch mit reichlichen Mengen von Pikropodophyllin vermengt war. Ich band sie nochmals an Kalk, zersetzte die Kalkverbindung wieder mit Essigsäure und löste die ausgeschiedene Gallerte von Neuem in starkem Alkohol. Aus diesem krystallisirte nun zunächst während der Nacht eine reichliche Menge von Pikropodophyllin heraus, das den Wänden der Glasschale anhaftete. Ich goss nun die klare alkoholische Lösung von diesen ausgeschiedenen Krystallen ab in eine andere Schale und liess vollends verdunsten. Es bildete sich auch hier wieder eine diesmal völlig farblose Gallerte, die aber nicht mehr aus sphäroidalen Krystallen bestand, sondern völlig amorph war und absolut nicht mehr bitter schmeckte. Sie hatte ausserdem alle Wirkung auf Thiere verloren. Ihre sonstigen Eigenschaften waren geblieben. Sie reagirte stark sauer, löste sich reichlich in kochendem Wasser und in Spiritus und gestand beim Auskrystallisiren aus concentrirter alkoholischer Lösung zu einer froschlaichartigen Gallerte. Beim völligen Eintrocknen verwandelte sie sich in ein grauliches, sandartig anzufühlendes Pulver.

Ganz hiermit übereinstimmende Resultate erhielt ich, indem ich den entfetteten Chloroformauszug mit Liquor Ammonii auf dem Filter extrahirte und das ammoniakalische Filtrat nach dem Eindampfen und Verjagen des Ammoniaks mit kochendem Wasser extrahirte. Auch hier erhielt ich zunächst die Säure mit Pikropodophyllin gemengt und in Folge dessen bitter schmeckend und wirksam.

Die näheren chemischen Eigenschaften, besonders die elementare Zusammensetzung dieser Gallertsäure habe ich noch nicht ermittelt, hoffe aber diese Lücke demnächst ausfüllen zu können.

Es entsteht nun die wichtige Frage, in welchem Verhältniss diese Säure zu der wirksamen Substanz, dem Pikropodophyllin steht. Die Buchheim'sche Anschauung, dass sie durch Wassereintritt aus der wirksamen Substanz entstehe, wird durch die Thatsache widerlegt, dass neben ihr stets das wirksame krystallinische Pikropodophyllin auftritt, dessen Existenz Buchheim vollständig entgangen war. Eine andere Frage aber ist die, ob Pikropodophyllin und Podophyllinsäure in der Radix Podophylli präformirt vorhanden sind, oder aber, ob beide durch die Einwirkung der Alkalien aus dem Podophyllotoxin als Spaltungsproducte entstehen. Ohne in dieser Frage jetzt schon ein definitives Urtheil fällen zu können, glaube ich doch mit grosser Wahrscheinlichkeit annehmen zu dürfen, dass der genuine wirksame Bestandtheil des Podophyllum, das Podophyllotoxin, durch die Einwirkung von Alkalien in zwei neue Körper zerfällt, deren einer in seinen Wirkungen der Muttersubstanz noch sehr nahe steht, während der andere eine unwirksame eigenthümliche Säure ist.

Nähere Aussagen über die chemischen Beziehungen dieser verschiedenen Substanzen zu einander sind selbstverständlich nur auf Grund weiterer eingehenderer chemischer Untersuchungen möglich.

4. Der Quercetin-artige Bestandtheil des Podophyllum.

Behufs der Reindarstellung dieses Körpers wird das mit Chloroform erschöpfte käufliche Podophyllin wiederholt mit Schwefeläther extrahirt. Von den vereinigten, stark gelb gefärbten Extracten wird der Aether abdestillirt und der Rückstand mehrmals auf dem Wasserbade mit Chloroform behandelt bis dieses nichts mehr von der Masse aufnimmt. Es hinterbleibt so eine strohgelbe Masse, die nach mehrmaligem Umkrystallisiren aus Alkohol in Form äusserst kleiner citronengelber Nadeln erhalten wird.

Das gelbe Pulver ist geruch- und geschmacklos und färbt sich bei längerem Liegen an der Luft allmählich oberflächlich grünlich. Von Wasser wird es in der Kälte fast nicht, etwas reichlicher beim Kochen gelöst. In Spiritus, Aether und Essigäther ist es leicht löslich, sehr schwer löslich in Chloroform. In Alkalien löst es sich mit gesättigt gelber Farbe; essigsaures Blei erzeugt in der alkoholischen Lösung einen orangerothen Niederschlag. Eisenchlorid färbt die alkoholische Lösung dunkel grünschwarz, eine Reaction, durch welche sich auch noch sehr kleine Mengen dieses Stoffes nachweisen lassen.

Durch concentrirte Schwefelsäure und Salpetersäure wird der

Stoff blutroth gefärbt; er schmilzt bei 247—250 ° C.; weiter erhitzt fängt er an sich zu schwärzen, zugleich entwickeln sich gelbe Dämpfe und an den Wänden des Gefässes setzt sich ein gelbes Sublimat ab, das, wie das Mikroskop zeigt, aus feinen, zu Sternen gruppirten gelben Nadeln besteht. 0,2115 Grm. bei 120 ° C. getrocknet gaben bei der Verbrennung im Sauerstoffstrome mit Kupferoxyd 0,4610 Grm. CO_2 entsprechend 0,1257 Grm. oder 59,37 pCt. C und 0,0765 Grm. H_2O entsprechend 0,0094 Grm. oder 4,47 pCt. H.

Da die Substanz als stickstofffrei befunden wurde, so ergibt sich für sie die procentweise Zusammensetzung:

C 59,37 pCt.
H 4,47 pCt.
O 36,16 pCt.

Beim Trocknen gab die Substanz 12,4 pCt. Wasser ab; dem Quercetin kommt nach Hlasiwetz und Pfaundler[1]) die Formel $C_{27}H_{16}O_{12}$ zu entsprechend der procentischen Zusammensetzung:

C 60,67
H 3,37 ·
O 35,96

Die Uebereinstimmung dieser Zahlen mit den Resultaten unserer Analyse ist immerhin gross genug, um die Identität unseres Körpers mit dem Quercetin sehr wahrscheinlich zu machen. Auch in allen anderen Stücken (Sublimirbarkeit, Schmelzpunkt, Löslichkeitsverhältnisse, Verhalten gegen Eisenchlorid und Alkalien) zeigt der aus Podophyllin erhaltene Körper die grösste Aehnlichkeit mit dem Quercetin. Bei dem relativ untergeordneten Interesse, welches dieser völlig unwirksame Stoff für mich bot, habe ich es unterlassen weitere Analysen anzustellen, durch welche vielleicht die Identität mit dem Quercetin hätte sicher dargethan werden können.

5. Die Wirkungen der reinen Podophyllinstoffe.

Die Wirkungen des Podophyllins bei Thieren und Menschen sind durch die Untersuchungen von Anstie (17) und zahlreiche klinische Beobachtungen im Allgemeinen bekannt.

Ich habe bereits oben bemerkt, dass ich in dieser Abhandlung eine eingehendere Analyse derselben noch nicht zu geben beabsichtige; ich habe mich bisher nur zur Orientirung mit der Symptomatologie derselben beschäftigt.

Meine Thierversuche sind mit Podophyllotoxin, mit Pikropodo-

1) Ann Chem. u. Pharm. CXII. 96.

phyllin und mit unreiner Podophyllinsäure (noch Pikropodophyllin-
haltig) angestellt.

Es wurde bereits oben angeführt, dass das Podophyllotoxin am
stärksten und raschesten toxisch wirkt. Dieser Stoff, sowie auch
die unreine Podophyllinsäure können bei ihrer relativ leichten Löslichkeit bequem subcutan applicirt werden, während ich das Pikropodophyllin bisher nur bei interner Anwendung der Auflösung in
Oel wirksam befand. Die mit den beiden zuerst genannten Substanzen angestellten Versuche machen es nun zunächst unzweifelhaft,
dass die Wirkung keine locale genannt werden kann, und dass
dem Podophyllin neben seinen emetokathartischen exquisite Wirkungen auf das centrale Nervensystem zukommen.

Nach den bisherigen klinischen Erfahrungen wirkt das Podophyllin, intern applicirt, beim Menschen auffallend langsam; zum
mindesten dauert es 12, häufig aber 24—36 Stunden ehe die pur-
girende Wirkung sich einstellt. Damit stimmen auch unsere Versuche mit Pikropodophyllin an Katzen überein, wo die Wirkung,
wenn auch niemals 12, so doch mindestens 3—7 Stunden auf sich
warten liess, aber nach Qualität und Intensität der Vergiftungserscheinungen nicht im Geringsten hinter den Wirkungen der leichter
resorbirbaren Substanzen zurückblieb. Die Wirkung beginnt bei
Katzen und Hunden regelmässig damit, dass die Thiere häufige Leckbewegungen ausführen, etwas unruhig werden und hierauf einmal
oder zweimal heftig erbrechen. Daran reihen sich nun nach subcutaner Application des Giftes rascher, nach interner langsamer häufig
wiederholte Darmausleerungen, durch welche anfangs breiige später
schleimige, gegen das Ende des Lebens blutig tingirte Massen heraus-
befördert werden. Häufig, aber keineswegs regelmässig, sind die
Dejectionen stark gallig gefärbt. Bald sind sie sehr copiös und dünnflüssig, bald spärlich. Gegen das Ende des Lebens habe ich mehrmals farblose glasig-gallertige, fast nur aus Epithel und Schleim
bestehende Massen beobachtet. Das Erbrechen sistirt zuweilen in
den späteren Stadien, kann aber auch bis zuletzt mit grosser Heftigkeit sich wiederholen.

Sehr häufig befinden sich im Erbrochenen Eingeweidewürmer.
Zu den selteneren Erscheinungen gehört profuse Salivation, die ich
bisher nur nach interner Anwendung des Giftes auftreten sah. Die
nervösen Symptome beginnen bei subcutaner Application des Podophyllotoxins sehr bald (1½—2 Stunden nach der Vergiftung) mit
Coordinationsstörungen in den hinteren Extremitäten. Die Thiere
werfen beim Gehen die Hinterbeine ungeschickt durch einander und

fallen leicht zu Boden. Dazu gesellt sich eine rasch zunehmende Schwäche, die nicht immer im geraden Verhältniss zu der Heftigkeit der gastrointestinalen Symptome steht. Die Respiration wird enorm frequent und die Temperatur sinkt bedeutend. Gegen das Ende des Lebens sah ich mehrmals heftige klonische Krämpfe sich einstellen. Der Tod erfolgt in einem komatösen Zustande.

Bei sofort nach seinem Eintritt vorgenommener Section findet man das Herz noch thätig, die Schleimhaut des Magens ist fast ausnahmslos stark fleckig geröthet, sehr feucht und mässig geschwellt; die Därme meistens stark contrahirt; die Darmschleimhaut in der Regel viel weniger hyperämisch als der Magen, aber in der ganzen Ausdehnung sehr stark succulent und mit Schleim und abgestossenem Epithel bedeckt. Bei Hunden fand ich mehrmals kleine Substanzverluste im Ileum. Die Leber ist auffallend klein und matsch, sehr dunkel und blutreich, die Gallenblase häufig prall angefüllt.

ANHANG.

Versuchsprotokolle.

I. Käufliches Podophyllin.

No. 1. Weisse Katze, erhielt den 3. Mai um 1 Uhr 45 Nachmittags 0,06 des käuflichen Podophyllins in Pulverform in einer Oblate innerlich.
Um 6 Uhr — Erbrechen.
„ 6 „ 30' Darmausleerung.
„ 6 „ 40' Erbrechen von Schleim.
In der Nacht einmal Darmausleerung. Den 4. Mai Morgens nahm sie keine Nahrung; den Tag über erfolgte einmal eine geringe Darmausleerung. Den 5. Mai frass sie, es erfolgte den Tag über keine weitere Wirkung; das Thier war munter und wurde freigelassen.

No. 2. Grosse Katze, 10. Mai 10 Uhr Vormittags erhält 0,02 Grm. käufliches Podophyllin als Pulver in einer Oblate 0,02 per os.
Um 4 Uhr 30' Nachmittags als erste Wirkung eine sehr flüssige Ausleerung. Um 5 Uhr 30' abermalige Ausleerung von Schleim und Erbrechen einer hellen Flüssigkeit. Um 6 Uhr, aus dem Anus fliesst etwas schleimige Flüssigkeit.
11. Mai nimmt keine Nahrung, verhält sich ruhig. Im Laufe des Tages einige Ausleerungen nicht grosser Mengen Schleims, kein Erbrechen.
12. Mai nimmt etwas Nahrung, hatte den Tag über keine Ausleerungen mehr.
13. Mai fängt an Fleisch zu fressen und wird munterer.
14. Mai frisst gehörig.
15. Mai freigelassen.

Plaques stellenweise sehr erhaben, die ganze Schleimhaut bis zum Ausgange rosaroth gefärbt, die Leber sehr hyperämisch, die Gallenblase sehr angefüllt.

No. 8. Eine ausgewachsene weisse Katze erhält um $^1/_2$10 Uhr Vormittags 0,005 des amorphen Podophyllotoxins subcutan injicirt.

Um 11 Uhr 30' Ausleerung verhärteten Koths.

„ 12 „ 30' Erbrechen von Speise.

„ 12 „ 45' schwarze, sehr flüssige Darmausleerung.

„ 1 „ 30' Erbrechen weissen Schleims.

„ 4 „ — schleimige Darmausleerungen, Tod während der Nacht.

Section: Im Magen, der Leber, der Gallenblase und den Gedärmen dieselben Erscheinungen und Veränderungen wie bei No. 7.

No. 9. Eine schwarze Katze erhält um $^1/_2$11 Uhr Vormittags 0,02 des amorphen Podophyllotoxins subcutan injicirt.

Um 11 Uhr 30' diarrhoische Ausleerung.

„ 12 „ — Erbrechen von Speise.

„ 12 „ 40' starke Darmausleerung.

Von 1 bis 3 Uhr häufige Darmausleerungen grünlicher flüssiger Massen; das Thier wird sehr schwach, und krepirt um 4 Uhr Nachmittags.

Section: Der Magen und ganze Darmkanal stark geröthet, die Schleimhaut stark geschwellt, die Leber dunkelroth gefärbt.

IV. Pikropodophyllin.

No. 10. Eine sehr grosse, wilde, im Walde eingefangene Katze erhält in Oel den 27. April um 10 Uhr Vormittags 0,002 Grm. des gelösten krystallinischen Pikropodophyllins in einer Gelatinekapsel. Ein ganzer Tag vergeht ohne eine Wirkung. Den 28. wurde ihr 0,02 des krystallinischen, in Oel gelösten Pikropodophyllins mittelst einer Sonde in den Magen eingeführt, ebenfalls um 10 Uhr Vormittags.

Um 5 Uhr — Nachmittags erfolgt eine Darmausleerung.

„ 5 „ 15' Erbrechen sehr gelben Schleims.

„ 6 „ 10' dasselbe Erbrechen.

„ 6 „ 40' Erbrechen weissen Schleims mit Eingeweidewürmern.

In der Nacht erfolgt einmal Ausleerung; den 29. am Morgen, nimmt keine Nahrung zu sich, um 10 Uhr 25' Vormittags abermals 0,02 des in Oel gelösten Pikropodophyllins mittelst einer Sonde innerlich.

Um 1 Uhr — Nachmittags sehr starke, sehr flüssige Ausleerung; heftige Tenesmen.

„ 1 „ 30' gelb gefärbtes Erbrechen mit Eingeweidewürmern.

„ 2 „ — flüssige gelb gefärbte Ausleerung.

Von 2 bis 7 Uhr Nachmittags vielmals abwechselnd Erbrechen und Durchfall, das zuletzt Erbrochene besteht aus einer geringen Menge weissen Schleims; die letzte Ausleerung aus Schleimklumpen. In der Nacht erfolgte eine ebensolche Ausleerung mit Blut.

Den 30. Morgens grosse Schwäche; Athmung beschwerlich, um 1 Uhr Nachmittags Tod.

Section: Das Herz bewegte sich noch ein wenig, der Magen ist sehr geröthet, ebenso die Gedärme, die Schleimhaut derselben ist geschwellt und stellenweise das Epithel abgestreift. Die Leber ist hyperämisch, die Gallenblase sehr angefüllt.

No. 11. Ein 6 monatliches weisses Hündchen erhält den 25. April um 10 Uhr Vormittags mittelst einer Sonde in Oel gelöstes Pikropodophyllin 0,04 innerlich.

Um 2 Uhr Nachmittags stellt sich Darmausleerung ein.

    „ 4 „ abermals.

    „ 6 „ wieder.

    In der Nacht geringe Ausleerung.

Den 26. April Morgens nimmt es widerwillig Nahrung zu sich und im Laufe des Tages finden beständig Ausleerungen statt, jedesmal nicht reichlich, von grünlicher Farbe.

Den 27. April, nimmt keine Nahrung zu sich.

Den 28. April Tod.

Section: Der Magen und die Gedärme stark geröthet, mit stellenweise erhabenen Peyer'schen Plaques. Schleimhaut sehr succulent und geschwellt.

No. 12. Ausgewachsene schwarzgraue Katze, erhält den 6. Mai um 10 Uhr Vormittags 0,01 des krystallinischen, in Olivenöl gelösten Pikropodophyllins in einer Gelatinekapsel per os.

Um 1 Uhr halbflüssige Ausleerung, dann noch einmal in der Nacht.

Den 7. Mai Morgens keine Nahrungsaufnahme.

Um 10 Uhr 30' wegen Zweifels an der Wirkung der in der Kapsel gegebenen Arznei nochmals 0,02 Grm. des krystallinischen in Oel gelösten Pikropodophyllins mittelst einer Sonde in den Magen eingespritzt.

Um 1 Uhr 30' Nachmittags Erbrechen von Speise.

  „ 1 „ 40' Darmausleerung.

  „ 2 „ — abermalige sehr gelbe und flüssige Darmausleerung.

  „ 2 „ 10' Erbrechen von Speise.

  „ 2 „ 25' Darmausleerung.

  „ 2 „ 35' Erbrechen gelbgefärbten Schleims.

  „ 3 „ 10' Darmausleerung.

  „ 3 „ 30' Erbrechen von Schleim.

  „ 4 „ — Heftiger Durchfall, das Entleerte ist gelblich-roth.

  „ 6 „ 45' Brechneigung mit Anstrengung, kein Erbrechen.

    In der Nacht einigemal Erbrechen und Ausleerung mit Blut.

Den 8. Mai Morgens sitzt sie ruhig, nimmt keine Nahrung zu sich; im Laufe des Tages häufige Tenesmen.

Den 9. Mai, den Tag über einige Ausleerungen, nimmt keine feste Nahrung zu sich, trinkt aber ein wenig Milch, und ½ Stunde darauf erfolgt starke Darmausleerung.

Den 10. Mai um 9 Uhr Morgens nach dem Genuss von etwas Milch Erbrechen, geronnene Milch.

Um 12 Uhr Mittags eine heftige Darmausleerung, die flüssig und gelb war, um 6 Uhr Nachmittags abermals.

3 h 20 m Unter starker Contraction der Nacken- und Rückenmuskeln
tritt der Tod ein.

Bei der Section findet sich eine Hyperämie des Darmkanals, der mit
wässriger Flüssigkeit gefüllt ist.

Bei dem folgenden Versuche wurde das Doppelsalz längere Zeit
hindurch in den Magen eingeführt.

11. Versuch. Kleines Kaninchen.

Erhält erst 8 Tage hindurch je 15 Mgrm. Zinn, dann 6 Tage hindurch je 20 Mgrm. Zinn pro die; im Ganzen also 0,24 Grm. Zinn.

Am 15. Tage ist das Thier sehr träge und steif in seinen Bewegungen.

Am 16. Tage zeigt sich bereits

11 h eine stärkere Parese: beim Laufen werden die Beine nachgeschleppt.

7 h Das Thier kann sich kaum mehr bewegen und liegt auf dem Bauche;
die elektrische Erregbarkeit der Muskeln scheint etwas abgeschwächt
zu sein. Während der Nacht ist der Tod eingetreten. Während der
ganzen Versuchszeit war eine mässige Diarrhoe vorhanden, doch waren
die Ausleerungen nie blutig.

Bei der Section findet sich eine ausgebreitete Hyperämie des Darmtractus.

12. Versuch. Mittleres Kaninchen.

In die Vena jugularis werden 20 Mgrm. Zinn injicirt.

Am vierten Tage ist das Thier träge und steif.

Am fünften Tage erscheint das Thier wohl; es werden wieder
20 Mgrm. Zinn in die Vene injicirt, doch tritt unmittelbar darauf der Tod ein.

13. Versuch. Mittleres Kaninchen.

In die Vena jugularis werden 25 Mgrm. Zinn injicirt: die Erscheinungen von Mattigkeit, die der Injection folgen, gehen rasch vorüber.

Am folgenden Tage ist das Thier etwas scheu und erregbar.

Am 3. Tage zeigt sich eine gewisse Trägheit in den Bewegungen.

Am 4. Tage hat die Mattigkeit und Trägheit der Bewegungen bedeutend zugenommen: einzelne Muskeln zittern beständig, die Beine werden
beim Laufen nur mit Mühe nachgezogen. Auf leichte Berührungen contrahiren sich die Hautmuskeln, die Reaction gegen sensible Reize ist erheblich abgeschwächt. In den folgenden Tagen tritt eine allmähliche Er-
holung ein.

Am 9. Tage ist das Thier ungemein furchtsam und schreckhaft:
leichte Berührungen veranlassen es unruhig im Käfig umherzurennen u. s. w.

Am 11. Tage scheint das Thier wieder wohl zu sein: es werden
aufs Neue 20 Mgrm. Zinn in die Vene injicirt; gleich nach der Injection
treten Convulsionen, heftiges Schreien und Suffocationserscheinungen ein.

Nachdem diese Symptome vorübergegangen, liegt das Thier matt auf
der Seite.

Am 3. Tage nach der zweiten Injection kann das Thier keine
regelmässigen Bewegungen mehr ausführen, fällt beim Laufen immer auf

die Seite, rennt mit dem Kopfe gegen die Wand u. s. w. Gegen Abend tritt das charakteristische Zittern der Gesichts- und Nackenmuskeln ein; das Thier wird getödtet.

14. Versuch. Mittleres Kaninchen.

In die Vena jugularis werden 28 Mgrm. Zinn injicirt. Während der folgenden zwei Tage ist nur etwas Unruhe und Mattigkeit zu beobachten.

Am 4. Tage sind diese Symptome gesteigert, am 5. Tage noch bedeutender: es zeigt sich bereits eine beginnende Lähmung, die Reaction gegen sensible Reize ist erheblich vermindert. In den folgenden Tagen erholt sich aber das Thier, so dass am 8. Tage wieder 25 Mgrm. Zinn in die Vene injicirt werden. Gleich nach der Injection ist das Thier sehr matt und bleibt ruhig liegen.

Am 4. Tage nach der zweiten Injection sind wieder die Erscheinungen von Aufregung einerseits, von Parese und allgemeiner Schwäche andererseits zu beobachten.

In den folgenden Tagen lassen die Erscheinungen wieder nach. Am 10. Tage dagegen, 18 Tage nach der ersten Injection, ist wieder eine bedeutende Aufregung des Thieres vorhanden, es zittert bei jedem Geräusche u. s. w. Zu gleicher Zeit ist eine exquisite Unbeweglichkeit und Steifheit der Muskeln eingetreten, so dass das Thier nur mit Mühe und äusserst langsam und unbeholfen wenige Schritte machen kann.

Die elektrische Erregbarkeit der Muskeln erscheint etwas abgeschwächt. In der folgenden Nacht geht das Thier zu Grunde.

15. Versuch. Hund von 6 Kilo Körpergewicht.

In eine Vena saphena werden 0,15 Grm. Zinn injicirt.

Drei Tage später werden 0,2 Grm., nach weiteren vier Tagen 0,3 Grm., und da keine Erscheinungen eingetreten, nach wieder vier Tagen 0,6 Grm. injicirt.

Am folgenden Tage nach der letzten Injection ist der Hund matt, aber nicht gelähmt. Während der Nacht geht das Thier zu Grunde.

16. Versuch. Kleiner Hund (3 Kilo).

Während 15 Tagen werden zweimal täglich je 0,02 Grm. Zinn in den Magen gebracht; darauf zweimal täglich je 0,035 Grm. Während dieser Zeit befand sich das Thier wohl, war munter, lief umher, frass mit Appetit und nahm nicht ab.

Während der folgenden fünf Tage erhielt der Hund zweimal täglich je 0,06 Grm. Zinn, ohne dass abnorme Erscheinungen eintraten.

Demselben Thiere wurden später erst 0,08, dann nach einigen Tagen 0,12 Grm. Zinn in die Vene injicirt: es traten nach der zweiten Injection Suffocationserscheinungen ein, Athmung und Herzschlag blieben trotz künstlicher Respiration unregelmässig, und nach einigen Stunden ging das Thier zu Grunde.

Diese ist jedenfalls wohl der Grund für die allgemeine Schwäche der Bewegungen, besonders in den hinteren Extremitäten, für die bedeutende Herabsetzung der Reflexerregbarkeit, kurz für jene Erscheinungen von Parese und Paralyse, die wir in den Versuchen beobachten konnten. Wenn die eingeführten Dosen nicht zu grosse waren, so können sich diese Erscheinungen allmählich wieder zurückbilden, und das Thier erholt sich wieder, indem wahrscheinlich das Metall langsam aus dem Körper ausgeschieden wird. Besonders auffallend ist die Beobachtung im Versuch 14, in welchem die Lähmungserscheinungen bereits ganz zurückgebildet waren, nach mehreren Tagen aber plötzlich wieder auftraten und zum Tode führten. Da wir beim Frosche die Wahrnehmung gemacht hatten, dass das Zinn bei länger dauernder Wirkung auch die quergestreiften Muskeln afficirt, so könnte man denken, dass bei Säugethieren unter diesen Umständen das Gleiche der Fall ist: in der That schien auch in diesem Versuche die elektrische Erregbarkeit der Muskeln abgeschwächt zu sein. Allein die Feststellung dieser letzteren Thatsache bei Säugethieren ist mit so grossen Schwierigkeiten verbunden, dass sich ein sicheres Urtheil über die Frage nicht abgeben lässt.

Ausser der Rückenmarkslähmung ruft das Zinn aber auch eine Reizung von Nervencentren hervor, und zwar müssen wir annehmen, dass vorzugsweise Gehirn- und Medullarcentren erregt werden. So erklärt sich die bedeutende Aufregung des Sensorium commune, die besonders an Kaninchen zu beobachten ist, das krampfhafte Muskelzittern, welches sich bis zu convulsionsartigen Anfällen steigern kann, und die Störung der Respiration. Die Respiration nimmt an Frequenz mehr und mehr zu, wird sodann dyspnoisch, und das Thier geht schliesslich an Erstickung zu Grunde, indem gleichzeitig die Rückenmarkslähmung mehr und mehr fortschreitet.

Das Verhalten des Pulses während der Vergiftung war im Ganzen ein wechselndes: meist war der Puls voll und gespannt und nahm erst gegen das Ende hin an Kraft und Frequenz bedeutend ab; eine direct lähmende Einwirkung auf das Herz liess sich nicht constatiren. Blutdruckversuche an Säugethieren haben wir nicht angestellt, weil die Zinnvergiftung sich zu allmählich entwickelt und eine zu lange Zeitdauer in Anspruch nimmt.

Schliesslich sei noch erwähnt, dass die Menge des secernirten Harns während der Versuchszeit stets bedeutend vermindert war: der Harn hatte ein hohes specifisches Gewicht und enthielt oft Eiweiss und Blasenepithel. Zinn liess sich im Harn constant etwa 4—5 Tage hindurch nachweisen.

Unter allen schweren Metallen scheint das Zinn seiner Wirkung nach dem Blei, wenigstens nach gewissen Seiten hin, noch am nächsten zu stehen.

Ein Schutz gegen das Zustandekommen einer chronischen Zinnvergiftung ist wahrscheinlich dadurch gegeben, dass das Zinn bei Einführung in Form seiner Salze von den Schleimhäuten aus nicht ins Blut resorbirt wird.

V.

Arbeiten aus dem Laboratorium für experimentelle Pharmakologie zu Strassburg.

34.
Ueber acute Eisenwirkung.

Von

Dr. Hans Meyer und Dr. Francis Williams.

Das Eisen scheint bereits in den ältesten Zeiten als Arznei-mittel Anwendung gefunden zu haben: in allen uns überlieferten me-dicinischen Schriften des Alterthums[1] wird das Eisen in den ver-schiedensten Formen, als Mineral, als reines Metall, als Oxyd oder als Salz sowohl zu äusserlichem wie innerlichem Gebrauche empfohlen.

Im Mittelalter bemächtigten sich seiner die Alchymisten, und namentlich war es 'Paracelsus, der dem Eisen die grösste Bedeu-tung in der Medicin verschaffte.

Man benutzte hauptsächlich das einfach calcinirte (Crocus martis adstringens) oder das mit Schwefel unter Zutritt feuchter Luft be-handelte Eisen (Crocus martis aperitivus), welches letztere als be-sonders wirksam und heilkräftig gepriesen wurde, wenn es dem Thau der Mainächte war ausgesetzt worden.[2]

Indessen bedienten sich auch viele Aerzte, wie Fallopia, Sy-denham u. A. des metallischen Eisens (in Pulverform) oder wie Fr. Hoffmann der pflanzensauren Salze desselben. Ebenso genossen die eisenhaltigen Mineralwässer grosses Ansehen, welche sogar von Einigen[3] allen anderen Formen der Eisenmittel vorgezogen wurden.

Obgleich die specifische Wirkung des Eisens in kachektischen Zuständen, bei Anämie und namentlich bei Chlorose[4]), sowie seine

---

1) Siehe die reichhaltige Literaturangabe aus dieser Zeit bei Gmelin, Appar. medic. regn. miner. compl. 1795. II p. 303 sqq.

2) Quevenne, Sur l'action des ferrigineux. Paris 1854. p. 286 sqq.

3) Boerhave (Elem. chem.) sagt: In ferro est aliquid divinum sed numquam praeparata ejus arteficialia id operantur quod acidulae martiales.

4) Vgl. P. Thibaut dit le Lorrain (Cours de chym. 1668. p. 137), „il sert à la jaunisse aux pâles couleurs des filles à provoquer les menstruës" u. A. m.

schädlichen Folgen bei gewissen Krankheiten ziemlich genau bekannt waren, theilte es im Uebrigen doch das Schicksal fast aller Arznei. mittel jener Zeit: seine Anwendung war nicht durch die Erfahrung geregelt, sondern abhängig von den jeweiligen Theorien in der Medicin; während beispielsweise Georg E. Stahl, ein Feind aller „Reizmittel", das Eisen im Allgemeinen verwarf, meinte zur selben Zeit Fr. Hoffmann durch die „Tonica" und speciell durch Eisenpräparate nahezu in allen Krankheiten nützen zu können.

Erst mit der Auffindung des Eisens im Blute war eine neue, festere Grundlage zur Erkenntniss der Eisenwirkungen gegeben.

Im Jahre 1713 theilten Lemery und Geoffroy in den Mémoires de l'Acad. des sciences mit, dass aus den Aschen thierischer und pflanzlicher Gewebe grosse Mengen Eisen gewonnen werden könnten; indess ohne die wesentliche Bedeutung dieser Thatsache zu würdigen.

Erst Menghini erwarb sich das Verdienst, die Aufmerksamkeit der gesammten ärztlichen Welt auf diesen Gegenstand zu lenken.

Durch seine Untersuchungen[1] wies er nach, dass das im Thierkörper vorkommende Eisen sich nicht im Fleische, den Knochen, nicht im gesammten Blute, sondern „in sola sanguinis parte globulari" finde; dass es in relativ grösserer Menge im Blute der Säugethiere als in dem der Vögel, im letzteren reichlicher als im Blute der Fische enthalten sei; dass ferner[2] nach Darreichung eisenhaltiger Nahrung die Masse des Eisens im Blute von Menschen, Hunden, Schweinen u. s. w. erheblich vermehrt werde.

Später wurden Menghini's Angaben von Rouelle und Bucquet[3], von Forcke[4] u. A. m. bestätigt resp. vervollständigt.

Nun schien die Erklärung der ausgezeichneten Wirkungen des Eisens gefunden. Einerseits glaubte man dem Eisen als solchem seiner geheimnissvollen magnetischen Eigenschaften wegen die wichtigsten Functionen vindiciren zu dürfen: es war das nervenerregende Princip, die Quelle der Körperwärme u. s. w. (Gessner, Hufeland u. A.). Andererseits aber lag es auf der Hand, dem Eisen eine wichtige Rolle bei der Entstehung und Bildung der rothen Blutkörperchen zuzuschreiben, deren Bedeutung insbesondere für den Athmungsprocess man bereits erkannt hatte.

---

1) De Bonon. scient. et art. institut atque academ. comment. 1746. T. II. pars II. p. 244 sqq.
2) Ibid. T. II. pars III. p. 475 sqq. 1747.
3) Journal de médic. 1776 citirt in Macquer, Dict. de Chym. 1779. III. p. 353.
4) Diss. de martis transitu in sanguinem. Jena 1783.

grosse Mattigkeit und Trägheit; die Thiere lassen den Kopf hängen und sind durch Stösse oder sensible Reize nur schwer zu einigen schlaffen Bewegungen zu bringen. Die Empfindung scheint nun immer mehr abzunehmen; das Thier wird zusehends schwächer, seine Athmung dyspnoisch und aussetzend, bis es schliesslich meist mit ein bis zwei kurzen Krämpfen stirbt.

Das Herz schlägt noch einige Zeit nach dem Tode weiter.

Muskeln und Nerven erscheinen vor wie kurz nach dem Tode normal reizbar. Der Blutdruck fällt nach Injection genügender Mengen Eisen sofort erheblich, steigt meistens wieder wenig an, um dann allmählich und constant bis zum Eintritt des Todes herabzusinken.

Die Pulsfrequenz wird in kaum bemerkenswerther Weise herabgesetzt.

Blutdruck am Kaninchen, nicht curarisirt.

Bemerkungen.	Zeit in Min.	Zeit in Sec.	Druck in Mm. Hg	Pulse in 10 Sec.
Beginn des Versuchs, Künstliche Respiration .	25	—	112	41
			114	42
Injection von 17 Mgrm. Fe in 20 Sec..	30	—	114	41
	31	—	50	40
Injection von 10 Mgrm. Fe in 20 Sec.	32	—	58	39
Injection von 17 Mgrm. Fe in 30 Sec.	33	—	38	38
	34	—	22	33
	35	—	10	35
	35	50	4	33
Tod des Thieres	36	—	0	—

Die Section ergab fast genau übereinstimmend in allen Fällen normales Herz und Lungen; Dünndarm leer, stark contrahirt, die Schleimhaut des oberen Theils, vom Duodenum abwärts, geschwellt und hyperämisch. Mesenterialgefässe sichtlich ausgedehnt, Leber, Nieren und Milz stark blutgefüllt; Dickdarm, Blase normal.

In den Gefässen keine Gerinnung, das Blut beiderseits intensiv dunkel gefärbt.

In 3 Fällen fand sich eine kleine Quantität Blut in der Peritonealhöhle, in 2 von diesen Leberruptur, wahrscheinlich in Folge von Zwerchfellkrampf.

Ein ganz ähnliches Ergebniss hatten die Versuche

2. an Katzen.

Die tödtliche Gabe für Katzen liegt in der Regel zwischen 30 bis 60 Mgrm. pro Kilo. Die Vergiftungserscheinungen treten immer viel später als bei Kaninchen ein, gewöhnlich erst am 3. Tage.

Die Thiere leiden dann anfangs an auffallender Appetitlosigkeit, alsbald tritt heftiges Erbrechen ein, so dass die geringsten Mengen eingenommener Milch sofort wieder ausgeworfen werden. Dazu gesellen sich gewöhnlich im Laufe des 4. Tages Durchfälle, die Thiere werden apathisch und zusehends schwächer und gehen schliesslich unter hochgradigem Collaps zu Grunde.

Nur durch ganz grosse Eisengaben gelingt es, Katzen innerhalb einiger Stunden zu tödten.

Der Blutdruck verhält sich ähnlich wie bei den Kaninchen: nach der Injection sinkt derselbe beträchtlich, um wieder wenn auch nicht bis zur Norm anzusteigen, und fällt endlich nach wiederholten Gaben constant bis zum Eintritt des Todes. In diesem Stadium gelingt es nicht mehr, durch Erstickung den Druck zu steigern.

Blutdruck an der Katze.

Bemerkungen.	Zeit St. M.	Druck Mm. Hg	Bemerkungen.	Zeit St. M.	Druck Mm. Hg
Beginn des Versuchs . .	4 45	172		5 25	98
		166	Dyspnoe	5 30	92
Injection von 0,05 Fe . .	4 49	144	do.	5 35	86
		110	Injection von 0,05 Fe . .	5 45	92
		96			74
		114		5 46	64
Injection von 0,05 Fe . .	4 51	142		5 48	46
		124		5 49	62
		104		5 50	86
		120	Injection von 0,05 Fe . .		90
Injection von 0,05 Fe . .	4 52	124		5 55	80
	4 53	136			70
		128		5 56	54
		114		5 57	52
		124		5 58	62
	4 55	150		6 —	82
Injection von 0,05 Fe . .	5 —	142	Injection von 0,05 Fe . .	6 05	96
Empfindlichkeit stark herabgesetzt.	5 05	120			74
		114	.		60
	5 08	100		6 06	56
		86			40
	5 09	92		6 08	40
	·5 15	110		6 20	20
			Tod des Thieres. . . .	7 05	0

Die Section ergab in 5 Versuchen ausser einer mässigen Hyperämie der Schleimhaut des Dünndarms und starker, strickähnlicher Contraction desselben keine weiteren Organveränderungen. Das Blut war stets sehr dunkel und flüssig.

3. Versuche an Hunden.

Bei Hunden tritt die Eisenvergiftung viel leichter ein als bei Katzen. 20—50 Mgrm. Eisen pro Kilo genügen schon zur Tödtung, und bereits eine Stunde nach der Injection beobachtet man mitunter heftiges Erbrechen und Durchfälle; in der Regel zeigen sich diese Symptome allerdings erst nach 6—24 Stunden.

In einigen Fällen wurde mit den Ingestis Blut erbrochen und ebenso in reichlicher Menge mit den Fäces entleert. Letztere sind immer von Schwefeleisen dunkel gefärbt[1]) und haben einen charakteristischen, säuerlichen, höchst unangenehmen Geruch.

War die Dosis nicht zu gross, so kann allmählich wieder Besserung und Genesung eintreten.

Bei fortschreitender Vergiftung jedoch werden die Hunde ebenfalls ausserordentlich träge, apathisch; der Appetit ist vollständig geschwunden, dagegen stellt sich intensiver Durst ein; indess wird jedes eingenommene Quantum Wasser oder Milch nach 1—2 Minuten wieder erbrochen.

Dieser Zustand dauert einige Stunden an, bis die Thiere unter enormer Schwäche, Somnolenz und Empfindungslosigkeit sterben.

Als Beispiel diene das folgende Versuchsprotokoll.

Einem mittelgrossen männlichen Hunde von 12700 Grm. Gewicht wurden am 15. Juli 12 h. Mittags 0,27 Eisen in die Vene injicirt. 6 h. Abends: blutiges Erbrechen. Lebhafter Durst. Das Thier ist auffallend träge.

16. Juli 9 h. Morgens: blutige Durchfälle und Erbrechen. Fäces sehr stinkend. Es wird ein dunkler, trüber Harn entleert. Heftiger Durst. Nach dem Saufen sofortiges Erbrechen.

Der Hund ist ausserordentlich schwach, kann sich kaum auf den Beinen erhalten; er reagirt nicht mehr auf Zurufe und gibt kein Zeichen des Schmerzes beim Kneifen der Pfote u. s. w.

3 h. Nachmittags: Tod unter Somnolenz.

Die Section ergab in allen Fällen eine zum Theil hochgradige Hyperämie und Lockerung der Magen - und Dünndarmschleimhaut, letztere bedeckt mit dunklem, blutigem Schleim. Nieren, Leber, in einem Falle auch die Hoden stark hyperämisch, eigenthümlich übelriechend.

Blut sehr dunkel und flüssig.

Herz und Lungen normal.

In allen Säugethierversuchen sind es zwei Symptome, die in den Vordergrund treten: die Darmerscheinungen und die Lähmung, die wir als eine centrale in Anspruch nehmen müssen, da Nerven und Muskeln in ihrer Erregbarkeit nicht merklich geschwächt werden.

Die centrale Paralyse kommt gleichfalls, wie wir gesehen haben, bei den Fröschen zur Beobachtung; nur scheint sie hier nicht direct sondern erst nach voraufgehendem kurzen Erregungsstadium zu erfolgen.

---

1) Das Auftreten von Schwefeleisen im Darminhalt nach directer Injection von Eisensalzen ins Blut ist schon von früheren Autoren, wie Frank, A. Mayer, Quincke u. A. beobachtet worden.

Die Hyperämie und entzündliche Schwellung der Darm- und Magenschleimhaut sowie die davon abhängigen Durchfälle und Erbrechen darf man kaum als eine unmittelbare Aetz-Wirkung des Eisens auffassen, schon weil die kleinen eingeführten Mengen in keinem Verhältnisse zu den ausgedehnten Entzündungen stehen.

Wir werden vielmehr den Grund derselben in der Alteration der Kreislaufsverhältnisse zu suchen haben. .

Die hochgradige Herabsetzung des Blutdrucks kann nicht durch eine Herzwirkung erklärt werden, da sowohl beim Frosche wie beim Säugethiere die Herzaction durch das Eisen in nicht bemerkenswerther Weise beeinflusst wird; es handelt sich vielmehr um eine Gefässlähmung, wie sie bei Arsen-[1], Platin-[2] und Antimon-[3] Vergiftung zu Stande kommt, und zwar ebenfalls um eine periphere. Das letztere beweist der folgende Versuch.

Mittelgrosse Katze; curarisirt, künstliche Respiration; beide Vagi durchtrennt; die beiden Elektroden des Schlittenapparats in das Halsmark gestossen.

Bemerkungen.	Zeit St. M.	Druck Mm. Hg	Pulse in 10 Sec	Bemerkungen.	Zeit St. M.	Druck Mm. Hg	Pulse in 10 Sec.
Beginn des Versuchs	4 45	104	43	Reizung R.-A. 60 20 Sec.	5 45	64	39
Reizung d. Halsmarks					5 55	56	37
R.-A = 85 Mm.				Reizung 30 Sec..		76	38
Dauer 6 Sec. ..		190	44	Inject. 0,04 Eisen .	6 —	54	38
	4 48	100	41	Reizung R.-A. = 0 25 Sec.		64	39
Inject. 0,2 Eisen ..		36	37		6 05	54	36
Reizung 9 Sec. ...	4 55	102	43			60	37
Inject. 0,1 Eisen ..	4 56	24	38	Reizung do. 20 Sec.	6 07	52	37
		28	39		6 15	40	35
Reizung 9 Sec. ...	5 —	80	41	Reizung do. 30 Sec.		52	35
	5 02	52	41		6 20	40	34
Reizung 9 Sec. .	5 07	92	40	Reizung do. 16 Sec.		48	35
		106	41	Compression d. Aorta abdominalis ...		116	33
	5 10	84	42			98	33
Reizung 30 Sec...		112	41	Oeffnen		36	34
Inject. 0,06 Eisen .	5 15	92	40		6 25	46	35
	5 20	72	38	Reizung do. 25 Sec.		51	33
Reizung 15 Sec..		78	39		6 30	42	34
	5 26	80	39	Reizung do. 30 Sec.		44	33
Reizung 20 Sec..		92	38		6 40	34	35
	5 30	84	39	Reizung do. 25 Sec.		35	34
Erstickung 40 Sec..		44	40	Versuch beendet durch Erstickung.			
Künstl. Respiration .	5 35	70	37				
Reizung R-A.=60 17 Sec.		88	40				
	5 40	75	38				
Reizung 20 Sec.. .		90	39				
Inject. 0,05 Eisen .	5 45	50	38				

[1] Böhm und Unterberger, Dieses Archiv. II. S. 89.
[2] Kebler, ibid. IX. S. 137.
[3] Soloweitschyk, ibid. XII. S. 438.

3.

18. Juli. Mittelgrosse, sehr kräftige Dogge von 15,5 Kilo.

Normale Blutgase: **24,05 pCt. CO_2**

16,84 pCt. O_2

1,23 pCt. N_2 + Fehler.

21. Juli. 0,1 Fe in die Unterschenkelvene injicirt. Nach 30 Stunden: Trägheit; an der Injectionsstelle ein Abscess. Blut
gerinnt sehr leicht.

Blutgase: **26,15 pCt. CO_2**

13,00 pCt. O_2

1,01 pCt. N_2 + Fehler.

Es war also noch keine Aenderung in den Blutgasen eingetreten.

Der Hund zeigte sich gegen spätere Eisengaben ganz ausserordentlich resistent.

8. Aug. 0,1 Fe injicirt, ohne sonderliche Wirkung.

15. Aug. 0,51 Fe.

16. Aug. starkes, unblutiges Erbrechen, Apathie u. s. w.

17. Aug. Morgens 0,2 Fe. — Nachmittags Aderlass.

Blutgase: **18,47 pCt. CO_2**

12,89 pCt. O_2

1,09 pCt. N_2 + Fehler.

Der Hund erholt sich, die Blutgase zeigen nach 2 Tagen wieder
ganz normale Verhältnisse.

19. Aug. Blutgase, Vena jug. d.: **32,41 pCt. CO_2**

7,71 pCt. O_2

1,45 pCt. N_2 + Fehler.

Art. carot d.: **26,36 pCt. CO_2**

16,16 pCt. O_2

5,28 pCt. N_2 + Fehler.

In einem Falle haben wir versucht die Blutveränderung durch
Einführung von Eisen in den Magen hervorzurufen. Doch gelang es
so wenig eine Aenderung in den Blutgasen als überhaupt erhebliche
Vergiftungserscheinungen herbeizuführen.

4.

Einer kleinen Hündin von 2,5 Kilo wurden vom 10. Juli ab
5 Wochen lang täglich 0,68 Eisen durch die Schlundsonde in den
Magen injicirt.

Nach den ersten Tagen schon wurden die Fäces flüssig und eigenthümlich übelriechend, wie bei den anderen mit Fe vergifteten Hunden, und
blieben die ganze Zeit so. Erbrechen trat nur einmal ein, und im Uebrigen
zeigte das sehr muntere Thier durchaus keine abnormen Symptome.

16. Aug. Aderlass.

> Blutgase: **26,77** pCt. CO_2
> 15,88 pCt. O_2
> 0,56 pCt. N_2 + Fehler.

Versuche an Kaninchen.
5.

1. Juli. Mittelgrosses Kaninchen.

> Injection von 0,102 F e; 5½ Stunden später Aderlass.
> Blutgase: **15,78** pCt. CO_2
> 11,85 pCt. O_2
> 2,14 pCt. N_2 + Fehler.

6.

23. Juli. Grosses Kaninchen.

> Injection von 0,12 E i s e n; 7 Stunden später Aderlass.
> Blutgase: **8,21** pCt. CO_2
> 12,82 pCt. O_2
> 4,72 pCt. N_2 + Fehler.

7.

24 Juli. Mittelgrosses Kaninchen.

> Injection von 0,102 E i s e n; 6 Stunden später Aderlass.
> Blutgase: **9,30** pCt. CO_2
> 12,66 pCt. O_2
> 1,71 pCt. N_2 + Fehler.

8.

29. Juli. Mittelgrosses Kaninchen.

> Injection von 0,038 P l a t i n [1]); 4 Stunden später Aderlass
> Blutgase: **7,86** pCt. CO_2
> 13,56 pCt. O^2
> 2,67 pCt. N_2 + Fehler.

9.

30. Juli. Mittelgrosses Kaninchen.

> 0,038 P l a t i n; 4 Stunden später Aderlass.
> Blutgase: **8,02** pCt. CO_2
> 9,42 pCt. O_2
> 1,23 pCt. N_2 + Fehler.

10.

1. Aug. Kleines Kaninchen.

> 0,01 A r s e n [2]); 3 Stunden später Aderlass.
> Blutgase: **9,14** pCt. CO_2
> 10,87 pCt. O_2
> 1,21 pCt. N_2 + Fehler.

---

1) Als Natrium-Platinchlorid. 2) Als arsenigsaures Natron.

11.

4. Aug. Mittleres Kaninchen.

0,01 Arsen; 4 Stunden später Aderlass.

Blutgase: 12,62 pCt. CO_2

10,24 pCt. O_2

1,41 pCt. N_2 + Fehler.

12.

12. Juli. Grosses Kaninchen; 0,03 Emetin subcutan.

13. Juli. Morgens: grosse Mattigkeit, Diarrhoe.

3 h Nm. Flüssige Fäces; enorme Schwäche und Empfindungslosigkeit. Sehr langsame Athmung.

3 h 15 m Aderlass.

Blutgase: 7,67 pCt. CO_2

14,45 pCt. O_2

1,04 pCt. N_2 + Fehler.

Zur Erklärung der hochgradigen Verminderung der CO_2 im Blute
wird man zunächst an eine theilweise Neutralisation der Blut-
alkalien zu denken haben, ähnlich wie sie bei Vergiftung mit Mi-
neralsäuren [1] zu Stande kommt. Wenngleich das Blut stets seine
normale alkalische Reaction bewahrte, so kann letztere doch
auch durch den immer noch vorhandenen Rest an Carbonaten bedingt sein, wie auch in Walter's [1] Versuchen das Blut trotz hochgradigem Alkalimangel stets alkalisch reagirte. Indess werden in
unserem Falle die Säuren nicht eingeführt, sondern müssen offenbar
vom Organismus selbst producirt worden sein. Welcher Art diese
toxische Säurebildung ist, haben wir nicht festgestellt; vielleicht handelt es sich um eine Hemmungsbildung, wobei die in
den Geweben entstehenden Säuren, wie z. B. die Milchsäure, die
sonst schliesslich zu CO_2 oxydirt werden, bestehen bleiben und ins
Blut gelangen.

Es wäre das eine wesentliche Alteration des Gesammt-
stoffwechsels, deren Ursache in einer durch das Eisen, Arsen u. s. w. direct bedingten Veränderung der Gewebselemente, durch deren specifische Thätigkeit die chemischen Um-
setzungen im Organismus stattfinden, zu suchen sein dürfte.

Allerdings könnte man sich eine solche Herabsetzung des Stoffwechsels von der Lähmung des Centralnervensystems abhängig, gleichsam als ein allmähliches Absterben des Organismus denken.

Indess dürfte gegen diese Vorstellung der Umstand sprechen,
dass es nicht gelingt, durch Mittel, welche direct und allein das

---

1) Vgl. Walter, Dieses Archiv. VII. S. 148 ff.

Centralnervensystem lähmen, die Menge der CO_2 im Blute herabzu-
drücken.

13.

8. Juli. Grosses Kaninchen. 11 h. Vm. 0,05 Morph. mur. subcutan
injicirt. 3 h. Nm. do. tiefe Narkose. 3 h 40 m. Aderlass.

Blutgase: **43,20** pCt. CO_2

9,74 pCt. O_2

1,28 pCt. N_2 + Fehler.

Die CO_2-Menge ist hier im Gegentheil abnorm hoch, was selbstverständlich auf die mangelhafte Respiration zu beziehen ist.

Ob wir die Lähmung des centralen Nervensystems durch die
Glieder unserer Gruppe als d i r e c t e aufzufassen haben oder s e -
c u n d ä r bedingt durch die Alteration des Stoffwechsels und der
damit verbundenen Aenderung der Blutbestandtheile, muss so lange
unentschieden bleiben, als sich nicht ein Gift finden lässt, welches
die beregten Ernährungsstörungen o h n e gleichzeitige Lähmung hervorruft.

tritt, welche schliesslich zur vollständigen Lähmung des Herzens führt.
Dass beim Zustandekommen dieser Erscheinungen die Hemmungs-
apparate unbetheiligt sind, geht aus den obigen Versuchen hervor.
Es lässt sich demnach die Quecksilberwirkung, so weit sie den
Kaltblüter angeht, leicht übersehen und in einfacher Weise als eine
allgemein lähmende präcisiren. Die Lähmung erstreckt sich, wie wir
gezeigt haben, auf central gelegene motorische Nervenapparate, sowie
auf die quergestreiften Muskeln, unter denen der Herzmuskel am in-
tensivsten von der Wirkung betroffen wird.

Wirkungen am Säugethier.

Die bisherigen Arbeiten über experimentelle Quecksilbervergiftung sind bereits zu einer ziemlich reichhaltigen Literatur gediehen.
Es würde zu weit führen, auf alle diese Untersuchungen näher ein-
zugehen, und wir können die Versuche, welche durch innerliche Darreichung von Sublimat oder andere leicht lösliche Präparate angestellt worden, unberücksichtigt lassen, da hier die Allgemeinwirkungen überhaupt nicht zu Stande kommen oder die Wirkung vom Blut
aus sich von der örtlichen Wirkung auf die Schleimhaut nicht trennen
lässt. Auch die Vergiftungen, welche durch Einfuhr schwer löslicher
Quecksilberverbindungen (Calomel, Quecksilberoxydul u. s. w.) in den
Magen hervorgerufen werden, geben uns kein reines Bild von der
Allgemeinwirkung des Mercurs, da ja alle, auch die schwer löslich-
sten Mercurialien, was den ätzenden Einfluss anbetrifft, nicht unwirksam sind, weil sie wahrscheinlich Alle vor ihrer Resorption wenigstens eine theilweise Umwandlung in Sublimat erleiden.

Auf die Beobachtungen, welche Bretonneau, Swan, Bären-
sprung, Hertwig, Radziejewski u. A. bei Kaninchen, Katzen
oder Hunden nach innerlicher Darreichung von Sublimat, Calomel
u. dgl. gemacht haben, wollen wir demnach hier nicht näher eingehen. Dagegen erheischen unser Interesse diejenigen Versuche, in
denen Quecksilber entweder subcutan oder in Form von grauer Salbe
applicirt worden. Die Zahl dieser Arbeiten ist übrigens eine verhältnissmässig geringe. Versuche nach dieser Richtung liegen u. A. von
Overbeck[1] vor, dem unstreitig das Verdienst gebührt, das allgemeine Bild der chronischen Quecksilbervergiftung im Wesentlichen
richtig geschildert zu haben. Er nahm zu seinen Versuchen Kaninchen, Katzen, sowie Hunde, und unterwarf dieselben regelmässigen
Einreibungen mit Ungt. Hydr. ciner. Die ersteren Thiere starben stets

---

[1] Overbeck, Mercur und Syphilis. Berlin 1861.

rasch, oft schon nach 3—4 Tagen, während es bei den Hunden erst nach mehrwöchentlicher bis mehrmonatlicher Anwendung der Salbe gelang, die hochgradigsten Formen von Mercurialkachexie zu erzeugen.

Als Symptome der chronischen Quecksilbervergiftung traten namentlich Entzündungen der Schleimhäute, der Mund-, Rachen-, und vor Allem der Magen-Darmmucosa auf, die mitunter zu gangränösen Verschwärungen führten.

Die Thiere zeigten häufig Speichelfluss, litten viel an Obstipation, magerten sichtlich ab, verloren allen Appetit und starben. Mercurialzittern und Erethismus konnte er bei seinen Versuchen nicht bemerken, und er glaubt, dass letztere Erscheinung der menschlichen Pathologie angehöre. Ferner gibt er an, dass er keine Veränderungen im Knochensystem wahrgenommen habe.

Saikowsky[1]) experimentirte mit Kaninchen, denen. er Quecksilberchlorid in wässriger Lösung subcutan beibrachte. Die Dosis betrug ungefähr einen Gran, der Tod trat nach 3 Tagen ein. Die Thiere litten constant an mehr oder weniger starker Diarrhoe, bei der Section wurden stets eine intensive Hyperämie der Darmmucosa und häufig zahlreiche hämorrhagische Herde im Magen beobachtet. Ferner zeigte sich eine sehr bedeutende Gefässerweiterung in allen Bauchorganen, besonders den Nieren und der Leber. Ausserdem fand er beträchtliche Salzablagerungen in den geraden Harnkanälchen der Rinde. Der Harn hatte Tage lang einen mehr oder weniger bedeutenden Zuckergehalt.

Rosenbach[2]) wiederholte die von Saikowsky angestellten Versuche mit hypodermatischen Sublimatinjectionen bei Kaninchen.

Er kam hierbei wesentlich zu gleichen Resultaten, denn auch er beobachtete heftige Diarrhöen und fand die Schleimhaut des Darmkanals, besonders des Dickdarms, stark hyperämisch und häufig mit hämorrhagischen Erosionen bedeckt. Der Urin enthielt Eiweiss und Zucker. Die Menge des letzteren betrug in einem Falle 0,53 pCt.

Erwähnung verdienen ferner die Versuche, welche Tolmatscheff (a. a. O.) an Hunden mit subcutaner Injection wässriger Mercuracetamidlösung machte. Bei einem ganz jungen Hunde bedingte eine Gabe von 5 Dcgrm. vorübergehendes Erbrechen, blutigen Durchfall und anhaltenden Magenkatarrh; nach 5 Tagen trat der Tod ein. Der Urin reducirte alkalische Kupferlösung, aber in so geringer Menge, dass der Nachweis des Zuckers durch Circumpolarisation nicht geliefert werden konnte. Subcutane Einspritzungen von 5 Ctgrm. Queck-

---

1) Saikowsky, Virchow's Archiv. Bd. 37. S. 346.
2) Rosenbach, Zeitschrift f. rat. Med. 3. R. Bd. XXX. S. 36.

silberacetamid brachten bei Hunden während mehrerer Tage Erbrechen, blutig-schleimige Stühle und Appetitlosigkeit hervor; nach Verlauf von 3 Tagen erholten sich die Thiere vollständig. Seine Versuche mit innerlicher Darreichung von Mercuracetamid zeigen, dass dieses Mittel in grösseren Gaben eine intensive Reizung auf den Magen ausübt. Heilborn[1]), der neuerdings eine Reihe von Versuchen an Hunden und Kaninchen anstellte, denen er Sublimatlösung oder Sublimatpepton subcutan injicirte, stimmt im Allgemeinen mit den Angaben von Saikowsky und Rosenbach überein.

Dass auch Thiere, ähnlich wie Menschen, durch Einathmen von Quecksilberdämpfen an chronischem Mercurialismus erkranken, geht aus mehreren Angaben hervor, die ich im Original nicht habe einsehen können und deshalb nach Kussmaul[2]) citire.

Keyssler berichtet, dass Ratten und Mäuse in den Gruben Idrias von Zittern und Convulsionen befallen und bald daran gestorben seien. Nach Hacquet bekam das Vieh, welches bei Idria in der Nähe der Hochöfen weidete, Zittern, verlor Zähne und Esslust und wurde tödtlich krank. Beyer erwähnt einen Hund, der der Familie eines Spiegelbelegers angehörte und an Zittern der Glieder, sowie an Speichelfluss litt.

Ich will nun zu meinen Versuchen übergehen, welche sich auf Katzen, Kaninchen und Hunde erstrecken. Die nächstfolgenden Fälle zeigen uns das allgemeine Wirkungsbild der acuten Quecksilbervergiftung, welche meist wenige Minuten nach der subcutanen Application (Glykokollquecksilber) beginnt und in 15 Minuten bis mehreren Stunden abgelaufen ist. Die in meinen Versuchen so überaus rasch und prompt eintretenden mercuriellen Allgemeinerscheinungen sprechen für die ungemein leichte Resorptionsfähigkeit des von mir angewendeten Präparates und lassen dasselbe für Thierversuche sehr geeignet erscheinen. — Die Glykokollquecksilberlösung enthielt im Cubikcentimeter 0,05 Grm. HgO.

Versuch IX.

Eine Katze erhält 12 h. eine subcutane Injection von 0,1 Grm. HgO.

12 h 30 m Diarrhoischer Stuhl, Thier läuft unruhig umher, starker Speichelfluss, welcher mehrere Minuten anhält.

12 h 40 m Katze schreit mit Unterbrechungen.

12 h 43 m Kann sich nicht mehr aufrecht halten, legt sich auf die Seite, sehr starke Dyspnoe, auf schwache Berührung ungemein empfindlich.

1 h — m Tod.

---

1) Heilborn, Dieses Archiv. Bd. VIII. 1878.
2) Kussmaul, Untersuchungen über den constitutionellen Mercurialismus. Würzburg 1861.

Versuch X.

Eine grosse starke Katze erhält 11 h. subcutan 0,2 Grm. HgO.

11 h 2 m Leckt sich, munter.

11 h 4 m Schmatzt ungemein stark, enormer Speichelfluss, läuft unruhig im Käfig umher, schreit mitunter.

11 h 7 m Salivation fast geschwunden.

11 h 9 m Legt sich auf die Seite, jammert laut, ausgesprochene Dyspnoe Herzschläge schwach.

11 h 12 m Sehr frequente unregelmässige Athmung, reagirt auf starke Reize nicht.

11 h 14 m Tod.

Versuch XI.

Eine kräftige Katze erhält 5 h. Abends eine Injection von 0,15 Grm. HgO.

5 h 3 m Schreit und schnurrt abwechselnd.

5 h 13 m Mässige Unruhe, schreit vor Schmerz, wälzt sich mitunter auf dem Rücken.

5 h 20 m Reichlicher Stuhlgang von normaler Consistenz.

5 h 23 m Unruhe nimmt zu; wechselt häufig ihre Lage, dünner reichlicher Stuhlgang.

5 h 35 m Sehr starker, wässriger Stuhlgang, jammert viel.

5 h· 40 m Respiration unregelmässig und beschleunigt.

6 h — m Leckt und wäscht sich, säuft Milch.

Nicht weiter beobachtet. Wurde am anderen Morgen todt gefunden.

Versuch XII.

Eine kräftige Katze erhält 4 h. 30 m. 0,16 Grm. HgO subcutan.

4 h 31 m Erbrechen.

4 h 32 m Durchfall, geht im Käfig umher.

4 h 36 m Starker Stuhldrang, Durchfall.

4 h 39 m Läuft unter lautem Schreien im Zimmer umher.

4 h 40 m Starker Tenesmus, reichliche flüssige Darmentleerung, wälzt sich vor Schmerzen am Boden.

4 h 44 m Unruhe gesteigert, weitere Darmentleerungen, Respiration erscheint in geringem Grade alterirt.

5 h — m Durchfall, mässiger Speichelfluss, sehr frequente, oberflächliche Athmung.

5 h 20 m Erbricht stark, schreit viel.

5 h 45 m Stossweise Respiration, kann sich nur mit Mühe einen Augenblick aufrecht halten.

5 h 55   Dyspnoe nimmt gewaltig zu.

6 h 30 m Blutige Darmentleerung, sehr unruhig, Herzschlag kräftig.

8 h — m Tod.

Versuch XIII.

Ein ungemein kräftiger Kater erhält 3 h. 0,25 Grm. HgO subcutan.

Bald nach der Injection lebhafte Unruhe und sehr heftiges Schreien.

3 h 20 m Geringe Dyspnoe; das Thier scheint grosse Schmerzen auszustehen, stösst Klagelaute aus und bewegt die Beine unruhig hin und her.

3 h 30 m Mässiger Durchfall. Deutlicher Speichelfluss, schmatzt anhaltend; klarer Speichel fliesst unaufhörlich in dicken Tropfen am Maule heraus.

4 h 4 m Zunahme der Athemnoth.

4 h 30 m Blutige Durchfälle.

4 h 40 m Tod.

Obduction: Starkes Lungenödem; auf der Mucosa des Magens zahlreiche Ekchymosirungen, welche meist nach den Längsfalten angeordnet sind. Dünndarm sehr hyperämisch, namentlich im unteren Abschnitte. Dickdarm zeigt intensive hämorrhagische Infiltration der Schleimhaut. Leber und Nieren erscheinen sehr blutreich. Das Blut ist dickflüssig, dunkel, ohne auffallende Veränderung. Gehirn zeigt nichts Abnormes.

Versuch XIV.

Eine starke Katze erhält subcutan 0,2 Grm. HgO um 4 h. 25 m.

4 h 45 m Starker Tenesmus, mässiger Speichelfluss, Dyspnoe.

4 h 50 m Respiration sehr jagend und unregelmässig, reichliche Salivation, diarrhoischer Stuhl.

5 h 10 m Stirbt unter starken Krämpfen.

Section ergab: Bronchialschleimhaut stark hyperämisch, Lungen in hohem Grade ödematös, Embolien im Lungengewebe nicht nachweisbar. Unterleibsorgane hyperämisch, Dickdarmschleimhaut geschwollen.

Versuch XV.

Eine mächtige Katze erhält Abends 6 h. 0,2 Grm. HgO subcutan.

6 h 10 m Starke Salivation.

7 h 45 m Blutiger Durchfall.

Während der Nacht weitere blutige Durchfälle.

11 h — m Morgens ausgesprochener Erethismus, psychische Erregbarkeit durch äussere Eindrücke sehr gesteigert. Auf Anblasen, leise Geräusche hin, z. B. Klopfen an die Glasthür des Käfigs, verräth die Katze lebhafte Angst, zieht die Beine und den Kopf ein und beherrscht die Muskeln nicht mehr. Bedeckt man den Kopf und macht ein geringes Geräusch oder berührt sie leise, so tritt derselbe Zustand ein. Im Zimmer geht sie ängstlich und schreckhaft umher, sucht sich unter einen Stuhl zu verkriechen. Mässiger Speichelfluss.

12 h — m Mässiger Tremor am ganzen Körper, leichtes Beben der Gesichtsmuskeln. Nahrungsverweigerung.

Nachmittags: Mitunter deutlicher Tremor, welcher an den Oberextremitäten beginnt und sich aldann auf die Unterextremitäten verbreitet; das ganze Bild erinnert sehr an Paralysis agitans.

5 h — m Geringer Speichelfluss, blutiger Durchfall, Erethismus nimmt noch zu.

Das Thier wurde am anderen Morgen todt gefunden.

Section: Todtenstarre vorhanden. Blut dünnflüssig in den grossen Gefässen. Im Herzen speckhäutige Gerinnsel. Lungen zeigen geringes Oedem. Magenschleimhaut hyperämisch, im Magen reichliche Menge von Speichel. Dünndarmschleimhaut stark geschwellt und geröthet. Im Dünndarm dünnflüssige Massen, welche in den unteren Partien leicht blutig gefärbt sind. Dickdarm enthält blutig-schleimigen Inhalt; die Schleimhaut desselben ist mit grau-fibrinösen Massen bedeckt, die sich nur mit Mühe und nicht ohne Substanzverlust abstreifen lassen. Leber und Nieren sehr blutreich. Urin reducirt alkalische Kupferlösung und enthält geringe Mengen von Albumen.

Versuch XVI.

Eine grosse Katze erhält eine subcutane Injection von 0,4 HgO.

2 — 3 Minuten später anscheinend vollkommen gesund, beginnt dann plötzlich zu schreien, bekommt Dyspnoe und geht unter Krämpfen 5 Minuten nach der Injection zu Grunde.

Versuch XVII.

Eine grosse Katze stirbt nach Injection von 0,4 Grm. HgO in 6 Minuten unter den nämlichen Erscheinungen wie die vorhergehende.

In beiden Fällen ergab die Section ein negatives Resultat.

Versuch XVIII.

Eine kräftige Katze erhält 0,02 Grm. HgO.

In den nächsten 24 Stunden zwei diarrhoische Darmentleerungen, keine Salivation, frisst mit Appetit, bleibt gesund.

Versuche XIX—XXI.

Drei grosse Kaninchen gingen nach subcutaner Application von 0,15 —0,18 Grm. HgO unter heftigen mitunter blutig gefärbten Durchfällen und ausgeprägten Athembeschwerden innerhalb 10—24 Stunden zu Grunde.

Versuch XXII.

Ein kleiner Hund erhält 4 h. Nachmittags 0,3 HgO subcutan.

Eine Stunde nach der Injection einmaliges Erbrechen, dem bald einfach diarrhoische und um 6 h. blutige Darmentleerungen folgen. Um 7 h. vorübergehend deutlicher Speichelfluss, und Abends 9 h. mässige Athemnoth. Am anderen Morgen wurde das Thier todt gefunden.

Section ergab: Stark injicirte Partien an der Wangenschleimhaut, starke Röthung und Wulstung der Magenschleimhaut, sowie Hyperämie und hämorrhagische Erosionen des Dünndarms und Dickdarms.

Die Symptome der acuten Quecksilbervergiftung sind in obigen Versuchen im Wesentlichen die gleichen.

In allen Versuchen treten zunächst die Darmerscheinungen in den Vordergrund. Es erfolgen sehr bald profuse wässrige Darmentleerungen, die oft eine blutige Beschaffenheit annehmen. Gleichzeitig beobachtet man bei den Thieren starken Tenesmus und lebhafte Schmerzen, letztere wohl in Zusammenhang mit der Darmaffection. In einzelnen Fällen tritt Erbrechen ein. Ein sehr häufiges, jedoch nicht constantes Symptom ist Salivation; von 20 Katzen zeigten 14 deutlichen Speichelfluss; auch trat diese Erscheinung bei einem Hunde auf. Ferner macht sich eine erhebliche Alteration der Respirationsthätigkeit bemerkbar: die Athmung wird fre-

quent, unregelmässig, erfolgt stossweise und setzt mitunter aus. Diesen
Störungen entsprechend zeigt sich eine grosse Schwäche und Hinfälligkeit, welche sich bis zur Parese steigert und für welche die
Ursache wohl kaum in einer directen Einwirkung des Quecksilbers
auf das Centralnervensystem gesucht zu werden braucht. Dass aber
das gesammte Nervensystem in Mitleidenschaft gezogen wird
geht aus dem in zwei Fällen beobachteten Tremor und Erethismus hervor. Auch in einem anderen Versuche zeigte sich in auffallender Weise eine eigenthümliche psychische Reizbarkeit
und wollen wir hier hervorheben, dass wir zuerst in der Lage waren
diese Erscheinungen bei Thieren zu verzeichnen. In wie weit die
Wirkung des Quecksilbers die Kreislaufsorgane betrifft — namentlich
in den Fällen, in welchen der Tod rasch und plötzlich eintrat —
lässt sich aus diesen Versuchen mit Sicherheit nicht erschliessen und
werden wir auf diesen Punkt noch näher zurückkommen.

Schliesslich sei noch bemerkt, dass die Erregbarkeit der
Muskeln, wie die unmittelbar nach dem Tode vorgenommene Untersuchung zeigte, erhalten war. Es konnten auch keine merklichen
quantitativen Abweichungen constatirt werden.

Auf die Sectionsergebnisse der acuten Quecksilbervergiftung werden wir bei der Besprechung der chronischen Form zurückkommen.

———————

Die Beziehungen des Mercurs zu den Kreislaufsorganen sind
bisher nicht erforscht. Um hierüber Aufschluss zu erhalten, war es
nothwendig, das Verhalten des Blutdrucks und seiner Factoren zu
prüfen. Die Wirkungen des Quecksilbers gleichen in mancher Beziehung, namentlich was die Darmerscheinungen anbetrifft, jenen,
welche für die Sepsin-, Arsen- und Platinvergiftung so überaus charakteristisch sind. Denn auch hier treten nach Injection der vorge-
nannten Substanzen blutige Durchfälle auf, wie dies für die Sepsin-
und Arsenintoxication seit längerer Zeit, für die Platinwirkung aber
erst seit Kurzem durch Kebler[1]) nachgewiesen ist. Böhm und
Unterberger[2]) haben gezeigt, dass nach Injection von arseniger
Säure ein enormes Sinken des Blutdrucks sowie Pulsverlangsamung
erfolgt. Diese Erscheinungen sind zum Theil auf Lähmung der Unterleibsgefässe, zum Theil auf eine Verminderung der Leistungsfähigkeit des Herzmuskels zurückzuführen. Bezüglich der Platinvergiftung
hat Kebler den Nachweis geliefert, dass eine beträchtliche Ab-

———————

1) Kebler, Dieses Archiv. Bd. IX. S. 137.
2) Böhm und Unterberger, Dieses Archiv. Bd. II. S. 69.

nahme des Blutdrucks stattfindet, welche im Wesentlichen durch eine vollständige Lähmung der Unterleibsgefässe bedingt zu sein scheint, so dass er zu der Annahme gedrängt wird, das Sinken des Blutdruckes sei nicht von einer Veränderung der Herzthätigkeit, sondern von einer peripheren Lähmung der Gefässe abhängig, von der die Unterleibsgefässe vorzugsweise betroffen werden.

Die Blutdruckversuche stellte ich mit dem grossen Ludwigschen Kymographion an Kaninchen, Katzen und Hunden an.

Versuch XXIII.

Mittelgrosses Kaninchen.

Mittlerer Blutdruck: 56—58 Mm. Hg; Puls: 48—49 in 10 Secunden.

7 h 16 m Injection von 0,008 HgO in die Vena jugularis.

Blutdruck und Pulsfrequenz bleiben unverändert.

7 h 22 m Injection von 0,005 HgO.

Blutdruck sinkt sofort enorm rasch und erreicht in 30 Secunden die Abscisse. Tod.

Versuch XXIV.

Sehr grosses Kaninchen. Mittlerer Blutdruck: 64—67 Mm. Hg.

6 h 45 m Injection von 0,015 HgO in die Jugularis.

6 h 46 m Blutdruck 48 Mm. Hg.

6 h 47 m Blutdruck: 40 Mm. Hg.

Nach 30 Secunden Herzstillstand.

Die Section ergab in beiden Fällen weder Gerinnsel im Herzen noch in den grossen Gefässen.

Diese Versuche zeigen, dass nach intravenöser Injection von Quecksilber innerhalb weniger Minuten ein Absinken des Blutdrucks auf die Abscisse und Herzstillstand eintritt, der von einer unmittelbaren Wirkung der Lösung auf den Herzmuskel abhängig zu sein scheint. Da somit hierdurch ein genügender Aufschluss über das Verhalten der Circulationsorgane während der Quecksilbervergiftung nicht zu gewinnen war, so stand ich von der directen Injection ins Blut ab und applicirte das Quecksilber lediglich subcutan.

Versuch XXV.

Grosse Katze, tracheotomirt aber nicht curarisirt, erhält eine subcutane Injection von 0,25 Grm. HgO.

Zeit in Min.	Blutdruck Mm. Hg	Pulse in 10 Sec.	Bemerkungen.
0	150	26	
2	149	28	Subcutane Injection von 0,25 HgO.
30	140	28	
45	122	30	
60	114	30	Dyspnoe.
65	96	28	
75	90	30	
80	100	33	Ungemein heftige Dyspnoe.
85	118	35	
87	—	—	Blutdruck sinkt bis zur Abscisse. Herzstillstand.

7*

Die Section ergab zahlreiche streifenförmige, mehrere Millimeter tiefe Hämorrhagien im Zwerchfell und im Herzmuskel, sowohl unter dem Endo- wie Epicardium.

Versuch XXVI.

Grosse Katze, curarisirt, künstliche Respiration, Vagi durchschnitten; Injection von 1 Mgrm. Atropin.

Zeit in Min.	Blutdruck Mm. Hg	Pulse in 10 Sec.	Bemerkungen.
0	174	36	Subcutane Injection von 0,2 Grm. HgO.
3	170	36	
9	160	35	
12	156	36	
13	150	36	
17	116	35	Blutdruck sinkt plötzlich sehr stark. Herzstillstand.

Versuch XXVII.

Grosses Kaninchen, curarisirt, künstliche Respiration.

Zeit in Min.	Blutdruck Mm. Hg	Pulse in 10 Sec.	Bemerkungen.
0	120	42	Subcutane Injection von 0,25 HgO; Vagi durchschnitten.
1	124	39	
11	122	26	
20	120	26	
25	125	21	
30	80	—	Plötzliches Sinken des Blutdrucks, Thier stirbt in we- nigen Secunden.

Versuch XXVIII.

Kleiner Hund von 5 Kgrm. Körpergewicht; beide Vagi durchschnitten, curarisirt; künstliche Respiration. Injection von 0,001 Atropin in die V. jugularis.

Zeit in Min.	Blutdruck Mm. Hg	Pulse in 10 Sec.	Bemerkungen.
0	175	33	
2	180	33	
6	182	34	Subcutane Injection von 0,4 HgO.
10	172	34	
15	160	34	
20	152	34	
25	146	34	
35	134	35	Durchfall.
50	120	35	
55	96	34	
60	86	33	
65	72	31	
70	62	30	Erstickung, keine Bewegung, Blutdruck steigt bis
75	56	30	84 Mm. Hg.
80	50	29	
85	40	29	
90	32	26	Halsmarkreizung bei 7 Ctm. Rollenabstand, Blutdruck
100	28	25	steigt bis 47 Mm. Hg.

Zeit in Min.	Blutdruck Mm. Hg	Pulse in 10 Sec.	Bemerkungen.
105	20	25	
110	16	23	
120	10	22	
125	8	18	
130	6	17	
131	—	—	Herzstillstand.

Versuch XXIX.

Hund von 10,8 Kgrm. Körpergewicht erhält 12 Tage lang täglich 0,035 Grm. HgO. Die Erscheinungen bestanden in Appetitlosigkeit, profusen zuweilen blutig gefärbten Durchfällen, grosser Mattigkeit und starkem Foetor ex ore. In den 12 Tagen nahm das Körpergewicht um 3100 Grm. ab.

Zeit in Min.	Blutdruck Mm. Hg	Pulse in 10 Sec.	Bemerkungen.
0	125	28	
1	126	27	Tracheotomirt, künstliche Respiration. Subcutane In-
3	127	29	jection von 0,15 HgO. Beide Vagi durchschnitten,
15	125	30	schwach curarisirt.
17	190	—	Erstickung durch Verschluss der Trachealcanüle, Blut-
18	112	—	druck steigt bedeutend, schwache Bewegung. Cu-
19	110	29	rareinjection, Bewegungen hören auf.
22	104	30	
25	104	30	
28	70	29	
31	60	28	Erstickung, geringe Bewegung. Blutdruck steigt bis
32	128	29	128 Mm. Hg.
38	52	30	Erstickung, keine Bewegung. Blutdruck steigt bis
39	80	30	80 Mm. Hg.
50	30	27	Elektroden im Halsmark; Reizung desselben durch
51	44	28	den Inductionsstrom bei 8 Ctm Rollenabstand wäh-
52	30	27	rend 30 Secunden. Blutdruck steigt bis 44 Mm. Hg.
56	22	25	Halsmarkreizung bei 8 Ctm. Rollenabstand. Blutdruck
57	38	26	steigt bis 38.
58	20	24	
60	20	24	Halsmarkreizung bei 8 Ctm. Rollenabstand. Blutdruck
61	26		steigt bis 26
62	20	23	Elektrische Reizung der Med. oblong. bei 4 Ctm. Ab-
65	20	23	stand sowie Erstickungsversuch ohne jegliche Wir-
66	19	22	kung.
67	18	21	
73	16	16	Tod.

In allen Versuchen macht sich eine bedeutende Abnahme des Blutdrucks geltend. In einzelnen Versuchen sinkt der Blutdruck anfangs continuirlich um ein Weniges, fällt aber dann plötzlich in einigen Secunden bis zur Abscisse. In anderen Fällen beobachtet man eine allmähliche ununterbrochene Verminderung des Blutdrucks bis zum Eintritt des Todes.

Es fragt sich nun, wie weit das Herz und wie weit die Gefässe hierbei betheiligt sind. Ein Blick auf die Pulsfrequenz lehrt, dass

7. Juni. Appetit etwas vermindert.

8. Juni. Appetit gut. Wiederholte dünnflüssige Stuhlentleerungen, welche schwach blutig gefärbt und mit Fetzen vermischt sind. Druck am After schmerzhaft.

9. Juni. Recht munter. Blutiger Durchfall.

11. Juni. Scheu, ängstlich, schreckhaft, verkriecht sich gern.

13. Juni. Fängt und frisst eine Maus. Backenzähne links stark gelblich verfärbt.

16. Juni. Erscheint seit wenigen Tagen abgemagert, hat die Lust zum Spielen verloren, verräth in ihrem ganzen Wesen grosse Mattigkeit, zittert am ganzen Körper.

17. Juni. Säuft nur Milch. Grünlichgefärbte Durchfälle, erbricht wiederholt.

18. Juni. Appetit geschwunden, starker Foetor ex ore, Zittern hält an.

20. Juni. Grosse Muskelschwäche, fasst eine Maus, die man zu ihr in den Käfig bringt.

21. Juni. Tod. Körpergewicht 535 Grm.

Section: Wangenschleimhaut sehr blass, zeigt links gegenüber den mittleren Backzähnen zwei grauschmierige Geschwüre. Rachen und Zunge anämisch, bieten aber sonst nichts Besonderes dar. Die beiden mittleren Backzähne des linken Oberkiefers erscheinen stark cariös. (Vor der Vergiftung habe ich mich überzeugt, dass die Zähne schneeweiss und völlig gesund waren.) Magenschleimhaut gewulstet, zeigt an der Portio pylorica mehrere linsengrosse ziemlich runde Defecte, wie im vorigen Versuch. Dünndarmschleimhaut stark geschwollen und hyperämisch, Peyer'sche Plaques heben sich stark ab.

Dickdarmschleimhaut mit grauschmierigen fibrinösen Massen bedeckt, auf der Höhe der Falten Ulcerationen.

Versuch XXXIII.

Ein mittelgrosser Hund erhält vom 1—23. September täglich 0,04 HgO.

Die pathologischen Symptome der Quecksilberkachexie bestanden hier ebenfalls in Verminderung und endlichem Verluste des Appetits, in reichlichen, häufig blutig gefärbten Durchfällen, in ungeheurem Foetor ex ore, und hochgradiger Hinfälligkeit, welche am 24. September zu Tode führte. Speichelfluss wurde nie beobachtet.

Der Urin zeigte gegen Ende reichlichen Gehalt an Eiweiss, war aber stets frei von Zucker.

Section: Mundschleimhaut sehr blass, an der Wangenschleimhaut und den Zungenrändern gelblich-speckige Geschwüre, Zähne schwärzlich verfärbt.

Lungen dunkelroth, stark ödematös.

Magenschleimhaut stark gewulstet, von braunroth bis schiefrig-grauer Färbung.

Dünndarmschleimhaut gelockert, gewulstet, zeigt im Duodenum mehrere oberflächliche Geschwüre.

Die Schleimhaut des Dickdarms hyperämisch, geschwellt, vielfach bedeckt mit ziemlich grauen Schorfen; auf der Faltenhöhe zahlreiche grössere und kleinere diphtheritische Geschwüre, welche stellenweise bis in die Muscularis gehen.

Die Symptome der chronischen Mercurialvergiftung sind

in vorstehenden sowie in zwei anderen Versuchen, die ich nicht ausführlich schildern will, im Wesentlichen dieselben.

Zuerst treten Erscheinungen von Seiten der Nahrungswege auf:
S t o m a t i t i s, die Schleimhaut der Mundhöhle sowie das Zahnfleisch
sind geschwellt, die Zunge zeigt flache Zahneindrücke, aus dem Munde
strömt ein widerlicher Geruch. Die S p e i c h e l s e c r e t i o n ist mitunter gesteigert. Constant tritt in kurzer Zeit A p p e t i t m a n g e l
und häufiger D u r c h f a l l ein, der in wenigen Tagen meist eine
blutigschleimige Beschaffenheit annimmt. Sodann erscheinen auf der
Wangenschleimhaut und an den Zungenrändern zuerst seichte, dann
tiefer fressende graugelblich speckige G e s c h w ü r e; die Zähne zeigen grauschwärzliche Verfärbung und neigen zur Caries. Bald folgt
hochgradige A n ä m i e, A b m a g e r u n g, A p p e t i t v e r l u s t und allgemeine M u s k e l s c h w ä c h e. Schliesslich stellt sich Schwäche der
H e r z a c t i o n ein und die Thiere gehen unter Collapserscheinungen zu
Grunde. Im Laufe der Vergiftung beobachtet man mitunter Symptome,
welche auf sehr verbreitete Störungen des Nervensystems hinweisen,
wie grosse p s y c h i s c h e R e i z b a r k e i t und allgemeinen T r e m o r.

Respirationsbeschwerden oder Lähmungserscheinungen treten nicht
auf, dagegen in einzelnen Fällen A l b u m i n u r i e.

Der S e c t i o n s b e f u n d gestaltet sich bei der Quecksilbervergiftung im Allgemeinen folgendermaassen:

Constant findet sich bei der a c u t e n F o r m eine Alteration der
Magen- und Darmschleimhäute. Dieselben zeigen intensive Hyperämie und sind häufig mit hämorrhagischen Erosionen bedeckt; am
meisten pflegen diese Erscheinungen ausgeprägt zu sein im unteren
Abschnitte des Dünndarms sowie im Dickdarm, in welchen Partien
sehr oft auch dünnflüssiger blutig gefärbter Inhalt angetroffen wird.
In einzelnen Fällen treten sehr intensive Hämorrhagien im Herzmuskel und Zwerchfell auf. Mitunter beobachtet man starke Injection der Wangenschleimhaut sowie Ekchymosen der Blase. Die Unterleibsorgane, namentlich Leber und Nieren, sind sehr blutreich. Das
Blut ist dunkel, meist dickflüssig, sonst ohne auffallende Veränderung.

Bei der chronischen Vergiftung treten ebenso wie bei der acuten
die pathologischen Veränderungen des Magens und Darmkanals, welche
sich im Zustande hochgradigen Katarrhs befinden, in den Vordergrund.
Die Schleimhäute dieser Organe sind geschwellt und zeigen eine braunrothe bis schiefergraue Färbung. Es finden sich häufig Geschwüre
auf der Magen- und Dünndarmschleimhaut. Am meisten afficirt erscheint der Dickdarm. Derselbe ist von graurothen Schichten bedeckt, die sich nur schwer und nicht ohne Substanzverlust der Schleim-

haut abstreifen lassen, und zeigt auf der Faltenhöhe zahlreiche grössere und kleinere diphtheritische Geschwüre, welche stellenweise bis in die Muscularis vordringen. Constant beobachtet man Geschwüre an den Zungenrändern und der Wangenschleimhaut. Diese Geschwüre sind unregelmässig, gehen mehr in die Breite als in die Tiefe, tragen den Charakter der Nekrose an sich und haben, was die Wangenschleimhaut anbetrifft, vorzugsweise ihren Sitz an der Stelle, welche den mittleren Backzähnen entspricht. Die Zähne zeigen schwarzgelbliche Verfärbung und neigen zur Caries. Hyperämie der Leber und Nieren wird häufig angetroffen.

Wenn ich nach den durch das Thierexperiment festgestellten Thatsachen auch noch nicht im Stande bin, auf alle die Fragen, welche sich in toxikologischer und therapeutischer Hinsicht an das Quecksilber knüpfen, eine bestimmte Antwort zu geben, so sind wir doch nunmehr im Stande, die hauptsächlichsten Wirkungen, welche das Quecksilber im thierischen Organismus hervorruft, im Zusammenhang zu übersehen.

Die einfachen und blutigen Durchfälle, die Hyperämie der Unterleibsorgane, die Gefässerweiterungen, welche ich auf der Wangenschleimhaut zu beobachten Gelegenheit hatte, sind wahrscheinlich zum grossen Theil als Folge der Gefässveränderung anzusehen. Die Geschwüre auf den Schleimhäuten der Wange, des Magens und des Darmtractus tragen ganz den Charakter des nekrotischen Zerfalls an sich und dürfen wohl als Folge vorausgegangener Hämorrhagien anzusehen sein. Die Geschwüre im Munde pflegen zuerst stets an den Zungenrändern und an dem Theile der Wangenschleimhaut, welcher den mittleren Backzähnen entspricht, aufzutreten. Diese Stellen werden vielleicht mit Vorliebe deshalb ergriffen, weil die vorher hämorrhagisch infiltrirten Partien sich hier bei den Kau- und Schluckbewegungen an den Zähnen reiben und in Folge dessen leicht zum Zerfall geneigt sind.

Was die Respirationsbeschwerden, welche bei der acuten Vergiftung stets vorhanden sind, anlangt, so könnte es sich dabei um eine directe Wirkung auf das Respirationscentrum handeln: man beobachtet bisweilen hochgradige Athmungsstörungen zu einer Zeit, wo am Herzen noch wenig nachweisbar ist. Allein auch in diesen Fällen ist das Allgemeinbefinden des Thieres bereits ein so gestörtes, dass sich nicht mit Sicherheit angeben lässt, ob nicht doch auf indirectem Wege die Veränderung der Respirationsthätigkeit erfolgt.

Ueber die Ursache der Salivation, die jedenfalls als ein Symptom der Allgemeinwirkung des Quecksilbers angesehen werden muss, kann ich keine positiven sondern nur negative Angaben machen. Die Behauptung, dass der Speichelfluss nur reflectorisch durch entzündliche Affection der Mundschleimhaut bedingt werde, ist unrichtig, weil Stomatitis ohne Ptyalismus, und Ptyalismus ohne Mundentzündung vorkommt. Denn ich habe wiederholt bei Katzen wenige Minuten nach subcutaner Injection von Glykokoll-Quecksilberoxyd Speichelfluss beobachtet, während gerade diese Erscheinung bei chronisch vergifteten Thieren sehr häufig nicht zu Tage trat. Die Angabe Voit's[1]), nach welcher der Speichelfluss wahrscheinlich die Folge des Reizes des ausgeschiedenen Quecksilbers auf die Drüse ist, erscheint mir auch als eine irrthümliche, da nicht anzunehmen ist, dass zu einer Zeit, wo bereits Vermehrung der Speichelsecretion auftritt (5—6 Minuten nach der Quecksilberinjection) schon eine Ausscheidung des Mercurs durch die Speicheldrüse stattgefunden hat.

Versuchen wir nunmehr auf Grund unserer experimentell gewonnenen Resultate einen Vergleich zwischen den Hauptsymptomen der allgemeinen Quecksilbervergiftung an Thieren und den Erscheinungen, wie sie an Menschen beim chronischen Mercurialismus beobachtet werden, zu ziehen. In ähnlicher Weise wie bei der Bleivergiftung[2]) lässt sich auch hier eine augenfällige Uebereinstimmung der Symptome in beiden Fällen nachweisen, und es erscheint der Schluss gerechtfertigt, dass der grösste Theil der Symptomencomplexe, die bei der chronischen Quecksilbervergiftung zu Tage treten, seine Erklärung in bestimmten Wirkungen finden muss, welche das Metall auf einzelne Körpertheile ausübt und welche bei der acuten Allgemeinvergiftung daher in ganz ähnlicher Weise auftreten.

Die Art und Weise, in welcher sich die Erscheinungen der chronischen Vergiftung am Menschen gestalten, dürfen wir hier selbstverständlich als bekannt voraussetzen, indem wir namentlich auf die vortrefflichen Schilderungen und Zusammenstellungen von Kussmaul (a. a. O.) verweisen.

Beginnen wir zunächst mit dem sogenannten mercuriellen Erethismus, jener eigenthümlichen Störung, welche in erster Linie das Gebiet der Psyche betrifft:

Unsere Versuche haben gelehrt, dass an Säugethieren auch während der acuten (allgemeinen) Vergiftung Erscheinungen auftreten können, deren Analogie mit dem „Erethismus" nicht bezweifelt wer-

---

1) Voit, Physiol. chem. Untersuchungen. Augsburg 1857. S. 109.
2) Vgl. Harnack, Dieses Archiv. IX. S. 152 ff.

Welcher Theil des Gehirns in erster Linie von der Wirkung betroffen wird, darüber lassen sich nur Vermuthungen aufstellen und
es möge in dieser Hinsicht nur hervorgehoben sein, dass die bezüglichen Erscheinungen bei Thieren in mancher Hinsicht denen ähnlich
sind, die man nach Kleinhirnverletzungen beobachtet.

In Betreff sonstiger Neurosen und Psychosen, wie sie beim chronischen Mercurialismus sowie bei chronischen Vergiftungen mit Aethyl-
quecksilber [1]) beobachtet worden, bieten unsere Erfahrungen an Thieren keine Analogien dar.

Als dritten hauptsächlichsten Symptomencomplex haben wir
die Erscheinungen, welche von Seiten des Verdauungstractus,
der Nahrungswege auftreten, zu betrachten. Auch nach diesen
Richtungen hin ist die durch das Thierexperiment gewonnene Analogie eine ungemein vollständige. Durchfälle und Erbrechen,
die ein so häufiges, ja fast constantes Symptom der chronischen, wie
acuten Quecksilbervergiftung bei Thieren bilden, werden auch bei
Menschen sehr oft beobachtet. Allerdings überwiegen, wie auch zum
Theil schon aus den Versuchen von Heilborn (a. a. O.) sich ergab,
bei Thieren die blutigen Durchfälle erheblich; wir haben gesehen,
dass diese auf einer Dysenterie-artigen Erkrankung der Darmschleimhaut beruhen, welche möglicherweise eine Folge der Gefässlähmung
sein kann, während die einfachen Durchfälle vielleicht aus einer directen Wirkung, die das Quecksilber auf den Darm ausübt, zu erklären sind. Bei Menschen sind für gewöhnlich einfache Durchfälle vorhanden, allein in hochgradigen Fällen sind auch blutige
dysenterische Stühle beobachtet und dann auch bei der Section Dys-
enterie-artige Affectionen der Darmschleimhaut gefunden worden.[2])
Blutige Darmentleerungen und dysenterische Processe werden bekanntlich auch bei Quecksilbercuren, Inunctionscuren, nach subcutanen Sublimatinjectionen u. s. w. beobachtet.

Die Entzündungen der Nahrungswege, namentlich der
Mundschleimhaut und deren Folgen gestalten sich bei Thieren, welche chronisch mit Quecksilber vergiftet wurden, genau in derselben
Weise, wie bei Menschen: die Schwellung der Mundschleimhaut und
des Zahnfleisches, der Foetor ex ore, der Speichelfluss, der Appetit-
verlust, das Auftreten jener charakteristischen Geschwüre, namentlich an Stellen, wo (cariös gewordene) Zähne den Zungenrand oder
die Wangenschleimhaut berühren, die allgemeine Abmagerung und
Muskelschwäche geben das bekannte unverkennbare Bild.

---

1) Edwards, Barthol. Hosp. Reports. I & II.
2) Vgl. Kussmaul, a. a. O. S. 247.

Von besonderem Interesse ist noch die Frage nach den Ursachen der Salivation beim Menschen, in der Regel bekanntlich eines der ersten Symptome der allgemeinen Quecksilbervergiftung. Dass der Speichelfluss nicht erst Folge der Mundschleimhautentzündung sein kann, wurde bereits oben dargelegt; aber unsere Versuche an Thieren zeigen auch, dass die Salivation unmöglich durch die Ausscheidung des Quecksilbers im Speichel und eine dadurch hervorgerufene directe Reizung der Drüse bedingt sein kann. Die Salivation tritt nämlich bei der acuten Allgemeinvergiftung so rasch nach der Injection des Quecksilberpräparates auf, dass die Annahme, es werde zu dieser Zeit bereits Quecksilber im Speichel ausgeschieden, nicht gut denkbar ist, zumal wir wissen, wie langsam im Allgemeinen die Ausscheidung der schwereren Metalle aus dem Organismus von statten geht. Es ist daher anzunehmen, dass die Salivation eine Theilerscheinung der Quecksilberwirkungen ist, dass das Quecksilber, nachdem es ins Blut aufgenommen, eine erregende Wirkung auf die Drüsennerven, sei es auf das Centrum oder auf die Endigungen derselben, ausübt und so eine Vermehrung der Secretion veranlasst.

Auch für die beim chronischen Mercurialismus in oft so heftiger Weise auftretenden Störungen der Respirationsthätigkeit, das schwache, abgesetzte, stossweise erfolgende Athmen, der Husten, die Dyspnoe u. s. w. haben unsere Versuche an Thieren auffallende Analogien geliefert. Allerdings liessen sich Respirationsstörungen deutlich nur bei der acuten Allgemeinvergiftung an Thieren beobachten. Die Frage ob das Respirationscentrum dabei direct in Mitleidenschaft gezogen wird, oder ob die Respirationsstörungen nur indirect durch Veränderungen anderer Functionen bedingt sind, mussten wir unentschieden lassen. In Betreff der Neigung zu Lungenblutungen, die beim Menschen bisweilen beobachtet wird, darf wohl angenommen werden, dass hier ein Zusammenhang mit der Wirkung des Quecksilbers auf die Gefässe besteht, wie wir ja überhaupt Hämorrhagien an verschiedenen Stellen des Körpers gefunden haben.

Was das Verhalten der Nieren und die Beschaffenheit des Harns anlangt, so findet sich bei der chronischen Quecksilbervergiftung bekanntlich nicht selten Eiweiss im Harn, was auf einen mercuriellen Katarrh der Nieren zurückgeführt wird. Die gleiche Beobachtung haben wir wiederholentlich an Thieren machen können. Heilborn (a. a. O.) fand bei seinen Versuchen nicht selten kleine Blutergüsse in den Nieren und häufig auch die sogenannten Salzinfarcte in den Harnkanälchen; diese Salzablagerungen schienen ihm um so

stärker zu sein, je geringer die Affection der Darmschleimhaut war
und umgekehrt, so dass er meint, dass eine gewisse Wechselbezie-
hung zwischen den Ausscheidungsgrössen durch den Darm einerseits,
die Nieren andererseits bestehe.

Hautkrankheiten, sowie Knochen- und Gelenkleiden
haben wir bei unseren Thierversuchen nicht nachweisen können:
die ersteren fehlten, wie schon oben bemerkt, vielleicht nur wegen
zu kurzer Dauer der experimentellen chronischen Vergiftungen. Ob
beim Menschen überhaupt mercurielle Knochenerkrankungen vorkommen, mit Ausnahme der Periostitis und Nekrose der Kieferknochen
in Folge der Stomatitis, ist, wie auch Kussmaul[1]) nach seinen
Beobachtungen hervorhebt, zum mindesten sehr fraglich.

In Bezug hierauf sei noch erwähnt, dass Heilborn (a. a. O.) bei
Thieren, denen längere Zeit hindurch Sublimat subcutan injicirt worden war, stets eine bedeutende Hyperämie des Knochenmarks
fand. Dass er dabei im Stande war Spuren von Quecksilber im
Mark nachzuweisen, ist weiter nicht überraschend, da das Quecksilber durch das Blut allen Theilen des Körpers zugeführt wird. Jedenfalls kann aus dieser Beobachtung noch nicht geschlossen werden,
dass das Quecksilber besondere Erkrankungen der Knochen hervor-
bringt.

———————

Blicken wir nochmals auf die verschiedenen Punkte zurück, so
dürfen wir wohl sagen, dass uns die Quecksilbervergiftung ein er-
freuliches Beispiel darbietet für eine ungemein vollständige Uebereinstimmung der Symptome einer chronischen Intoxication am Menschen und einer experimentell hervorgerufenen Vergiftung an Thieren.
Wir haben daher für die Deutung dieser Erscheinungen nicht mehr
nöthig auf unklare Vorstellungen von Stoffwechselalterationen zu re-
curriren, sondern auf der experimentellen Grundlage fussend gewinnen
wir die Anschauung, dass es sich dabei um die Folgen ganz be-
stimmter localisirter Wirkungen handelt, welche das Metall auf gewisse Theile des Organismus ausübt. Diese in ihrem Wesen und
ihren Ursachen noch genauer zu erkennen wird die Aufgabe weiterer
Untersuchungen bilden.

Schliesslich bemerke ich noch, dass subcutane Injectionen von
Anparagin- oder Glykokollquecksilber bei Menschen eine ungemein
geringe örtliche Reaction hervorrufen, so dass die genannten Hg-
Verbindungen aller Wahrscheinlichkeit nach sich mit Vortheil auch
therapeutisch werden verwerthen lassen.

1) Kussmaul, a a. O. S. 331.

———————

VII.

Toxikologisches über Jodpräparate.

Von

C. Binz.

Högyes hat die Untersuchungen aus meinem Laboratorium, welche den Nachweis der schlafmachenden Wirkung des Jodoforms, das Erregen von fettiger oder hämorrhagischer Entartung der Organe und das Freiwerden von Jod aus ihm führten, in allem Wesentlichen bestätigt.[1] Weitergefördert hat er die Sache durch chemische Untersuchungen, die geeignet sind, den näheren Gang der Aufsaugung und Zerlegung des Jodoforms aufklären zu helfen. Ich schliesse aus dem bis jetzt von ihm und von mir Festgestellten dieses:

Das Jodoform bildet Jodat und Jodid im Organismus. In dieser Form geht das Jod ungemein leicht nach allen Theilen desselben und wird vorübergehend wieder frei, wo unter dem Einfluss energischer Zellenarbeit sich Säure bildet. Wird demnach Jodoform vom Darmkanal des Menschen aufgenommen, so ist der Gang im Einzelnen folgender:

1. Das Jodoform wird im Darmkanal vom Fett gelöst und dadurch zur Aufsaugung durch die Chylusgefässe befähigt.

2. Auf dem langsamen Wege durch diese und wahrscheinlich schon im Darm entlässt es freies Jod, welches durch das vorhandene Alkali in Jodat und Jodid verwandelt wird.

3. Beide Salze zusammen zerlegen sich durch die Säuren protoplasmatischer Gewebe zu freiem Jod, und dieses übt auf die Zellen seine Wirkungen aus.

4. Das Jodat wird immer mehr zu Jodid reducirt[2] und so erscheint das Metalloid schliesslich als solches im Harn und anderen Excreten.

---

1) Dieses Archiv. Bd. X. S. 228.

2) Bei Högyes S. 255. Zeile 6 v. u. steht, wo er von meiner Theorie spricht, ein sinnentstellender Lapsus calami. Es muss reducirender statt oxydirender heissen.

Archiv für experiment. Pathologie u. Pharmakologie. XIII. Bd.

Bei dem 2. Stadium schiebt Högyes die Bildung eines Jodalbuminats ein: wie ich glaube, ohne zwingenden Grund.

Er fand, dass das aus dem Jodoform dissociirende Jod in Berührung mit Eiweiss zum Theil gelbe Gerinnsel, zum Theil eine farblose Mischung bildet. Jene Gerinnsel kommen nun auch nach Högyes für uns nicht in Betracht, denn ihr Jod wird erst durch Abgabe in die flüssige Form für den Weitertransport brauchbar. Sie sind ganz gewiss kein Albuminat sondern nur eine lockere Anlagerung von Eiweiss und freiem Jod.[1] Und die farblose Mischung entsteht zwischen freiem Jod und dem Alkali des Eiweisses auch dann, wenn nur das Alkali vorhanden ist.

Macht man sich eine Lösung von Hühnereiweiss in Wasser und eine gleich stark basisch reagirende Lösung von Soda, träufelt in beides kleine Mengen Jodjodkaliumlösung ein, so verschwindet auch bei der Soda das Jod sofort, um Jodat und Jodid zu bilden. Ich habe die betreffenden Verhältnisse, soweit das mit den heutigen Hilfsmitteln und bei einem so vagirenden Körper wie das Jod möglich ist, früher für das Alkali eingehend volumetrisch untersucht[2]), und auch Högyes ist darüber keiner anderen Meinung als ich.

Von seinem Jodalbuminat sagt er, dass es erhitzt und gerinnend jodfrei werde; dass es ferner seinen Jodgehalt in Form von Jodat und Jodid „schon nach einigen Minuten" durch den Dialysator entlasse; dass wir mit Wahrscheinlichkeit annehmen könnten, das in den Resorptionsgebieten gebildete Jodalbumin übergebe seinen Jodgehalt als Jodid und Jodat den umgebenden Zellen (vgl. S. 253).

Ein „Albuminat" aber von so unbeständigem Charakter, eine Verbindung, deren Werden und Vergehen sich einfach abspielt zwischen dem Jod und dem freien Alkali des Eiweisses, eine Verbindung, deren Wirkung identisch ist — wie wir bei Högyes und mir sogleich sehen werden — mit der des Resultates von Jod plus Alkali: das ist doch wohl kein Albuminat. Kein einziges Zeichen gibt uns Kunde von dessen gewesener Existenz. Das Vorhandensein des Eiweisses war für Alles, was sie that, gleichgiltig. Wenn wir aber eine Sache aus einer einfachen kleinen Reihe von Vorgängen erklären können, so liegt kein Grund vor, ein hypothetisches Zwischenglied, hier also das Jodalbuminat, zur Erklärung heranzuziehen.

Bis zu dem Ende der alkalischen Reaction des Eiweisses wird der Vorgang darum sich durch die eiweissfreie Formel ausdrücken lassen:

---

1) Böhm, Dieses Archiv. V. S. 336.
2) Archiv f. pathol. Anat u. s w. LXII. S. 124.

$$5Na_2CO_3 + 2H_2O + 6J = CO_2 + 4NaHCO_3 + NaJO_3 + 5NaJ$$

oder, auf doppeltkohlensaures Natron bezogen:

$$6NaHCO_3 + 6J = 6CO_2 + 3H_2O + NaJO_3 + 5NaJ$$

Später folgt dann das, was ich in diesem Archiv VIII. S. 327 weiter ausgeführt habe.

Högyes liefert selbst von anderer Seite her einen guten Beitrag zu dieser Auffassung. Er bringt fünf Versuchsthieren seine „Jodalbuminlösung" bei und gelangt zu dem Schlusse, das Jodalbumin rufe die nämlichen Wirkungen hervor wie das Jodoform selbst; bei Hunden und Katzen Schläfrigkeit und bei Kaninchen fettige Entartung in Leber und Nieren (s. S. 255).

Dass Natriumjodat bei den erstgenannten Thieren tiefe Schläfrigkeit macht, habe ich aber bereits nachgewiesen; und dass es die Leber und Nieren in der angegebenen Weise zur Entartung bringt, erhellt aus den jetzt mitzutheilenden Versuchen. „Jodalbumin", woraus Högyes binnen wenigen Minuten das Jod in Form des Jodats herausziehen kann, macht genau dasselbe wie das pure Jodat, welches bei Gegenwart von Alkali allein schon entsteht. Mithin wird auch biologisch das ungreifbare Mittelglied Högyes' nicht erfordert, ebensowenig wie chemisch. Auch ohne es findet das Jodoform einen klar vorgezeichneten Weg, den es bis zur völligen Umwandlung in Jodnatrium durchschreitet. Bis nicht weitere Gründe als die bisherigen vorliegen, halte ich das Jodalbumin von Högyes nur für Eiweiss, dessen Alkali zum Theil durch Jod in Jodat und Jodid verwandelt worden ist.

Sollte Jemand noch die Bildung von allerlei sonstigen intermediären Jodcompositionen im Organismus vermuthen, so ist hiergegen nichts einzuwenden. Unsere Auffassung von dem Verlauf der Jodwirkung wird dadurch wesentlich nicht geändert. Diese etwaigen Alkoholradicaljodide, Amidjodide, oder wie sie sonst heissen mögen, sind alle von unbeständigem Charakter und spalten sehr leicht ihr Jod ab, thun also dasselbe wie das anscheinend so fest gefügte Jodoform.

––––––––––

Man könnte daran zweifeln, dass das Jod aus dem von den Lymphgefässen des Darms resorbirten Jodoform rasch genug dissociire, um schon hier die Umwandlung in Jodat und Jodid durchzumachen. Folgender Versuch widerlegt diesen Zweifel:

Etwa 0,5 Jodoform wird mit 15,0 Süssmandelöl im Mörser zerrieben und sogleich in ein Kölbchen gefüllt, welches mit einem doppelt durchbohrten Stopfen versehen ist. Durch die eine Oeffnung

taucht ein Thermometer bis in die Oelschicht ein. Etwas über ihr
ist an dem Instrument ein Kleisterpapierstreifen horizontal befestigt.

Dieses so hergerichtete Kölbchen tauchte ich in Wasser von
50°. In etwa 2 Minuten hatte sich das Jodoformöl auf 30° erwärmt,
und schon jetzt färbte das Kleisterpapier sich violett. Ich erwärmte
weiter bis gegen 40°. Aus dem bekannten Grunde, dass die Kleister-
bläuung durch Jod in der Wärme nicht stattfindet, ging das Violett
nicht in Blau über; als ich aber dann das Kölbchen in kaltes Wasser
tauchte, war nach einigen weiteren Minuten das Papier gesättigt blau.

Wir sehen demnach, dass die Entbindung von freiem Jod aus
dem Jodoform in öliger Lösung schon binnen wenigen Minuten
in einer Temperatur beginnt, die unter der des menschlichen Darmkanals liegt. Findet sie nun schon im Darmrohr selbst statt, so
trifft das Jod hier das Alkali, und die Sache geht dann in gleicher
Weise ihren Gang. — Mit allem stimmt überein, dass Moleschott
u. A. schon nach 15 Minuten bei Aufnahme von 0,2 Jodoform das
Jod im Harn hatten.

Wer die Metamorphose des Jodoforms bis zum reinen Jodmetall,
wie solches im Harn als Endproduct erscheint, in einem einfachen
Versuch schematisch sich vorführen will, dem empfehle ich dies:

Das Weisse von einem Hühnerei wird zerschnitten, mit gleich
viel destillirtem Wasser gemischt und filtrirt in einen oben gut ver-
schliessbaren Scheidetrichter eingefüllt. Dazu kommen etwa 10 C.-Ctm.
Süssmandelöl, worin 1,0 Jodoform gelöst ist. Nachdem eine kräftige
Dissociation des Jods erfolgt ist, wird der Trichter geschüttelt, die
Trennung der beiden Schichten abgewartet, eine kleine Quantität
der Eiweisslösung abgelassen, dialysirt und mit reiner Salzsäure unter
Zusatz eines Tropfens Kleister angesäuert. Ganz zu Anfang tritt
stets Bläuung ein, — es ist also Jodat neben Jodid vorhanden, die
unter dem Einfluss freier Säure wieder freies Jod geben. Allmählich kommt sie nicht mehr zum Vorschein, sondern erscheint nur,
wenn statt der Salzsäure bei den folgenden Dialysaten Chlorwasser
angewendet wird, — das Jodat ($NaJO_3$) ist mithin durch Abgabe
seines Sauerstoffes an das Eiweiss verschwunden und als Endproduct ist nur Jodid (NaJ) übrig geblieben.

Im Organismus läuft der ganze Vorgang rascher ab, weil das
im Ueberschuss vorhandene NaJ, von dem stets 5 Moleküle auf 1 Molekül $NaJO_3$ kommen, anhaltend durch die Nieren ausgeschieden wird.
Von dem in den arbeitenden Zellen freigewordenen Jod wird demnach immer weniger in die beiden Salze umgewandelt, und von dem
Jodat geht immer ein Theil in das ausscheidende NaJ über. Das

erklärt uns die Flüchtigkeit der Wirkung, welche ich gleich von mässigen Gaben $NaJO_3$ zu beschreiben haben werde.

Eines ausführlichen Einwandes von Högyes muss ich noch gedenken, wonach ich die Anwesenheit von Jodoform und daraus entstehendem freien Jod im Blute betont haben soll. Zu diesem Irrthum gab nur der von mir im weitesten Sinne gebrauchte Ausdruck „Kreislauf" die Veranlassung. Ich dachte dabei, wie das aus dem Hinweis (vgl. S. 319 und 326 meiner Arbeit) auf die Resorption im Darmkanal hervorgeht, zunächst an die Lymphbahnen, in weiterer Reihe allerdings auch an den Transport gelösten Jodoforms vermittels des Blutes; wie ich mir aber die Art der Wirksamkeit dachte, erhellt aus der These 7 auf S. 334, die besagt, das Jodoform wirke schlafmachend durch Abgabe freien Jods in den Nervencentren. Die geringe Menge Jod, welche etwa schon im Blut dissociire, erschien mir wegen dessen es sofort bindender Alkalescenz indifferent; erst die sauer reagirenden Centralnervenganglien waren für mich der Ort, wo das freiwerdende und vorübergehend freibleibende Jod zur Geltung gelange. Erst innerhalb der Gewebe und zum Theil durch die Gewebe geschehe die Freimachung, heisst es bei mir S. 326 wörtlich, anknüpfend zuvor an die Jodsäure, gleich nachher an das Jodoform. Und auf S. 329 sage ich, wir hätten Grund zu der Annahme, dass Jod innerhalb des Gehirns und Rückenmarks aus dem Jodoform entbunden werde.

Im Uebrigen ist es klar, dass ich in dem Verständniss der Vorgänge vom Eintritt des in Fett sich lösenden Jodoforms in die Gewebe bis zur Berührung der Zellen des Gehirns u. s. w. durch das freiwerdende Jod etwas offen gelassen hatte, was durch die Versuche von Högyes ausgefüllt wurde. Die Entstehung des höchst wirksamen Jodats aus dem Jodoform war das fehlende Zwischenglied.

———— —

Mittlerweile habe ich diese Dinge auch am Thierkörper weiter verfolgt. War es richtig, dass Jodoform freies Jod im Organismus liefert, so dass daraus sich Jodsäure und Jodmetall, d. h. jodsaures Natron und Jodnatrium, formirt, und dass diese wieder durch saure Gewebe zu freiem Jod zerlegt werden, so musste das zugänglichste dieser Gewebe, die Magenschleimhaut, durch jodsaures Natron, durch Jodjodnatrium und durch Jodoform, alle drei subcutan, in gleicher Weise, wenn auch graduell verschieden angegriffen werden. Der Versuch bestätigte diese auf die chemische Deduction gegründete Voraussetzung in vollem Umfange.

Ein Kaninchen von etwa 200 Grm. Gewicht bekommt 0,05 jodsaures Natron subcutan. Nach 90 Minuten ist das Thier träge, liegt eine Stunde später gelähmt auf der Seite. Ruhige Athmung. Nach weiteren 30 Minuten ist es todt. Die sogleich angestellte Section ergab: Magen stark geröthet, die Schleimhaut aufgelockert, weich. Am Fundus zwei geschwürige Stellen.

Ein zweiter Versuch, gerade so angestellt, zeigte im Wesentlichen das nämliche Bild. Zum Vergleich wurde hier ein gleich altes Kaninchen aus dem nämlichen Nest getödtet. Die Magenschleimhaut war blass, fest, gleichmässig, ohne eine Spur ekchymotischer Bräunung. Der erste Blick zeigte den grossen Unterschied.

Ein kleines Kaninchen bekam um 12 Uhr 0,025 und um 3 Uhr abermals 0,025 jodsaures Natron subcutan. 90 Minuten später verendet das Thier. Die Section ergibt: Stark gelockerte, schleimbedeckte Mucosa des Magens, überall rosaroth gefärbt. Alle Gefässe erweitert. Der Darm in der ganzen Ausdehnung aufgelockert, mit blutigem Schleim bedeckt. Leber stark congestionirt.

Zum Vergleich wurde ein gesundes Thier aus demselben Nest getödtet. Magen und Darm waren blass und fest; der Unterschied höchst auffallend.

Ein Kaninchen von 1800 Grm. bekam 0,2 jodsaures Natron subcutan. Zwei Stunden 30 Minuten später lag es auf der Seite, athmete aber noch gut. Durch Schnitt in die Carotiden getödtet.

Der Magen diffus geröthet, am meisten der Fundus und die grosse Curvatur. Keine Geschwüre oder Ekchymosen. Der Darm prall, voll galligen Schleims, stark injicirt.

Die Leber liess schon mit blossem Auge die fettige Entartung erkennen. Ich schickte sie dem pathologischen Institut, das mir gütigst folgenden Befund notirte:

„Diffuse fettige Entartung gleichmässig im Centrum und in der Peripherie. In erster Linie sind die Sternzellen entartet, die schon bei schwacher Vergrösserung als dunkle Figuren hervortreten."

Die Leber eines gesunden Thieres aus demselben Nest und von gleichem Alter zeigte nichts davon.

Zwei grosse Kaninchen erhielten subcutan Abends 0,15 jodsaures Natron. Am folgenden Morgen wurden beide anscheinend munter vorgefunden. Abermals 0,15 jedem. Das eine wurde 2, das andere 3 Stunden später auf der Seite liegend getroffen und dann durch Schnitt in den Hals getödtet.

Der Magen war bei beiden stark entzündet. Dunkle Röthe, besonders im Fundus, brauner Schleim, zahlreiche punktförmige Ekchymosen; bei dem, welches am längsten gelebt hatte, in der Nähe der Cardia der Beginn eines frischen hämorrhagischen Geschwüres.

Der Darm ganz ähnlich wie im vorigen Versuch. Die Leber fettig entartet in grossem Umfang. In den Lungen und Nieren mehrfache Blutergüsse.

Die Versuche mit Jod in Jodnatrium gelöst ergaben fast ganz dasselbe.

Ein Kaninchen von 200 Grm. bekam Nachmittags subcutan in längeren Zwischenräumen zusammen 0,045 Jod mit ganz wenig Jodnatrium gelöst, am folgenden Morgen 0,02 auf einmal. Zwei Stunden später todt gefunden zeigt es im Magen zahlreiche punktförmige Ekchymosen, diffuse Röthe fast überall, stark gelockerte Schleimhaut.

Ein zweites Thier von gleichem Alter ebenso mit Jod vergiftet ergab fast gleichen Befund. Bei einem dritten älteren, das zweimal in 2 Stunden 0,075 Jod subcutan bekommen hatte, fanden sich im Magen am Fundus zwei grosse streifenförmige Ekchymosen, nach vorn und oben viele punktförmige. Im ganzen Umfang davon starke Röthung und Injection der Schleimhaut.

Aeusserlich war der Magen stets unversehrt, nur das Mesenterium fast immer sehr blutreich. .

Jodoform in Mandelöl gelöst wurde zu 0,5 zweimal in 5 Stunden einem kleinen Thier subcutan beigebracht. Am folgenden Morgen todt gefunden. Der Magen zeigte eine sehr gelockerte und blutreiche Schleimhaut. Alle anderen Organe so wie früher von mir (in der ersten Arbeit) beschrieben.

Der Versuch wurde zur Vermeidung des Einwandes cadaveröser Lockerung der Magenschleimhaut so wiederholt, dass das Thier nicht durch Jodoform starb, sondern vorher durch den Carotisschnitt, und nun sofort untersucht wurde. Die Magenschleimhaut war auch hier sehr geröthet.•

Ein gesundes Kaninchen aus demselben Nest war mittlerweile getödtet worden und dessen Magen neben dem des vorher besprochenen auf eine Platte gelegt. Der Magen des mit Jodoform vergiftet gewesenen Thieres liess sich bequem auseinander ziehen, und so blieb er schlaff liegen; der des gesunden Thieres zog sich sogleich wieder unter derben Runzeln zusammen. Der Unterschied war sehr auffallend.

Wie man aus einigen der vorstehenden Befunde (S. 118) sieht, ist auch der Einwand von Högyes gegen meine Ansicht von der Wirkungsweise des Jodoforms im Organismus nicht haltbar (vgl. bei ihm S. 239), worin er sagt, wenn das freie Jod die Degeneration der Ge-

webe mache, so müsse auch das jodsaure Natron dasselbe thun; das
sei aber nicht der Fall, denn es mache keine fettige Entartung der
Leber. Dabei beruft sich Högyes auf meine Versuchsprotokolle.
Er sagt wörtlich:

„. . . hierzu tritt noch, dass bei jodsauren Salzen, welche nach Binz
ebenfalls dadurch wirken, dass das Jod [1]) frei wird und die Gewebselemente
angreift, in der Leber keine fettige Entartung zu Stande kommt. Siehe
die mitgetheilten Daten Binz's. Dieses Archiv. Bd. X."

In meiner betreffenden Mittheilung (S. 321—326) und auch an
sonstiger Stelle ist aber mit keiner Silbe angedeutet, die Jodsäure
mache keine fettige Entartung der Leber. Ich achtete eben damals
auf den Zustand dieses Organes nicht, weil die narkotisirende
Eigenschaft der Jodsäure meine ganze Aufmerksamkeit in Anspruch
nahm.

Ganz unklar ist mir der Sinn des kurz vorhergehenden Einwandes
von Högyes geblieben.

„Dass man übrigens das Zustandekommen der fettigen Entartung der
Leber bei der Jodoformvergiftung nach der Hypothese Binz's nicht erklären kann, beweist jener Umstand, dass diese Degeneration nicht nur
bei stärkeren Gaben, bei welchen das massenhaftere Freiwerden von Jod
erfolgen kann, eintritt, sondern auch bei ganz kleinen Gaben, wie in dem
oben mitgetheilten zweiten Experiment; und der Umstand, dass der fettige
Zerfall um so intensiver ist, je länger das Thier nach Verabreichung von
Jodoform am Leben blieb."

In dem von Högyes angezogenen Versuch hatte er einem Kaninchen von 300 Grm. 0,05 Jodoform in Oel subcutan injicirt. Das
Thier verendete am 5. Tage und zeigte fettige Entartung der Leber,
Nieren und des Herzens. Daraus folgt doch nur, dass eine kleine
Menge langsam freiwerdenden Jods zu einer bestimmten Wirkung
längere Zeit gebraucht als eine grosse, was doch auch ohne jenes
Experiment bereits unbestreitbar war. Will Högyes einem Kaninchen von 300 Grm. die entsprechende Menge Jod in der Form des
jodsauren Natrons geben — das wären etwa 0,075 Grm. dieses Salzes
— so wird er qualitativ den gleichen Erfolg auch davon gewahren,
nur natürlich, wegen der raschern Aufsaugung des Salzes, viel rascher als bei der Lösung der 0,05 Jodoform, welche erst ihr Jod im
Bindegewebe u. s. w. freimachen und zum Theil in jodsaures Natron
umwandeln muss.

Ist ferner der Verlauf der Vergiftung ein protrahirter, so hat das
Zerstörtwerden der Organe die Möglichkeit, intensiver hervorzutreten,

---

1) Im Original steht dafür Jodoform, was natürlich nur Schreib- oder
Druckfehler sein kann.

als im umgekehrten Fall. Das ist mit all den Giften so, die auf das Nervensystem und auf Drüsengewebe gleichzeitig einwirken, z. B. mit dem Arsenik. Um bei subcutaner Anwendung die von ihm erregte Gastritis gut ausgeprägt zu erhalten, darf man ihn nicht in zu kräftiger Gabe nehmen, weil sonst die Nervencentren zu früh gelähmt werden.[1]

Somit ist der quantitative Unterschied in der Zeit und in der Wirkung kleiner Jodoformgaben eine selbstverständliche Sache, aus welcher auf das Vorhandensein ganz entfernt und in Dunkelheit liegender Processe nicht geschlossen werden darf. Die mögen ja vorhanden sein, aber das Experiment No. 2 von Högyes, d. h. dessen langsamer und nachhaltiger Verlauf, kündet sie uns nicht an.

Jodoform und Jodsäure machen also beide nicht nur Narkose sondern auch fettige Entartung der Leber und Gastritis, alles nur graduell verschieden.

Vom freien Jod habe ich in späteren Versuchen, welche unten folgen, die Narkose nachgewiesen, die Gastritis in den vorstehenden.

Uebereinstimmend sind ferner im Wesentlichen für die drei Präparate die Zerstörungen in Lungen und Nieren.

Dagegen sah ich niemals fettige Entartung der Leber nach Jod in Jodnatrium gelöst auftreten.

Ob das daran lag, dass ich keinmal die gerade dafür geeignete Dosis traf — denn auch von den übrigen Erscheinungen kann aus dem Grunde die eine oder andere fehlen —, oder ob hier die sonst von mir gefundene Einheit in dem Verhalten der Jodpräparate zum Organismus aus anderen mir unbekannt gebliebenen Gründen thatsächlich nicht zutrifft, muss ich einstweilen unentschieden lassen.

Man wird überhaupt der Verschiedenheit, womit sich bei allen drei Präparaten die oben geschilderten Vorgänge zeitlich und quantitativ abspielen, Rechnung tragen müssen.

Das jodsaure Natron bringt sofort die äusserst active Verbindung fertig mit. Das Jodoform muss sie erst nach langsamer Abgabe seines Jods entstehen lassen, und gemäss der Formel (s. S. 115) entsteht immer nur 1 Molekül Jodsäure auf 5 Moleküle Jodmetall. Beim freien Jod, welches in Wasser und Jodnatrium gelöst von der Haut aus rasch in den Organismus eindringt, werden auch nach meiner Erfahrung die Nieren so rasch und schwer angegriffen, dass dadurch allein schon das ganze Bild verändert wird.

Hier hat Högyes Recht, wenn er sagt, diese — übrigens unwesentlichen — Differenzen bedürften noch der Erläuterung.

---

1) Vgl. Binz und Schulz, Dieses Archiv. Bd. XI. S. 216.

Es gehört dazu die Bestimmung des Umfanges von Einfluss, der dem leicht abspaltbaren und, wie man aus der anorganischen Chemie weiss, sehr **activen Sauerstoff** der Jodsäure zukommt.

Verfettung der Organe, ekchymotische Anätzung von Schleimhäuten, gewaltige Depression der Nervencentren kommen allen Giften zu, die den Sauerstoff im Innern energisch activiren, d. h. mit anderen Worten, statt der regelrechten ruhigen ozonfreien Verbrennung heftige Oxydation mit gesteigertem Zerfall anregen.

Die Jodsäure macht solche heftige Oxydation ausserhalb des Organismus. Es liegt kein Grund zu der Annahme vor, dass sie diese Eigenschaft innerhalb desselben nicht besitze, um so weniger, als sie im Harn, wenn nicht gerade in grosser Menge einverleibt, stets reducirt erscheint.

———————

Das Ergebniss eines Theiles meiner Versuche steht mit den Schlüssen gut im Einklang, welche E. R o s e vor nahezu zwei Jahrzehnten aus zwei Fällen von Vergiftung eines Menschen durch grosse Gaben Jod gezogen hat.[1]) Die Publication von Rose wurde so oft citirt und besprochen, dass ich wegen der Einzelheiten des Verlaufs auf das Original oder die Auszüge verweisen darf. Uns geht hier Folgendes an:

Bei einem jungen Mädchen wurde eine Eierstockkyste punctirt und mit Jodtinctur, Wasser und Jodkalium ausgespritzt. Heftiger Schmerz und nach etwa 6 Stunden Erbrechen von Serum, heftiger Durst. Am folgenden Tag erneutes Erbrechen mit Leibschmerzen, dann **viel Schlaf** und Irrereden. An den nächstfolgenden Tagen: **Schmerzhaftigkeit der Magengegend** gegen leisen Druck, trotz anscheinender Hitze niedriger Stand des Thermometers, weiteres Erbrechen, spärlicher Harn, wiederholtes Erbrechen, Schläfrigkeit und am 10. Tage ruhiger Tod.

Die Obduction ergab unter anderm dicken Schleimüberzug des Magens und Darms nebst brauner Färbung ihrer Innenfläche, die Leber „anscheinend" bis auf starke Verwachsungen mit dem Zwerchfell normal.

Während des Lebens war das Erbrochene untersucht worden. Der Befund erwies sich in zweifacher Beziehung merkwürdig. Erstens, weil es „Ballen" von losgeschälten **Labdrüsenhaufen**, zweitens weil es zuerst **freies Jod** enthielt, das später zwar nur in fester Verbindung auftrat, aber mit dieser zusammen doch **die Hälfte** des durch die Eierstockkyste aufgenommenen Jods ausmachte.

———————

1) Archiv f. pathol. Anat. u. s. w. Bd. XXXV. S. 12.

„Der Magen secernirt nicht blos specifisch das Jod, er erkrankt dabei auch specifisch. Die Labdrüsen scheinen die Jodausscheidung zu besorgen" sagt Rose.

Von den übrigen Organen interessirten uns noch der Ueberein-stimmung wegen die Nieren. Sie zeigten während des Lebens an-fänglich Katarrh, später Eiweissharnen, nach dem Tode auf dem Durchschnitt freies Jod. Rose schliesst die Anwesenheit daraus, dass die Farbe dieser Organe — auch der Magen- und Darmschleim-haut — „wie mit Jodtinctur bestrichen aussah" und über Nacht ganz verblasste.

Das Jod gelangte in dem Fall von Rose von der Innenfläche der Kyste aus, in welcher die ganze Lösung 10 Minuten verweilt hatte, in die Gefässbahnen, wurde hier gemäss den von mir und von Högyes aufgeklärten Verhältnissen zu Jodid und Jodat und in der sauren Magenschleimhaut wieder zu ätzendem Jod. Sollte freies Jod auf dem Weg von dem Eierstock zum Magen im Blute Bestand gehabt haben, so ist chemisch klar, dass auch dessen Wirkung in dem sauer reagirenden Gewebe am energischsten sein musste.

Ob bei der Gastritis, welche ich auf die subcutan beige-brachte Jodsäure und auch auf das gelöste Jod folgen sah, die Lab-drüsen speciell losgeschält waren, hatte zu untersuchen für mich keinen Zweck, weil es ja nur von der Quantität der Entzündung ab-hängt, wie viel von dem Gewebe der Schleimhaut nekrotisch abge-stossen wird.

Böhm prüfte den Befund von Rose an Thieren, indem er ihnen Jodjodnatriumlösung von einer Vene aus ins Blut brachte. Im Gegensatz zu der Rose'schen Krankengeschichte fand er in seinen Versuchen die Magenschleimhaut „stets vollkommen normal" und ohne Betheiligung an der Ausscheidung des Jods.[1]

Woraus dieser negative Befund, dem auch meine Versuche wider-sprechen, bei Böhm hervorging, ist mir nicht klar geworden. Die Dosen des freien Jods bei Böhm waren wohl gross genug. Man ist versucht, an eine grössere Widerstandsfähigkeit seines Versuchsthieres und an eine raschere Umwandlung des Jods in Jodmetall in der als Einführungsweg gewählten Blutbahn zu denken.

Dieses directe Einspritzen von Arznei- oder Giftstoffen ins Blut ist meines Erachtens überhaupt eine Methode, welche, wenn es sich um auf den Menschen zu beziehende Resultate handelt, viel seltener angewendet werden sollte. Man vergrössert damit meistens die grossen

---

[1] Dieses Archiv. Bd. V. S. 342.

Unterschiede, welche zwischen Thier und Mensch auch ohne dies schon vorhanden sind.

Die Befunde Böhm's an Hunden mit Einführen grosser Gaben Jodnatrium allein (a. a. O. S. 338) vervollständigen das einheitliche Bild, welches sich nach meinen und nach Högyes' Untersuchungen von den Wirkungen des Jods auf den gesunden Organismus ungeachtet der vierfachen Gestalt — freies Jod, Jodmetall, jodsaures Metall, Jodoform — ergibt.

Regelmässig in vier Versuchen am Hund Ergriffensein der Lunge und der Pleura und dreimal Erwähnung von Erscheinungen depressorischen Charakters am Gehirn; das vierte Mal konnte nicht darauf geachtet werden.

Bei No. I heisst es: „Der Hund wird — 4 Stunden vor dem Verenden — tief und langsam athmend regungslos auf der Seite liegend vorgefunden; grosse Schwäche"; — bei No. II: „Erbrechen. Allgemeinbefinden sonst gut. Eine Stunde 5 Minuten später: Unlust zum Gehen; das Thier scheint müde. 45 Minuten später: Nahrungsaufnahme. Noch später: Ganz normales Befinden". Am folgenden Tag Tod unter den Zeichen allgemeiner Lähmung, ohne Krämpfe; — bei No. III: „Das Thier ist sehr matt, Athmung f. ei; Herzschlag kräftig; Pupillen weit; starke Salivation. Grosse Muskelschwäche und Somnolenz".

Besonders der letzte Befund, in dem der Zustand der Athmung und des Kreislaufs nicht im geringsten für die starke Depression der Nervencentren verantwortlich gemacht werden kann, steht im Einklang mit dem, was wir vom Jodoform und dem jodsauren Natron erfuhren.

Hierbei ist nicht zu übersehen, dass das Jodnatrium ein leicht spaltbares Salz ist. Mit Kohle an der Luft erwärmt bildet es Soda und freies Jod. Das nämliche geschieht langsam an der Luft allein bei gewöhnlicher Temperatur, wodurch es schwachen Jodgeruch bekommt und allmählich gelb wird. Jodkalium zeigt diese Leichtigkeit der Zersetzung nicht.

VIII.

Die Jodsäure als Antipyreticum.

Von

C. Binz.

War meine in diesem Archiv Bd. VIII. S. 327 und auch diesmal wieder von der Zerlegung der Jodsäure im Organismus ausgesprochene Ansicht richtig, so musste jene in Form des neutralen Natriumsalzes im Stande sein, Fieber, veranlasst durch Aufnahme fauliger Stoffe, mit Deutlichkeit herabzusetzen. Ich habe diese Frage durch einen meiner Zuhörer unter meiner Controle prüfen lassen[1]) und gebe hier von einer ganzen Reihe gleichmässig ablaufender Fälle nur folgende wieder:

Kaninchen A von 1500 Grm. Normaltemperatur 38,2.	Kaninchen B von 1360 Grm. Normaltemperatur 38,4.
11 h — m Beide Thiere bekommen subcutan je 2 Spritzen, jede 1 C.-Ctm., Jauche aus gefaultem Muskelfleisch.	
2 h 30 m Temperatur 40,0.	Temperatur 39,9
3 h — m Injection von 0,1 jodsaurem Natron in 2,0 Wasser unter die Haut.	
4 h — m Temperatur 38,4	39,9
5 h — m „ 38,3	39,6
Am folgenden Tag.	
10 h 45 m Temperatur 39,6. 0,1 jodsaures Natron wie gestern.	- 39,4
12 h — m Temperatur 38,6	39,6
1 h — m „ 38,8	39,8
2 h — m „ 39,2 sogleich 0,05 jodsaures Natron.	- 39,8
3 h — m Temperatur 39,0	39,8
5 h — m „ 39,3	39,5
11 h am folgenden Tage Temperatur 38,8.	„ 38,8

Zwei Tage später wurde der Versuch in solcher Weise umgekehrt, dass nach der Jauchevergiftung nunmehr das Kaninchen B das jodsaure Natron bekam. Er verlief dann wie folgt:

---

[1]) D'ham, Inaug.-Dissertation. Bonn 1880.

v. Willebrand[1]) verordnete das Jod in Jodkalium und Wasser gelöst innerlich beim Abdominaltyphus und sagt, dass danach die Temperatur, auch wenn sie über 40 ⁰ C. gestiegen war und sich morgens und abends auf dieser den gefährlichen Charakter der Krankheit bezeichnenden Höhe erhalten hatte, nachdem das Jod ein, zwei oder drei Tage gebraucht worden, bedeutende Remissionen zeigte und dass die Defervescenz regelmässig fortging, bis nach einer für diese Krankheit ungewöhnlich kurzen Zeit das Fieber aufhörte und der Beginn der Convalescenz eintrat. Er verordnete zweistündlich 3—4 Tropfen in einem Glas Wasser einer Lösung von 0,36 Jod mit 0,72 Jodkalium in 3,6 Wasser.

Liebermeister[2]) prüfte das Verfahren und berichtet von ihm, es habe ihm zwar hinsichtlich der Temperatur keine ausgesprochene Abweichung von der Regel ergeben, aber die Sterblichkeit sei merklich geringer gewesen als bei den gleichzeitig ohne Jod aber sonst in gleicher Weise behandelten Fällen.

Eine weitere Prüfung des Gegenstandes hat wohl deshalb nicht stattgefunden, weil um jene Zeit die Behandlung des Abdominaltyphus mit lauen Bädern und Chinin, die seither immer mehr als die einstweilen beste sich bewährte, in Aufnahme kam.

Baeumler[3]) hat über die fieberwidrige Wirkung des Jodkaliums allein in dem remittirenden Fieber, welches syphilitische Affectionen begleitet, günstig berichtet. Er sagt:

„Im höchsten Grad auffallend ist nun die rasche Wirkung des Jodkaliums auf das Fieber in solchen Fällen, und die Schnelligkeit seiner Wirkung scheint darauf hinzudeuten, dass dieses Mittel dadurch auf die fiebererregende Substanz wirkt, welche, wie wir annehmen müssen, in den localen Herden durch den krankhaften Stoffwechsel gebildet wird. Das Fieber wird nämlich sofort beeinflusst und hört in einigen Tagen ganz auf, während der örtliche Process zu seiner Resorption oder Heilung oft noch viele Wochen gebraucht. Eine Periostanschwellung oder ein Geschwür stehen während dieser Zeit fortwährend noch in Wechselwirkung mit der übrigen Säftemasse, aber trotzdem tritt Fieber nicht wieder ein, so lange eine hinreichende Quantität Jodkalium in derselben vorhanden ist. Da das Jodkalium in anderen Formen von remittirendem Fieber, z. B. bei Lungenschwindsucht, nicht dieselbe antipyretische Wirkung äussert, kann diese seine Wirkung nicht in irgend einem besonderen Einfluss auf das Nervensystem begründet sein, sondern wir sind zu der Annahme genöthigt, dass es eine ganz bestimmte, eigenartige, nur bei gewissen syphilitischen Ent-

---

1) Archiv f. pathol. Anatomie u. s. w. 1865. Bd. 33. S. 517.
2) Ziemssen's Handb. d. Path. u. Therap. 1864. Bd. II. 1. S. 206. — Ferner im Deutsch. Arch. f. klin. Med. Bd. IV. S. 421—428.
3) Deutsch. Arch. f. klin. Med. 1872. Bd. IX. S. 429.

zündungen sich bildende Substanz ist, welche hier fiebererregend wirkt und sich von der bei gewöhnlichen Eiterungen gebildeten pyrogenen Substanz durch ihr eigenthümliches Verhalten dem Jodkalium gegenüber auszeichnet. Das Vorkommen solcher verschiedenartiger pyrogener Substanzen in verschiedenen Fällen des Resorptionsfiebers hat an sich nichts Unwahrscheinliches und wäre ein Analogon der doch jedenfalls verschiedenen pyrogenen Substanzen der acuten specifischen Fieber. Wir könnten freilich auch noch einen Schritt weiter zurückgehen, nämlich auf die Bildungsstätten der fiebererregenden Substanz, und annehmen, dass das Jodkalium durch seine Wirkung auf die localen Herde die Bildung der pyrogenen Substanz verhindere. Diese Annahme würde eine Stütze finden in dem fast gleichzeitigen Verschwinden des schlechten Aussehens der Geschwüre und des Schmerzes."

Die Ansicht Baeumler's, das Jodkalium wirke direct auf die fiebererregende Substanz, hat mittlerweile durch zwei Thatsachen eine weitere Begründung erfahren. Die eine ist das directe Heilen syphilitischer Geschwüre durch Jodoform, wobei die Entwicklung des freien Jods inmitten der äusseren Gewebe das Gift vernichtet. Die andere besteht in dem von mir gelieferten Nachweis, dass das chemisch indifferente Jodkalium unter dem Einfluss von Protoplasma und Kohlensäure spaltbar ist; und in der hieraus sich ergebenden Vorstellung, dass die unter dem Einfluss des Jodkaliums so rasch heilenden syphilitischen Neubildungen diese Spaltung besonders energisch vollziehen.[1)]

Dort also in den äusseren Geschwüren, in welche Jodoform eingepulvert wird, wie hier in den Gummiknoten, an die das Jodkalium vom Blut aus herantritt, der gleiche Heilvorgang: Depression der krankmachenden Ursache durch das freiwerdende ihr feindliche Element.

An eine augenblickliche Vernichtung desselben braucht man dabei nicht zu denken, sondern nur an eine solche Beeinflussung seiner fermentähnlichen Energie, welche dem stets vorhandenen Umsetzungs- und Ausstossungsbestreben der Natur eine kräftige Hilfe bringt. Ich hebe das ausdrücklich hervor, weil jene gewaltthätige Vorstellung, die ich selbst niemals hatte, mir von der Phantasie Anderer zugeschrieben wird.

Die fieberwidrige Eigenschaft des im Innern des Organismus freiwerdenden Jods ist ferner von Coesfeld beim Menschen behauptet worden. Er fand, dass Bepinselung grosser Hautflächen mit möglichst starken Lösungen von Jodoform in Collodium elasticum einen Abfall der Temperatur von über 2^0 C. zuwege brachte.[2)] Da die

---

1) Archiv f. pathol. Anat. u. s. w. Bd. 62. S. 124.
2) Deutsche medic. Wochenschr. (Berlin) 1879. No. 23.

Resultate von Högyes und mir über die Entwicklung von freiem Jod aus dem Jodoform auch auf diese Art der Anwendung passen, so werden die Erfolge von Coesfeld, wie früher mehrere der von Moleschott[1]), damit verständlich.

Verständlich wird uns von diesen Gesichtspunkten aus auch die altbekannte „resorptionsfördernde" Kraft der Jodpräparate überhaupt. Bisher konnte keine ungezwungene Theorie davon entwickelt werden, wie die aufsaugenden Gefässe durch das Jod zu grösserer Thätigkeit angeregt werden sollten. Stellen wir uns vor, dass das innerhalb der Gewebe freiwerdende Jod gewisse Neubildungen von Zellen hindert und den Zerfall von vorhandenen befördert, so stehen wir auf dem Boden greifbarer Thatsachen, aus dem die Schlüsse ohne Zwang hervortreten.

Nur für das directe Auftragen der Jodtinctur auf die Haut gilt wohl eine andere Erklärung. Wenige Stunden nach einer kräftigen Jodpinselung findet sich erhebliche Transsudation und ferner Anhäufung ausgewanderter weisser Blutzellen im Unterhautbindegewebe, in der Lederhaut, im Zwischenmuskelgewebe und in naheliegendem Periost. Einige Tage später beginnen die rückschreitenden Veränderungen deutlich nachweisbar zu sein. Die farblosen Blutzellen und mit ihnen die Gewebe, worin sie in grösserer Menge lagern, verfallen der fettigen Entartung und schmelzen. Es ist das eine unmittelbare Folge des durch das Jod und den Weingeist erregten künstlichen Erysipels, denn auch das natürliche oder Wund-Erysipel vermag Gewebe, um welche herum es wuchert, zur raschen Schmelzung zu bringen (Busch-Bonn, Schede). Nach allem, was wir über die Lebensvorgänge des Protoplasmas der farblosen Blutzellen wissen, liegt hier eine von ihnen eingeleitete energische Oxydation ihrer selbst und der Nachbargewebe vor.[2]) Sie verbrennen rasch und ziehen nachbarliches Gewebe von labilem Charakter in ihren Zerfall mit hinein.

Ich kehre nach dieser Abschweifung, zu welcher ich geführt wurde durch den Einfluss des freien Jods auf Zellen, zur Jodsäure zurück.

Es muss meinerseits gänzlich dahingestellt bleiben, ob ihre so sichere und rasche fieberwidrige Wirkung beim Menschen verwerthet werden kann.

Gegen diese Verwerthung sprechen die Giftigkeit und die eng begrenzte Form der Anwendung.

---

1) Wiener med. Wochenschr. 1878. No. 24—26.
2) Vgl. die Tafeln I u. II zu Volkmann's Abhandlung über Erysipelas, bei Billroth und Pitha. 1869.

Erstere ist in den früheren Mittheilungen genügend hervorgehoben. Sie fordert jedenfalls zur Vorsicht auf. Letztere bezieht sich darauf, dass das Präparat, als jodsaures Natron, vielleicht nur subcutan gegeben werden könnte, da es sich im Magen unter dem Einfluss der freien Salzsäure — die allerdings nach Manasseïn beim Fiebernden sehr abgenommen hat —, zu rasch zersetzen würde.

Für einen gründlichen Versuch der Verwerthung spricht, dass auch andere höchst schätzbare Arzneimittel giftig sind, darin also allein kein Hinderniss liegen kann; dass ferner die von Dr. D'ham mit Jodsäure behandelten fiebernden Kaninchen unter der Behandlung gesundeten; dass deshalb nicht abzusehen ist, weshalb sich nicht auch für den Menschen eine schon fieberwidrige und noch nicht giftige Dosis sollte auffinden lassen; und dass endlich noch eine ganze Anzahl von Fieberzuständen, in denen laue Bäder, Chinin, Salicylsäure, Alkohol und Veratrin ohnmächtig sind, des bannenden Gegenmittels harret, und die vielleicht gerade von zwei so mächtigen Elementen wie activer Sauerstoff und Jod in ihrer fiebererregenden Ursache erschüttert werden könnten.

Abscesse entstanden in den Versuchen von Dr. D'ham niemals. Schmerz schienen die Thiere nicht zu haben, was freilich von einem so torpiden Wesen wie das Kaninchen ist, für den Menschen nicht viel beweist.

Innerlich und äusserlich könnte ferner die Jodsäure an Stelle des Jodoforms vielleicht Verwerthung finden.

Nach einer Mittheilung von Gehe u. Co. in Dresden hat sich der Verbrauch des Jodoforms in den letzten fünf Jahren etwa verzehnfacht. Wirkt das Jodoform nur durch die langsame aber anhaltende Jodabgabe — und das scheint doch wohl erwiesen zu sein —, so kann die Jodsäure nicht weit davon abliegen in ihrer therapeutischen Thätigkeit. Nur hätte man wegen des freien Sauerstoffs, der sich zuerst entfernt, keinesfalls auf eine ganz so milde Wirkung wie beim Jodoform zu rechnen.

Als Präparat für den inneren wie äusseren Gebrauch, falls Jemand damit Versuche anstellen wollte, würde ich nicht die von Luton äusserlich angewendete [1] freie Säure sondern das ungleich weniger heftige jodsaure Natron empfehlen. Es besteht aus farblosen trocknen und geruchfreien Krystallen, die sich bequem in 15 Theilen Wasser von etwa 20° C. lösen. Die Lösung reagirt neutral und schmeckt fade salzig, ähnlich wie Jodkalium.

---

[1] Vgl. dieses Archiv. Bd. VIII. S. 330.

(das Präparat enthielt 94 pCt. davon und reagirte schwach basisch) in 10 Minuten vollkommen gelähmt.

Es ist unmöglich, sich ein reineres Bild von einfacher Gehirnnarkose vorzuführen, als ein solcher Frosch in der 8—10. Minute darbietet.

Er sitzt apathisch da, senkt den Kopf, schliesst die Augen. Kneift man ihn dann an den Zehen, so wird er vorübergehend wach, hebt den Kopf, öffnet die Augen und sucht zu entfliehen. Die Bewegungen aber sind träge und unzulänglich; der Schlaf beginnt sogleich wieder. Mittlerweile bleiben die Athembewegungen der Flanken und des Unterkiefers eine Zeit lang in vollem Gange; das blossgelegte Herz zeigt gegen 40 kräftige Schläge in der Minute. Bald schreitet die Lähmung weiter: die Athmung steht still, alle sonstigen Bewegungen, auch die des auf den Rücken gelegten Thieres, hören auf.

Decapitirt man jetzt das Thier, so bleibt der Rumpf schlaff liegen; Reizung des frischen Rückenmarksschnittes mit einer Nadel löst nicht die geringste Bewegung aus, ebensowenig wie Essigsäure an den Zehen.

Die Lähmung steigt bald weiter nach abwärts. Der blossgelegte Ischiadicus verliert seine elektrische Reizbarkeit, ganz ebenso die Musculatur.

Hatte man an einem Bein die Arterie vorher unterbunden, so bleibt dessen Ischiadicus länger reizbar als der des anderen. Das Gift wirkt also direct vom Blute aus auf den Nervenverlauf, oder richtiger dessen Endorgane, lähmend.

Hatte man an einem anderen Thier die Gefässe freigelassen aber den einen Ischiadicus durchschnitten, so bleibt dessen peripheres Ende ebenfalls länger reizbar als der nicht durchschnittene Nerv. Das Gift wirkt demnach auch durch die vom Gehirn abwärts steigende Lähmung der Nervensubstanz.

Wird das Thier zu Anfang der Narkose durch Schnitt ins Herz getödtet, das Blut aufgefangen, mit Wasser verdünnt und spectroskopisch untersucht, so zeigen sich beide Streifen des Oxyhämoglobins unversehrt und gut, und daneben kein Streif im Roth.

Später erfolgt auch beim Frosch die Bildung des Methämoglobins. Da er aber geraume Zeit ohne Athmung leben kann, so erweist sich schon aus diesem einen Gesichtspunkte, abgesehen von der eben besprochenen Prüfung des Blutes, die Lähmung als von der Erstickung unabhängig. Sie ist eine von dem Nitrit in den Nervencentren bewirkte, directe.

Ein zweiter Punkt, der in der Barth'schen Dissertation nur angedeutet ist, blieb die Wirkung des von der Peripherie aus eindringenden Nitrits auf Magen und Darmkanal. Die Thiere (Kaninchen und Hunde) zeigten fast regelmässig rasche Neigung zum Durchfall. Aus neuen Versuchen, die H. Schulz für mich anstellte, habe ich dies zu berichten:

Ein starkes Kaninchen von etwa 2000 Grm. erhält von 10 bis 6 Uhr in fünf subcutanen Injectionen 0,12 Natriumnitrit und ist am folgenden Tage anscheinend normal. Sodann um 10 Uhr 30 Min. 0,1 des Salzes auf einmal. Um 11 Uhr 5 Min. verendet es. Die sofortige Section zeigt die Magenschleimhaut an der ganzen vorderen und hinteren Wand, entsprechend der Mittellinie beider Curvaturen, diffus entzündet. Im Fundus eine Ekchymose. Die Pylorusgegend anscheinend nicht verändert.

Ein kleines Kaninchen bekommt um 9 Uhr 0,1 und um 11 Uhr wieder 0,1 Natriumnitrit. Um 11 Uhr 40 Min. breiiger Koth, heftiges Zittern, vollständige Lähmung. Bald darauf Ende. Die sofortige Section zeigte alle Unterleibsorgane stark blutüberfüllt. Magenschleimhaut im Fundus diffus geröthet, die des Darmes geröthet und geschwellt.

Ein gleichalterliches Thier hatte wie dieses das Nitrit aber nur die Hälfte bekommen; am folgenden Tag 0,1 auf einmal, wonach es binnen einer Stunde verendete. Section ganz ähnlich wie vorher, nur weniger intensive Entzündung.

Ein Thier von 520 Grm. bekam in 8 Stunden 0,15 salpetrigsaures Natron in drei Injectionen. Sogleich nach dem Verenden ergab die Section im Pylorustheil des Magens sieben hirsekorngrosse Ekchymosen, den Fundus geröthet, die ganze Darmschleimhaut injicirt und geschwellt, starke abdominelle Plethora.

Ein Hund von 4,5 Kilo bekam um 11 Uhr 0,25 des Salzes subcutan, war um 12 Uhr scheinbar noch munter, wurde um 3 Uhr 30 Min. todtenstarr gefunden. Das Blut war pflaumenbrühfarben, die Leber sehr blutreich, Herz, Lungen und Nieren anscheinend ohne besondere Veränderungen. Im Magen diffuse Röthe derselben Partien wie vorher bei dem ersten Kaninchen geschildert. Im Parenchym des Pankreas zahlreiche bis linsengrosse Blutergüsse. Der obere Abschnitt des Darms hat eine diffus geröthete Schleimhaut mit dunkleren Stellen. Weiter unten wird die Röthung schwächer. Ueberall im Bauchfell, besonders im grossen Netz, starke Plethora.

Ich erkläre mir die giftigen Einwirkungen des Natriumnitrits so: In den Geweben, worin starke Arbeit stattfindet — und dazu

alsdann mühsam und unvollständig, nicht wie jener sofort, sondern
erst nach einiger Zeit um, oft gar nicht mehr. Man darf sich also
n u r dieses etwas brüsken Handgriffs bedienen, wenn man beim Frosch
das Ergriffensein des Sensoriums durch das Ertragen der Rückenlage feststellen will.

Ferner zeigte sich in sämmtlichen Versuchen mit Jod, Brom und
Chlor im Erregungsstadium ihrer Wirkung, d. h. gleich nach der
Herausnahme aus der Glocke mässiges wiederholtes A u f s p e r r e n
d e s M a u l e s. Ich glaubte anfänglich, hier den Brechact des Frosches, der bekanntlich existirt, vor mir zu haben und wollte ihn auf
Reizung des betreffenden Centrums beziehen, überzeugte mich aber
bald, dass erschwertes Athmen die Ursache jener Bewegung sei.
Die Dämpfe erzeugen acuten Katarrh der Nasengänge, der sie ver-
stopft. So lange der Frosch noch nicht ganz betäubt ist, fühlt er
die Unbequemlichkeit davon und nimmt die Maulöffnung zu Hilfe.
Das hört auf beim Voranschreiten der Narkose und stellt sich zuweilen beim Erwachen wieder ein.

Verklebte ich einem gesunden Frosch die Nasenöffnungen mit
Wasserglas und Kalk, oder schloss ich sie ihm durch Anätzen mit
Silbernitrat, so entstanden genau dieselben Bewegungen des Unter-
kiefers.

––––––––––

Meine Versuche mit C h l o r gaben wesentlich das nämliche Resultat wie die mit Jod und Brom. Ich setze aus einer ganzen Reihe
einige wenige hierher.

VIII. Chlorgas wird in eine cylindrische Glocke so lange eingeleitet, bis deren untere Hälfte davon angefüllt ist. Eine frisch ge-
fangene Esculenta wird dann durch eine Seitenöffnung in den Cylinder eingeführt und 3 Secunden darin gelassen. Pünktlich und
rasch daraus entfernt und in reine Luft gebracht bietet das Thier
folgendes Verhalten dar:

Es zeigt nicht die geringste Veränderung der äusseren Organe,
ist sehr aufgeregt und bewegt sich springend hin und her in seinem
Behälter. Binnen etwa einer Minute beginnen die vorher beschriebenen Bewegungen des Unterkiefers, die allmäblich stärker werden.
Gleichzeitig werden die Zeichen der heranziehenden Narkose immer
deutlicher. Das Thier bleibt, ohne zu fliehen, auf einer Stelle sitzen,
macht nur kriechende Bewegungen und reagirt langsam auf Kneifen
der Zehen. Der Kopf ist niedergebeugt, die Lider sind geschlossen,
die Athmung steht still oder ist spärlich, das Herz pulsirt ohne merk-

liche Abschwächung weiter. Die Rückenlage wird, wenn auch mit einigem Widerstreben, endlich ertragen.

Durchweg dauert es, wenn die Einwirkung des Chlors nur kurz war, 15—20 Minuten, bis dieser Zustand sich ganz ausgebildet hat. Die Symptome verschwinden dann, wie sie gekommen. Zuerst hören die Unterkieferbewegungen auf, zuletzt wird die Athmung wieder eine regelmässige. In etwa zwei Stunden sieht das Thier vollkommen wie ein normales aus.

IX. Anders, wenn die Einwirkung des Chlors 6 oder 12 Secunden lang stattfand. Auch dann fehlt das anfängliche Stadium der Erregung nicht, und erst nach und nach zieht die Narkose heran; aber von dieser verschwindet ein Hauptsymptom nicht mehr, das ist die Athemlähmung. Zehn bis zwölf Stunden nach der Vergiftung sitzt das Thier wie ein gesundes da, in aufrechter Haltung, mit offenen Augen. Die Athmung aber ist nicht oder nur unvollständig wiedergekehrt, langsame Erstickung zieht heran, obgleich die Nasenöffnungen wieder ganz wegsam sind. Beim Eintauchen in kaltes Wasser und bei sonstiger äusserer Reizung erfolgen kräftige Bewegungen; diese Reaction wird aber immer schwächer, und schliesslich bleibt der Frosch dauernd auf dem Rücken liegen, anscheinend ohne jede Spur von Leben. Das kann so einige Tage währen. Beim Kneifen der bekanntlich sehr empfindlichen Vorderfüsse werden zuletzt noch einzelne Bewegungen ausgelöst.

Nur ein Organ scheint von dem Chlor in keiner Weise angegriffen zu sein, das Herz. Auf jene ersterwähnte gelinde Vergiftung reagirt es in keinem Stadium und bei der zweiten stärkeren erst sehr spät, wenn die allgemeinstörenden Folgen der Athemlosigkeit sich geltend machen. Aber auch hier sah ich es in der 50. Stunde nach der Vergiftung noch mit 30 kräftigen Contractionen in der Minute, mit noch deren 18 in der 75. Stunde.

Diesen Widerstand des Herzens gegen das freie Chlor habe ich ohne Ausnahme in einer Reihe von Versuchen gesehen und kann deshalb die Ansicht von Falk (Berlin) nicht theilen, das Chlor werde beim Frosch lebensgefährlich durch eine vergiftende Wirkung auf das Herz[1]), man könne den Tod der Thiere kurzweg als Herzlähmung bezeichnen. Diese ist freilich vorhanden, wenn der Frosch schliesslich verendet, aber nur als Folge der centralen Athemlähmung. Letztere fiel, soweit ich aus dem Wortlaut entnehmen kann, dem genannten Beobachter nicht auf, sonst würde er in ihr die Ur-

---

1) Vierteljahrschr. f. gerichtl. Med. u. öffentl. Sanitätswesen. 1872. XVI. 9.

Somit bleibt nur die Wirkung der eingeathmeten Dämpfe auf
das Gehirn der Thiere, wie mir scheint, übrig; und dem entspricht
ausser den in dem Gang der Versuche liegenden Indicien auch die
von mir wiederholt gesehene Thatsache, dass ein Frosch, der leicht
mit Chloroform oder Aether betäubt neben dem leicht mit Jod,
Brom oder Chlor betäubten lag, sich von letzterem in nichts unterschied, soweit wenigstens das mit den jetzt bekannten Hilfsmitteln festzustellen war.

Ist diese Annahme chemisch zulässig und erklärt sie die gefundenen Thatsachen?

Was bis jetzt in der toxikologischen Literatur vorliegt, gibt nur
wenig Aussicht zu einer positiven Beantwortung des ersten Theiles
dieser Frage.

So sagt L. Hermann in seinem Lehrbuch der Toxikologie
S. 143: „Es ist kein Grund vorhanden, andere als locale Aetzwir-
kungen dem Chlor zuzuschreiben. Allgemeinwirkungen sind nicht
denkbar, da unmöglich Chlor mit dem Blute circuliren kann".

Buchheim sagt zwar (1878) auf S. 103 der letzten Auflage
seines Lehrbuchs der Arzneimittellehre:

„Verweilt man in einer mit Jodgas geschwängerten Atmosphäre,
so treten nach einiger Zeit, in Folge des unangenehmen Geruchs,
Kopfschmerzen ein, die, wenn man nicht bald den Raum verlässt,
sich immer mehr steigern, so dass endlich Schwindel, Ohnmachten
und förmliche Betäubung entstehen".

Er betont aber, auch schon vorher, den starken Geruch als die
Ursache des Jodrausches, und sagt auf S. 105:

„Weiter als auf die Applicationsfläche können jene drei Stoffe
nicht dringen, indem sie sehr schnell mit den Bestandtheilen des
Körpers vereinigt und in Chlor-, Brom- und Jodmetalle verwandelt
werden . . . . . Da man den Umstand, dass Chlor, Brom und Jod im
unveränderten Zustande nur auf die Applicationsorgane einwirken
können, so häufig nicht berücksichtigte, musste man auch in zahlreiche Irrthümer verfallen. Man schrieb häufig dem Chlor oder Jod
Einwirkungen auf Organe zu, welche sie gar nicht haben konnten
. . . . Die geringe Menge Kochsalz, welche durch das in den Körper
eingeführte Chlor gebildet wird, bleibt ganz ohne merklichen Einfluss
auf das Verhalten desselben".

Nothnagel und Rossbach sagen von Chlor im Handbuch
der Arzneimittellehre (1878) S. 236:

„Ob das Chlor, auch wenn es eingeathmet wird, als solches längere Zeit im Blut bestehen kann, ist trotz der Angabe Cameron's, dass nach Chlorvergiftung die frisch geöffnete Schädelhöhle nach Chlor rieche, und Wallace's, dass bei Chlorvergiftung ein Pflanzenfarben bleichender Harn entleert werde, nicht wahrscheinlich".

Böhm endlich, der neueste Autor, steht (Handbuch der Intoxicationen. 1880. S. 4 u. 5) auf dem Standpunkt Buchheim's. Nur lässt er die Möglichkeit der Bildung von „Salzsäure oder anderen bisher noch unbekannten Verbindungen" zu, die das Chlor im Blut oder vor seinem Eintritt in es eingehe und welche die allgemeine Wirkung verursachten.

Das die jetzt herrschenden Anschauungen. Entstehen von indifferentem Kochsalz, beziehentlich von Brom- oder Jodnatrium, und Gerinnenmachen des Eiweisses gelten als Thatsachen, welche sich einer directen Wirkung der drei Halogene auf die nur durch das Blut erreichbaren Organe in den Weg stellen.

Ob das unbedingt und überall so schnell vor sich gehen müsse, dass kein einziges disponibles Molekül Chlor den kurzen und rasch befahrenen Weg von den Lungen zum Gehirn ungebunden zurücklegen könne, darüber suchte ich in Folgendem klar zu werden.

XII. Doppeltkohlensaures Natron, das einige Zeit an der Luft gestanden hat, reagirt stärker alkalisch als das Blut, musste also dem Chlor noch leichter als dies feste Bindung darbieten.

Chlor liess ich in ganz langsamem Strom durch eine Waschflasche mit Wasser und dann zwei Wulff'sche Flaschen gehen, von denen jede 275 C.-Ctm. einer 1 proc. Lösung Natriumbicarbonats enthielt. Eine vierte Flasche enthielt etwas Jodnatrium mit Kleister. Die Wasserhöhe, welche das Chlor zu durchlaufen hatte, betrug im Ganzen 18 Ctm., der Durchmesser der Flaschen war 7 Ctm., die Temperatur der Salzlösung 16^0 C.

Die ersten Blasen Chlor, welche sich bei ganz ruhiger Entwicklung als leicht grüne Färbung in der Waschflasche zeigten und von dort nach den beiden Wulffs und der vierten Flasche übergingen, bläuten den Kleister.

XIII. Ich wiederholte den Versuch in der Weise, dass ich das Chlor in langsamen einzelnen Blasen durch eine doppelt so hohe Säule, im Ganzen 36 Ctm., von Bicarbonatslösung gehen liess. Alles andere wie vorher. Auch hier bewirkten die ersten Blasen, welche aus der Waschflasche in die Bicarbonatlösung übergingen, die Bläuung des Kleisters.

Der Inhalt der beiden Wulffs reagirte nach der Chlordurchleitung noch stark alkalisch. Für sich dem Jodnatrium zugesetzt zerlegte er es ebenfalls sofort.

Es ist klar, selbst wenn wir nicht an das Hindurchgehen ungebundenen Chlors durch das Bicarbonat denken dürfen, so geht doch freie unterchlorige Säure in die Vorlage mit dem Reagens über, und die ist in ihrer Wirkung mit dem freien Chlor mindestens gleichwerthig.

Chlorgas in kohlensaures Alkali eingeleitet bildet allerdings etwas Chlormetall aber gleichzeitig, auf das Molekül berechnet, ebensoviel freie unterchlorige Säure. Der Vorgang verläuft nach der Formel:

$$Na_2CO_3 + Cl_2 + H_2O = NaHCO_3 + NaCl + HClO.$$

Im Ueberschuss vorhandenes Alkali wird von der unterchlorigen Säure nicht angegriffen.[1])

Fährt man fort Chlor einzuleiten, so findet schliesslich die Einwirkung nur auf Bicarbonat statt. Kohlensäure und unterchlorige Säure halten sich dann in der Kochsalzlösung das Gleichgewicht. Also:

$$NaHCO_3 + Cl_2 = NaCl + CO_2 + HClO.$$

Ob demnach die Lösung alkalisch ist, nahezu neutral oder gering kohlensauer, stets haben wir disponibles Chlor in Form der unterchlorigen Säure vor uns.

Sie zersetzt sich, wenn reducirende Stoffe vorhanden sind, entweder so:

$$2HClO = 2HCl + 2O$$

oder:

$$2HClO = H_2O + 2Cl + O.$$

Der Sauerstoff tritt beidemal im activen Zustand auf, nicht als geschlossenes Molekül; ob nach der ersten Formel allein, ohne Chlor, ist für die oxydirende Wirkung gleichgiltig, wenigstens soweit die bekannten Reactionen aus der analytischen Chemie auf oxydable Körper hier als Folie dienen dürfen.

Phosphorsaures Natron, das im Blute ja auch vertreten ist, verhält sich — nach Williamson — gegen Chlor ganz wie die Soda.

Nun aber kommt im Blut das Eiweiss hinzu; und Eiweiss wird vom Chlor, Brom und Jod bekanntlich heftig coagulirt, so wenigstens vom Chlor. Da also muss das von den Autoren bisher unterstellte Hinderniss zu finden sein.

Ich richtete deshalb den Versuch folgendermaassen ein:

XIV. Ruhige Entwicklung von Chlor, das erst hindurchgeht durch Wasser und dann eintritt in einen hohen Cylinder, der mit 120 C.-Ctm.

---

1) Williamson, Annal. d. Chem. u. Pharm. Bd. 53. S. 140.

1 proc. Lösung von doppeltkohlensaurem Natron und dem klar filtrirten Weiss eines Hühnereies beschickt ist. Von hier in eine Lösung von Jodnatrium und Kleister. Sobald die Luft über den beiden Waschflaschen grün wird, findet das Anschliessen des Cylinders statt. Das Chlor geht durch die Eiweisslösung hindurch, ohne eine Spur von Gerinnung zu machen. Die Lösung färbt sich nach und nach bräunlich, aber noch nach halbstündlichem Durchleiten ist· sie klar wie zu Anfang, alkalisch und entfärbt Lackmus augenblicklich.

XV. Ich stellte die chlorirte Eiweisslösung in einem Becherglas offen in einen dem Ofen nahen dunkeln Schrank. Noch am 10. Tag nachher bleichte sie Lackmus und zerlegte Jodkalium augenblicklich, war alkalisch und klar geblieben und roch nach Chlor. Am 30. Tag nachher war sie braun aber immer noch klar. Ihre Bleichkraft zeigte sich jetzt nur beim Ansäuern. Die früher vorhandene freie unterchlorige Säure war demnach verschwunden und nur NaClO war nebst NaCl und unzersetzter Soda übrig.

XVI. Es war vielleicht die coagulirende Wirkung des Chlors auf Eiweiss zu erwarten, wenn die Lösung von ihm und dem Bicarbonat bei Blutwärme mit dem Gas zusammen käme. Es wurde deshalb der Versuch mit diesmal 0,75 pCt. Bicarbonat wiederholt, während dieses und das Eiweiss auf 41⁰ erwärmt waren. Die Flüssigkeit blieb vollkommen klar; nur aus dem über ihr sich bildenden Schaum fielen einige Flöckchen in sie hinein. So verblieb die Flüssigkeit klar 12 Minuten hindurch, während deren ihre Temperatur auf 37⁰ sank. Das Einleiten wurde nun abgebrochen.

Entsprechend der Thatsache, dass Chlor aus heissen Carbonatlösungen Kohlensäure austreibt, hatten sich hier Perlen davon an die Wandungen angesetzt.

XVII. Eine ganz feine, aber langsam heranziehende opalescirende Trübung wurde erhalten, als ich die Lösung von Eiweiss und Bicarbonat zuerst mit Kohlensäure bis zur Bildung von Gerinnseln behandelte, die Gerinnsel abfiltrirte und nun in das wieder sehr schwach alkalisch gewordene Filtrat Chlor einleitete. Gleich nachher auf seine Bleichkraft geprüft, zeigte es diese, natürlich ohne Säurezusatz, in hohem Grade. Ich stellte diesen Versuch an, um dem Einwand zu begegnen, dass das ursprüngliche Natriumbicarbonat zu kräftig alkalisch gewesen sei, um mit dem Alkali des Blutes verglichen werden zu können. Auch da also, wo das Alkali des Salzes der Neutralität sich näherte, bekam ich nur langsame und schwache Opalescenz der Eiweisslösung durch das Chlor.

fleckt. Der Fundus des Magens zeigt eine grosse ekchymotische Partie.
Die Leber unverändert.

Das Blut ist nicht verfärbt; weder beim Betrachten von blossem Auge noch spectroskopisch Methämoglobin, das ich erwartet hatte.

XXII. Dieser Versuch wird in derselben Weise wiederholt. Vor
der Section wird das Thier zuerst zweimal in ammoniakhaltiges
Wasser eingetaucht und abgetrocknet.

Zu einer besseren Controle des etwaigen Chlorgeruchs im Innern
bat ich den in der Nähe des pharmakologischen Instituts wohnenden
Apothekenbesitzer, Herrn Lauffs, zugegen zu sein. Das Oeffnen
des Schädels geschah an einem warmen Tage (21. Juli) in dem weiten
Hof des Instituts. Chlorgeruch war nirgendwo in den Räumen mehr
vorhanden. Herr Lauffs wusste nicht das Geringste vom Chlor
oder überhaupt von dem Zweck und Gang des Versuches. Als ich
ihm das blossgelegte von der Dura befreite Gehirn vorhielt, sagte
er, es sei ein „fremdartiger" Geruch vorhanden, den er aber nicht
bestimmen könne. Als ich dann das Gehirn mit dem Scalpellstiel
heraushob, in seiner ganzen Breite durchschnitt und Herrn Lauffs
sofort wieder zuriechen liess, sagte er ohne irgend welches Nach-
denken und augenblicklich: „Das ist Chlor".

In diesem wie in dem vorigen Versuche überzeugte sich auch
Herr H. Schulz von der Anwesenheit des Chlorgeruchs auf der
Schnittfläche des Gehirns.

Der Geruch in der Brust- und in der Bauchhöhle war wie vo-
rigesmal höchst ausgeprägt. Auch alle anderen Dinge waren gleich.

Aufdrücken von Jodkaliumstärkepapier auf die Gehirnschnitte
brachte keine Reaction hervor. Ich erwartete das auch nicht; weil
einestheils der Geruch nach mehreren Secunden schon verschwunden
war, weil ferner ganz kleine Quantitäten Chlor bekanntlich die Entstehung von Jodamylum nicht zulassen bei Gegenwart von Eiweiss.
Das Geruchsorgan ist hier das bei Weitem empfindlichere Reagens.

Der Geruch von Chlor ist von dem der unterchlorigen Säure
so wenig verschieden, dass ich in meiner Darstellung die beiden als
gleichbedeutend setze, so wie es auch die beiden Körper in der sonstigen Wirkung sind.

Ich überzeugte mich bei vorstehenden Versuchen und früher auch
bei einigen anderen nicht durchgeführten am Hunde, dass die viel-
gedruckte Annahme, in einer stark chlorhaltigen Luft gingen die
Thiere an Stimmritzkrampf zu Grunde, nicht richtig ist, wie das
auch schon Falk und später Hirt nachwiesen.[1]

---

[1] Krankheiten der Arbeiter. 1873. II. 96.

Meine Versuche ergaben demnach als Hauptsache dieses:

1. Das Chlor wird durch das Alkali der Lymphe und des Blutes befähigt, ohne sehr bald und ganz zu Chlornatrium zu werden und ohne merkbare Gerinnungen zu machen, von den Lungen aus in innere Organe vorzudringen.

2. Die Anwesenheit disponiblen Chlors lässt sich in solchem Falle auf dem Durchschnitt des Gehirns wahrnehmen.

3. Jod, Brom und Chlor eingeathmet erzeugen beim Frosch echte centrale Nervenlähmung ohne vorausgehende Krämpfe.

4. Diese Lähmung ist durch unmittelbare Hemmung der Thätigkeit des Protoplasmas in den Nervencentren zu erklären.

5. Das Chlor ist kein directes Herzgift, sondern tödtet in erster Linie durch Lähmung des Athmungscentrums.

———————

Unter den Einzelheiten, die hier durch weitere Forschung noch auszufüllen sind, will ich eine hervorheben, an die der Leser vielleicht am ehesten denken wird, — es ist der fehlende e x p e r i m e n t e l l e Nachweis, dass auch Warmblüter durch die Dämpfe der drei Halogene narkotisirt werden können. Das Bedürfniss dazu erscheint aber wohl weniger gross, wenn wir dies erwägen:

Der Frosch ist ein zur Erforschung der Gesetze des regelrechten und veränderten Lebens so gut legitimirter Organismus, dass man ohne Beanstandung unzähligemal viel verworrenere Fragen an ihm zu lösen suchte und allgemein giltige Antworten von ihm entnahm. Reagiren seine Nervenzellen auf die Halogene mit Lähmung, so ist nicht einzusehen, weshalb die des höheren Warmblüters es nicht thun sollten.

Die vorher S. 151 u. 152 angeführten Beobachtungen am Menschen stützen das. Der beim Einathmen der scharfen Dämpfe entstehende bedeutende Luftröhrenkatarrh wird freilich die Folgezustände des Asthmas erzeugen. Sie können bis zur Erstickung gehen; und jene „Betäubung" beim halogenvergifteten Menschen wird darum wahrscheinlich aus der directen Zellenlähmung und der drohenden Erstickung sich zusammensetzen.

Bei längerer Einwirkung kann die Entartung des Blutfarbstoffs zu Methämoglobin als dritter Factor hinzutreten.

Die Abwesenheit von Erstickungskrämpfen sowohl in den Berichten von Menschen als in meinen Versuchen an Thieren weisen auf ein Ergriffensein der Nervencentren hin, welches wie bei anderen narkotischen Giften eine Erregung von Krämpfen durch die gleich-

leichter, besser controlirbar und weniger zerstörend in den Organismus ein, wenn sie an den Kohlenstoff oder an das Natrium oder — im Stickoxydul — an den Stickstoff als ihre inerten aber sie vorübergehend festhaltenden Träger gefesselt sind.

Dass Kohlenwasserstoffe für sich allein narkotisch sein können, ist für mich selbstverständlich, denn ich und Grisar haben das an einigen speciellen Beispielen, die für eine ganze Reihe typisch sind, zuerst nachgewiesen.[1]

So stark nämlich ist die lähmende Kraft mehrerer unserer officinellen ätherischen Oele, dass sie der Brucin- und Ammoniumvergiftung das Gleichgewicht hält und den hiervon bedrohten Warmblütern das Leben bewahrt.

Weingeist, Aether, der Amylalkohol und das Amylen, das Benzol und seine Derivate, die grosse Zahl der lähmenden Alkaloide mit dem schon in fast unglaublicher Verdünnung durch die Körpersäfte (0,01 Grm. auf etwa 75 Kilo) wirksamen Morphin an der Spitze sind depressorisch für die Nervencentren, und doch enthalten sie keines der Elemente, welche wir, als im freien Zustande, gewaltig activ kennen lernten; und was speciell den Sauerstoff angeht, so ist noch nicht bekannt, dass sie ihn im Organismus, beziehentlich im Gehirn, in die active Form des Einzelatoms überführten.

Man kann an mancherlei denken, was sich bei ihrer Verbrennung zuträgt; aber die Begründung dafür liegt noch zu fern, um es auszusprechen. Es geht uns mit diesen Körpern hier wie auf einem anderen, durchsichtigern Boden.

Die meisten von ihnen sind antiseptisch, aber warum sie das sind, wissen wir nicht. Die herkömmlichen Erklärungen von Wasserentziehen, Eiweisscoaguliren u. dgl. sind ganz ungenügend, wie sich leicht erweisen lässt.[2]

Von den freien Elementen dagegen, die ich vorher behandelte, wissen wir, warum sie antiseptisch sind. Ozon, Wasserstoffsuperoxyd, Jodsäure[3]), hypermangansaures Kali, unterchlorige Säure werden von den herauswachsenden Fäulnisshefen gierig reducirt, und diese verbrennen dabei. Für freies Jod, Brom und Chlor gilt ganz Aehnliches.

Ganz so dürfen wir uns den Stand unseres Wissens von der künstlichen Narkose klar legen. Warum der Alkohol und das Morphin die Gehirnzellen zur vorübergehenden Unthätigkeit zwingen, der

---

1) Dieses Archiv. Bd. V. S. 109 und Bd. VIII. S. 50.
2) Archiv f. pathol. Anat. Bd. 51. S. 171.
3) Dieses Archiv. Bd. VIII. S. 329.

chemische Grund liegt uns verschlossen. Warum die Halogene und
der erregte Sauerstoff es thun, davon können wir uns gemäss meinen
Untersuchungen eine wenn auch nur primitive doch ungezwungene
Vorstellung machen.

Eine lebende Zelle, deren elementare Bestandtheile in Lockerung
gerathen durch andringende heftig oxydirende Körper, wie Sauerstoff
und die Halogene im activen Zustande, muss aufhören, ihre regel-
rechte Arbeit zu thun.

Man darf dabei, wenn es sich um Schlaf handelt, an eine ganz
geringe, sich wieder ausgleichende —, wenn es sich um Tod handelt,
um eine bleibende Coagulation des Zelleneiweisses denken.

Ich habe diesen Gedanken auf Grund mikrochemischer Versuche
im Jahre 1876 [1]) drucken lassen. In dem zwei Jahre später erschie-
nenen Werk von Cl. Bernard [2]) ist er theoretisch ausgesprochen
auf Grund der zuerst von Coze (1849) dann von Kussmaul [3]) studirten „rigidité chloroformique" der Muskeln. Sodann finde ich ihn,
angelehnt an die Thatsache der Erhärtung eines todten Gehirns durch
Alkohol und durch Kälte, bei B. Richardson, ohne dass dessen
Betrachtung aber über diese gröbste Analogie hinausgeht. [4])

Selbständig, und noch ehe eine der neuesten Theorien des
Schlafes bekannt war, ging ich an die mikrochemische Prüfung der
Hypothese heran und erreichte wenigstens eine Thatsache, welche
in ihren Consequenzen schon etwas weiter schreiten darf als jene
alte, von H. Ranke fortgeführte, wonach den Anaestheticis eine
Wirkung auf die Muskelfaser zukommt, die man als specifische aufgefasst hat.

„Die als schlafmachend bekannten Agentien der Pharmakopoe
besitzen die Fähigkeit, eine Art von Gerinnung der Substanz der
Gehirnrinde in frischen Partikeln zu bewirken. Andere zum Theil
nahe verwandte aber nicht hypnotische Körper theilen diese Fähigkeit nicht".

Dieses mein Ergebniss ist leicht zu bestätigen für das Chloroform, den Aether und das Chloralhydrat. Soweit fand es dann auch
keinen Widerspruch. Für das Morphin dagegen war H. Ranke nicht
in der Lage, sich von der Richtigkeit meiner Angaben zu überzeugen. [5])

---

1) Dieses Archiv. Bd. VI. S. 310.
2) Leçons sur les phénomènes de la vie. 1878. p. 265.
3) Ueber die Ertödtung der Gliedmassen durch Einspritzung von Chloroform
in die Schlagadern. Archiv f. path. Anat. Bd. XIII. S. 289.
4) Med. Times and Gazette. 1867. II. 341.
5) Centralbl. f. d. med. Wissensch. 1877. S. 610.

nicht von vorneherein als ein mit sieben Siegeln verschlossenes Buch betrachten will.

Es ist richtig, weder die innere Structur noch auch nur die höchst complicirten und unbeständigen Stoffe, von welchen die Functionen der Nerven abhängen, sind uns bekannt; hätten aber die biologischen Wissenschaften überall bis zur Erfüllung dieser oder damit gleichlautender Desiderate warten wollen, ehe sie einen neuen Weg zu einem Ziele suchten, so befänden sie sich heute noch auf dem Standpunkte des Mittelalters.

Auch die normalen Vorgänge bei der Innervirung des Muskels durch einen von uns veranlassten Reiz sind uns ganz dunkel. Wir begreifen absolut nicht, warum die quergestreiften Fasern mit ihren 81 pCt. Wasser auf einmal zu einer starren lasthebenden Masse werden —, und doch begreifen wir sehr wohl, warum diese Fasern mit einmal aufhören, dem Wink des Nerven zu gehorchen, wenn wir sie durch Einspritzen von Chloroform, Aether oder Chloralhydrat zu einer wenn auch nur vorübergehend geronnenen Masse verwandelten.

Die Gründe, aus denen die Gehirnzelle denkt, sind uns tief verborgen; die Gründe, weshalb sie vorübergehend nicht mehr denkt, brauchen es deshalb nicht zu sein oder zu bleiben.

Bonn, 5. August 1880.

XII.

Literarischer Anzeiger.

Da die von vielen Seiten beklagte Zersplitterung der deutschen medicinischen Literatur auch das Gebiet unseres Archivs betrifft, und persönliche Interessen Einzelner oder eigentlich Vieler wohl auch noch für längere Zeit eine Sonderung der Publicationen nach einzelnen Fächern und Abtheilungen der pathologischen und medicinischen Wissenschaft unmöglich machen werden, so ist uns das Bedürfniss als ein dringliches erschienen, von denjenigen Arbeiten aus dem Gebiet der experimentellen Pathologie und Pharmakologie Notiz zu nehmen, welche in anderen Zeitschriften oder Einzelschriften erscheinen. Dass eine Vereinigung aller einschlagenden Arbeiten in einem Journal gerade hier Schwierigkeiten darbietet, welche auch ausserhalb des guten Willens und der Parteiinteressen liegen, soll übrigens keineswegs in Abrede gestellt werden, müssen doch die verschiedenartigsten Zweige der Naturwissenschaft an dem Werke theilnehmen, welchem wir ein möglichst reichhaltiges Organ zu schaffen versucht haben. Naturgemäss wird der Botaniker und der Chemiker z. B., welche auf Gegenstände aus diesem Gebiet kommen, immer noch, einige Zeit wenigstens, fortfahren, seine speciellen Fachzeitschriften zur Publication zu benutzen, trotzdem der Gegenstand diesen schon ferner liegt. Der spätere Forscher, welcher solche Arbeiten zu sammeln, von ihnen vielleicht lange nach ihrem Erscheinen Gebrauch zu machen hat, wird freilich darob manche verlorene Stunde zu beklagen haben. Wir wollen deshalb versuchen, unseren Lesern diese Arbeit zu erleichtern, indem wir die bedeutenderen, ausserhalb unseres Archivs erscheinenden Arbeiten experimentell pathologischen und pharmakologischen Inhalts in möglichster Kürze inhaltlich anzeigen und orientirende Bemerkungen anknüpfen.

Wenn wir uns dabei auch unseres legitimen Rechts bedienen werden, unsere Ansicht über den Inhalt einer Arbeit in der Anzeige auszusprechen, so wird eine gehässige Polemik, auch persönlichen Gegnern gegenüber vermieden werden. Grosse Fragen sind im Flusse und da dauert es wohl lange, bis das Schäumen und Blasenwerfen aufgehört hat, aber wir wissen recht gut, dass es zur Klärung kommen wird und wir wollen das Unserige dazu beitragen, diese Entwicklung zu fördern.

Da wir ausserdem beabsichtigen, soweit irgend möglich, im Verlaufe eines jeden zweiten Monats ein einfaches oder Doppelheft auszugeben und jedem derselben einen, wenn auch nur kurzen „literarischen Anzeiger" beizugeben, so werden die geehrten Herren Collegen, welche experimentelle Arbeiten pathologischen oder pharmakologischen Inhalts anderweitig publiciren, gebeten, Separatabdrücke oder Recensionsexemplare dem unterzeichneten Redacteur spätestens einen Monat nach der Ausgabe eines Heftes zukommen zu lassen.

Die Redaction kann sich nicht verpflichten, alle eingesendeten Arbeiten ausführlich zu besprechen, indess wird summarisch von allen Einläufen Mittheilung gemacht werden, ausgenommen natürlich solche, welche gar nicht das von uns vertretene Fach berühren.

Indem die Redaction glaubt mit dieser Einrichtung einem wirklichen Bedürfniss entgegen zu kommen, hofft sie auf eine reichliche Unterstützung seitens der Autoren.

Der geschäftsleitende Redacteur

Prag, 12. September 1880.   Prof. E. Klebs.

No. I (Pathologie.)

1. Dr. Hans Buchner, Ueber die experimentelle Erzeugung des Milzbrandcontagiums aus den Heupilzen. Münch. Akademie. Sitzung vom 7. Februar 1880.

Vf. suchte für die von Nägeli aufgestellte Theorie von der functionellen Anpassung der Spaltpilze als Krankheitserreger durch Umzüchtung des gewöhnlichen Heubacillus (Bac. subt. Cohn?) einen experimentellen Beweis zu gewinnen. Von vorneherein muss bemerkt werden, dass, wenn auch ein solcher Versuch zwischen nahe verwandten Spaltpilzen gelingt, die obige Thesis hierdurch noch keineswegs bewiesen wird. Von pathologischer Seite müssen wir Zweifel erheben an ihrer Richtigkeit auf Grund der grossen Constanz pathologischer Processe. Finden solche Uebergänge statt, so werden sie wahrscheinlich nur in sehr langen Zeitperioden zu Stande kommen, wie die Umwandlung und Neubildung von Arten durch natural Selection. Weiterhin ist es auch nicht wohl glaublich, dass die besondere Art der Umwandlung eines Spaltpilzes, welche z. B. zur Erzeugung von Typhus-Bacillen führt, jedesmal sich vollziehe, wenn Typhus irgendwo auftritt.

Vf. zählt zunächst an der Hand der Arbeiten von Ferd. Cohn und Koch die morphologischen Uebereinstimmungen auf, welche der Bacillus subt. mit dem Bacillus Anthracis gemein hat; sodann werden gewisse biologische Differenzen hervorgehoben, welche bei der Ausführung der Versuche die leitenden Ideen ergaben: die beschränkteren Existenzbedingungen des Bacillus Anthracis überhaupt, seine Unfähigkeit, Brucin und Asparagin zu zersetzen, schliesslich die wohl etwas zweifelhafte Behauptung, dass die Milzbrandbacillen überhaupt nur von Eiweiss und Pepton zu leben scheinen. Die Massenculturen dieses Pilzes im Harn, welche Pasteur gelungen sind, sowie diejenigen in weinsaurem Ammoniak, Leimlösungen u. s. w. widersprechen dieser Annahme, welche vielleicht auch im natürlichen Vorkommen des Bacillus Anthracis nicht vollkommen sicher gestellt erscheint; ich erinnere an die schon von Heusinger mitgetheilten Fälle von Pustula maligna, welche an den Füssen von Arbeitern entstanden, die in Milzbrandgegenden mit dem Ausheben von Gräben be-

schäftigt waren. Wenn auch diese letzteren Fälle in der besonderen Art
ihrer Entstehung keineswegs sicher gestellt sind, es bei denselben sich
sowohl um ein Eindringen der Bacillensporen von dem Sumpfwasser aus,
in welchem die Arbeiter standen, in Hautwunden handeln kann, wie um
Uebertragung durch Thiere, welche die Haut verwunden, so erscheinen die
Fragen bezüglich der Verbreitung des Bacillus Anthracis in dem Boden
und im Thierreiche noch keineswegs als soweit abgeschlossen, dass darauf
apodiktische Schlüsse gebaut werden können. — Doch soll nicht geleugnet
werden, dass auch von fehlerhaften Voraussetzungen aus Wege gefunden
werden können, die zur Erkenntniss der Wahrheit führen.

Auf Grund dieser Erwägungen versuchte nun B. Umzüchtungen der
Heu- und der Milzbrandbacillen, indem er die Ernährungsverhältnisse allmählich veränderte und denjenigen der vollentwickelten Formen anpasste.

Für die Ausführung dieser Versuche glaubte B. die von mir angegebene Methode der fractionirten Cultur modificiren zu sollen. Er
hält sie für unbrauchbar, indem es nicht allein auf die relative Menge
der in der primären Flüssigkeit enthaltenen Pilze, sondern auch auf ihre
relative Vermehrungsgeschwindigkeit ankomme. Wenn diese Annahme auch
theoretisch vollkommen zuzugeben ist, so kann diesem Uebelstande wenig
Gewicht beigelegt werden, da es in praxi unschwer gelingt, durch die
Auswahl der Züchtungsflüssigkeiten, sowie durch Variation der Temperatur
in den meisten Fällen Abhilfe zu schaffen. B. will dasselbe durch Verdünnung der Culturflüssigkeiten erreichen und erwartet einen Verdünnungsgrad
zu treffen, bei welchem nur die eine, ursprünglich zahlreichere Form sich
vorfindet, so z. B. nur ein Pilz auf 10 C.-Ctm. Ich sehe bei diesem Verfahren, das bis zu einem gewissen Grade bei jeder Cultur beobachtet
wird, indem man relativ kleine Pilzmengen zu grossen Flüssigkeitsmengen
bringt, keinen besonderen Vortheil; schon Chauveau hat dasselbe, zu
etwas anderen Zwecken, bei der Vaccine angewendet und gefunden, dass,
wie vorauszusehen, bei einem gewissen Grade der Verdünnung die Uebertragung unsicher wird. Weshalb sollte nicht zufällig gerade einmal auch
der spärlicher vorhandene Pilz übertragen werden. Gegen diese Möglichkeit hilft eben nur die Beobachtung der inficirten Flüssigkeiten. Demnach
muss ich bestreiten, dass B. die Unbrauchbarkeit der fractionirten Cultur
nachgewiesen oder sie durch eine Modification verbessert habe. Noch be-
denklicher erscheint es, wie B. will, aus dem Grade der Verdünnung, bei
welcher ein Theil der Aussaaten unwirksam wird, auf die Menge der Pilze
in der ursprünglichen Substanz zu schliessen; es wäre dies nur unter der
Voraussetzung einer sicherlich nicht zu realisirenden gleichmässigen Vertheilung der Pilze in der verdünnten Flüssigkeit zulässig. — Mit dem
Fortlassen des Sprays bei den Implantationen bin ich dagegen einver-
standen und habe selbst seit langer Zeit darauf verzichtet, ihn bei jeder
Uebertragung in Anwendung zu ziehen. Doch fand ich es zweckmässig,
vor einer längeren solchen Arbeit, die Luft des Raumes mittelst eines
Sprays staubfrei zu machen.

Was nun die Umwandlung der beiden, den Gegenstand der Untersuchung bildenden Pilzformen betrifft, so wurden zuerst die Milzbrand-
bakterien in Fleischextractlösung, mit oder ohne Pepton- und Zuckerzusatz
bei 35—37 ⁰ C. gezüchtet, die Züchtungsgefässe dauernd geschüttelt. Die

Wirksamkeit derselben nahm in den folgenden Generationen ab (Impfung von weissen Mäusen), doch liess sich mit grösseren Pilzmengen, einmal mit 10 C.-Ctm. der 36. Cultur, noch Milzbrand erzeugen. Die Pilze, welche sich in den geimpften Thieren entwickelten, zeigten wiederum normale Wirkungsfähigkeit. Vf. nimmt an, dass ein im Thierkörper sich bildender „Krankheitsstoff" den Pilzen inhärire und ihre grössere Wirkungsfähigkeit bedinge. — Da dieser supponirte Stoff bis jetzt nicht isolirt und noch weniger als die eigentliche Krankheitsursache nachgewiesen ist, so dürfte es vor der Hand der Sachlage mehr entsprechen, anzunehmen, wie dieses auch schon bei ähnlichen, oft gemachten Erfahrungen geschehen ist, dass die gezüchteten Pilze durch mangelhafte Ernährung an Wirksamkeit verloren haben; andererseits ist es aber auch wohl möglich, dass unwirksame Entwicklungsstadien desselben Pilzes (Stäbchen ohne Sporen nach Koch) oder fremde beigemischte Pilze die Abnahme der Wirkung erklären. Es dürfte eben schwer sein, durch die mikroskopische Untersuchung diese Möglichkeit auszuschliessen. In anderen Ernährungsflüssigkeiten scheint überdies diese Abnahme der Wirkungsfähigkeit nicht stattzufinden, so im Harn (nach Pasteur).

Von der 100. Züchtung[1]) an fand nun B. Veränderungen in den Vegetationsverhältnissen seiner Pilze, dieselben legten sich der Wandung an und vermehrten sich reichlicher trotz gleichbleibender Nahrung, weiterhin bildeten sie eine Decke an der Oberfläche, was bei den Milzbrandbacillen nicht vorkommt. Endlich verschwand ihre Wirkungsfähigkeit vollkommen. Als Nährmaterial wurde für diese letzten Züchtungen Heuaufguss gewählt, um den modificirten Pilzen eine entsprechendere Nahrung darzubieten. Nach 1500 Generationen (?), in Zeit eines halben Jahres, war die Umwandlung der Milzbrand- in Heubacillen vollendet.

In der That ein höchst wichtiges Resultat, falls Verunreinigungen durch Keime von Heubacillen wirklich auszuschliessen sind. Wir sind davon noch nicht völlig überzeugt.

Die zweite Versuchsreihe beschäftigte sich mit der Umwandlung der Heu- in Milzbrandbacillen. Nach verschiedenen misslungenen Versuchen, diese Umwandlung direct im Thierkörper zu vollziehen, verfuhr B. folgendermaassen: die ersten Züchtungen in Eiweiss mit etwas Fleischextract ergaben leichte Modificationen der Heupilze; von diesen wurden weitere Züchtungen in defibrinirtem Kaninchenblut vorgenommen, welches, im Schüttelapparat mit Sauerstoff gesättigt, der Bluttemperatur ausgesetzt wurde. Die Heupilze vermehrten sich dabei reichlich im Blute und fanden sich innerhalb der ersten 24 Stunden keine anderen Spaltpilze vor; dann aber

---

1) Vf. rechnet im Weiteren nach Generationen und bestimmt deren Anzahl in offenbar willkurlicher Weise. Er nimmt nämlich an, dass bei Hinzufügung einer gleichen Menge ausgegohrener Flussigkeit zu derselben, noch nicht veränderten Losung, die Gesammtflüssigkeit am Schluss den gleichen Procentgehalt an Pilzen, wie die erstere haben müsse; wogegen nichts einzuwenden wäre, dagegen erscheint es unerfindlich, weshalb B. bei Vermischung einer pilzfreien und pilzhaltigen Flüssigkeit zu je 10 C.-Ctm. schliesslich glaubt eine 1000 fache Vermehrung der Pilze zu erhalten. Wenn 1 Million Pilze die erste Flüssigkeit erschöpft haben, werden sich auch in der zweiten nicht mehr entwickeln können, in den 20 C.-Ctm. würden sich demnach 2 Millionen Pilze befinden, was einer Vermehrung von 1 : 2 entspricht.

trat bei gleicher Behandlung Involution und Zerfall derselben ein, Sporenbildung fand nicht statt. — Von den im Blut gezüchteten Pilzen wurde weiterhin wieder auf Fleischextractlösung übergeimpft, in welcher sie nunmehr nur schmale weissliche Ränder bildeten. Von dem Bodensatz, der aus Sporen bestand, wurden in zwei Serien Mäuse, in einer Serie Kaninchen geimpft. Von 32 Mäusen erlagen 2, welche mittlere Mengen der Sporenflüssigkeit injicirt erhalten hatten (0,2 und 0,3 C.-Ctm.), am 4. und 5. Tage ohne vorhergehende Krankheitserscheinungen, während solche, die geringere Mengen erhielten, am Leben blieben, solche die grössere erhielten, septisch unter Abscessbildung zu Grunde gingen. Die Abwesenheit anderer Organveränderungen bei den beiden ersten Thieren, als Milzschwellung, Bakterien in Milz und Lunge, sowie die hohe Infectionsfähigkeit der Milzpulpa bestimmen den Vf. anzunehmen, dass es sich um echten Milzbrand handele. Aehnliches ergab der Versuch bei 5 Kaninchen, von denen eines ohne entzündliche Erscheinungen am 5. Tage zu Grunde ging. Controlimpfungen, Züchtungsversuche und die anatomische Untersuchung Prof. Bollinger's scheinen auch hier die Annahme des Vfs. sicher zu stellen. Dennoch wird uns Niemand verdenken, wenn wir dieses hochwichtige Resultat auch andererseits bestätigt zu sehen wünschen. Bewahrheitet sich dasselbe, so ist damit ein wesentlicher Fortschritt in der Erkenntniss der biologischen Vorgänge bei den Spaltpilzen gewonnen.   Klebs.

---

2. Dr. Josef Szpilman, Ueber das Verhalten der Milzbrand-bacillen in Gasen. Zeitschr. f. physiol. Chemie. Bd. IV. S. 351.

Vf. hat im Laboratorium von v. Nencki (Bern) die Entwicklung des Bacillus Anthracis in der Recklinghausen'schen Kammer mikroskopisch untersucht, durch welche Gase, und zwar O, CO_2, sodann ozonisirte Luft oder Sauerstoff geleitet wurde. Die Erwärmung des Präparates geschah auf einem von Valentin angegebenen heizbaren Objecttisch, zur Erwärmung wurde die aus einem Gasometer zugeleitete Luft durch ein mit Asbest und einem eisernen Rohr umgebenes Glasrohr geleitet, welches an seinem dem Mikroskop zugewendeten Ende eine nach abwärts gekehrte U-förmige Biegung besass und in seinem aufsteigenden erweiterten Theil ein Thermometer aufnahm zur Messung der Wärme der zugeführten Luft. Eine Verengerung des untersten mit Wasser gefüllten Abschnittes des U-förmigen Theiles bewirkte, dass die Luftblasen sehr klein wurden und verhinderte das Mitreissen von Wasser.

Die Resultate sind folgende:

1. Im Sauerstoff geschieht die Vermehrung und Theilung der Milzbrandbacillen lebhafter, als in gewöhnlicher Luft, wie dies Grossmann und Mayerhausen (Pflüger's Archiv. Bd. XV) für die Fäulnissbakterien gefunden hatten. Doch bestehen Unterschiede, je nachdem die Bacillen während des Lebens oder nach dem Tode den inficirten Thieren entnommen werden. Dieselben werden erst 2—6 Stunden vor dem Tode im Blute bemerkbar und vermehren sich während dieser Zeit rapid. (Vf. nimmt mit Toussaint an, dass die Milzbrandbacillen durch Verstopfung der Lungengefässe tödten, was nicht mit allen Erfahrungen übereinstimmt.) Zu

dieser Zeit sind die Bacillen meist zweigliedrig, es finden sich aber auch solche mit mehr, bis zu 6 Gliedern.

Das Fortschreiten dieser Theilungen wurde nun in der Gaskammer beobachtet, nachdem dem Blut etwas Humor aqueus vom Ochsenauge beigemischt wurde. Es erfolgt die Theilung weit schneller im Sauerstoffstrom als in Luft und werden die Theilstücke mit zunehmender Schnelligkeit der Theilung kürzer. Die der Lostrennung der Theilstücke stets folgenden Oscillationen um einen sehr kleinen Winkel ($1 — 2^0$) dauern länger ($5 — 6$ Minuten) im Sauerstoff-, als im Luftstrom. So bildete im Luftstrom ein zweigliedriger Bacillus von 0,0296 Mm. in 4 Stunden acht neue von einer Gesammtlänge von 0,09310 Mm., war also etwa um das Dreifache, in einer Stunde um $^4/_5$ seiner Länge gewachsen; — im Sauerstoffstrome betrug die Längenzunahme in einer Stunde dagegen bis $^5/_4$ der ursprünglichen Länge.

Dem todten Thier entnommene Bacillen dagegen sollen sich nicht mehr theilen, sondern sofort zu langen Fäden auswachsen. Doch bezieht sich einer der vorher erwähnten Versuche auf Bacillen, die einem Thier nach seinem Tode entnommen waren.

Das Wachsthum der Fäden, nachdem keine Theilungen mehr erfolgen, ist ein noch schnelleres und erreichen dieselben unter den günstigsten Bedingungen (in ozonisirter Luft) fast das Dreifache der ursprünglichen Länge in einer Stunde.

2. Im Kohlensäurestrom findet kein Längenwachsthum statt, die Theilungen geschehen dagegen noch eine kurze Zeit, was Vf. wohl mit Recht auf die Anwesenheit einer geringen Menge O bezieht. Im zugeschmolzenen, mit CO_2 gefüllten Glasrohr gingen die Bacillen in der That zu Grunde ohne Entwicklungsvorgänge zu zeigen, wie dies schon Pasteur und Jonbert angaben (Comptes rendus. T. 84).

3. In ozonisirter Luft oder Sauerstoff erfolgt die Theilung und Fadenbildung der Milzbrandbacillen ungestört, wahrscheinlich sogar lebhafter, als in nicht ozonisirter Luft und Sauerstoff (hierfür könnten die Versuche etwas zahlreicher sein), während die Fäulnissbakterien zu Grunde gehen. Vf. nimmt an, dass die Anwesenheit activen Sauerstoffes im Blut die Ursache des Zugrundegehens der Fäulnissbakterien im Körper sei und dass nur solche Formen sich im Organismus weiter entwickeln können, welche durch Ozon nicht verändert werden.

Vielleicht liegt gerade in diesem Umstande die lange gesuchte Ursache des Unwirksamwerdens cultivirter Spaltpilze und wären weitere Versuche nach Ansicht des Ref. in dieser Richtung sehr wünschenswerth.

Klebs.

Berichtigungen.

S. 4. Z. 2 v. oben lies: bei *e* statt bei *c*.

S. 11. Z. 19 v. unten lies: Curve 15 statt Curve 12.

S. 81. Z. 20 v. oben lies: 1 M. Barometerdruck statt 1 Mm. B.

S. 82. Z. 2 v. unten ist „und" zu streichen.

XIII.

Das Verhalten der Bakterien des Fleischwassers gegen einige Antiseptica.

Von

Dr. Nicolai Jalan de la Croix.

Assistent am pathologischen Institut zu Dorpat.

Die Untersuchungen, deren Resultate ich in der vorliegenden Arbeit zusammengefasst, begann ich im November des vergangenen Jahres, einem Wunsche des Herrn Prof. Dragendorff nachkommend, das in der Kühn'schen [1]) Schrift angedeutete interessante Verhalten der Bakterien gegen Antiseptica in von ihrem Mutterboden abweichenden Nährlösungen einer genaueren Prüfung zu unterziehen. Nachdem nämlich Bucholtz [2]) die Reihe der im hiesigen pharmaceutischen Institute über das Verhalten der Antiseptica, namentlich gegen Bakterien, gelieferten Arbeiten mit einer vielfach anerkannten Untersuchung der Einwirkungen einer Reihe derselben auf seine aus Tabaksinfus stammenden, in der von ihm modificirten Pasteurschen Nähr flüssigkeit gezüchteten Bakterien eröffnet hatte, constatirte Haberkorn [3]), dass aus alkalischem Harn stammende gleichfalls in Harn weiter gezüchtete Bakterien ganz anderer, grösstentheils bedeutend stärkerer, Concentrationen derselben Antiseptica bedurften, um die von Bucholtz erzielten Einwirkungen auf dieselben zu erreichen. War nun schon Bucholtz vorsichtig genug gewesen, den von ihm festgestellten Zahlen keine zu allgemeine Bedeutung zu vindiciren, indem er am Schlusse seiner Abhandlung bemerkt, dass einige von ihm nicht weiter ausführlich mitgetheilte Beobachtungen mit Antisepticis ihm die Vermuthung gestatteten, dass Bakterien von verschiedenem Nährboden, obgleich morphologisch dieselben Gebilde,

---

1) P. Kühn, Ein Beitrag zur Biologie der Bakterien. Inaug.-Diss. Dorpat 1879.

2) L. Bucholtz, Antiseptica und Bakterien. Dieses Archiv. Bd. IV. 1875. und Ueber das Verhalten von Bakterien zu einigen Antisepticis. Inaug.-Dissert. Dorpat 1876.

3) Th. Haberkorn, Das Verhalten von Harnbakterien gegen einige Antiseptica. Inaug.-Dissert. Dorpat 1879.

physiologisch unterschiedene Arten sein mögen, so glaubt sich Haberkorn, gestützt auf seine Arbeit, berechtigt, die Differenzen in der
Wirkungsweise der von ihm untersuchten Antiseptica allein auf die
verschiedenartige Abstammung der Bakterien zu beziehen. Da nun
Bucholtz ausserdem auf die Bedeutung der Nährflüssigkeit hingewiesen hatte, indem er am Schlusse seiner Arbeit wörtlich sagt: „Ich
experimentirte nur mit einer Art von Organismen, mit Organismen,
die auf demselben Nährboden, unter denselben Bedingungen gediehen, und nicht unabsichtlich spreche ich stets von
Bakterien, „die in der von mir benutzten Nährflüssigkeit gezüchtet
wurden". Bakterien, denen andere Nährstoffe das Material zu ihrem
Wachsthum geliefert, mögen sich zu Antisepticis anders verhalten,
mögen ihnen .eine grössere oder geringere Resistenz entgegensetzen,
— ich weiss es nicht, ich vermuthe es aber", so hatte sich Kühn
zur Aufgabe gestellt, durch weitere Versuche zu erforschen, wie.
weit einerseits die Aussaat, wie weit andererseits die benutzte Nährflüssigkeit die Resultate solcher Versuche mit Antisepticis beeinflusst.
Für den ersten Theil dieser Aufgabe hat nun Kühn eine grössere
Zahlenreihe geliefert, betreffend das Verhalten der Antiseptica gegen
Bakterien, welche aus Erbsen-, Eiweiss- und Mutterkornaufgüssen
stammend in Bucholtz'scher Nährflüssigkeit (10 Grm. weissen Can-
diszuckers, 1 Grm. weinsauren Ammoniaks, 0,5 Grm. phosphorsauren
Kalis, 100 C.-Ctm. destillirten Wassers) gezüchtet waren. Zur Be-
urtheilung des Einflusses der Nährflüssigkeit reichten jedoch die für
Salicylsäure mitgetheilten spärlichen Zahlen nicht aus.

Um nun einen genauen Einblick in den derzeitigen Stand dieser
Fragen zu ermöglichen, hielt ich es für zweckmässig, ausführlichere
tabellarische Uebersichten der bis hierzu gewonnenen Zahlen anzu-
fertigen. Eine solche aus der Bucholtz'schen Schrift ausgearbeitete
habe ich dieser Abhandlung als Tabelle I hinzugefügt. Auf den
ersten Blick weicht sie nicht unwesentlich von den im Original mitgetheilten Tabellen ab; der geschätzte Autor wird jedoch gegen eine
solche zu meinem Zwecke einer vergleichenden Uebersicht der Zahlenwerthe mit sorgfältiger Berücksichtigung der im Texte der Bucholtz-
schen Arbeit wiedergegebenen Versuchsgruppen angestellte Umwandlung hoffentlich nichts einzuwenden haben. Vor allen Dingen schien
es mir nothwendig, die Zahlenwerthe der den ausschlaggebenden
Zahlen nächst schwächeren Verdünnungen hinzuzufügen. Welchen
Werth hat es beispielsweise, wenn man erfährt, dass der Sublimat
im Stande ist, in einer Verdünnung von 1 : 20000 Bakterienentwicklung zu verhindern, wenn keine Versuche mit schwächeren Concen-

trationen angestellt worden sind, welche uns darüber Aufschluss geben können, bei welcher Verdünnung Sublimat diesen Dienst nicht mehr zu leisten im Stande ist? Vielleicht, ist man berechtigt anzunehmen, hätte z. B. bei Sublimat eine Verdünnung von 1 : 60000 oder 1 : 80000 gleichfalls genügt, um die Entwicklung der transplantirten Bakterien zu verhindern. Da es mir nun möglich war, für alle anderen von Bucholtz angewandten Antiseptica solche nächst schwächere Concentrationen, welche nicht mehr die Entwicklung resp. das Fortpflanzungsvermögen der von ihm gezüchteten Bakterien zu verhindern vermochten, aus seinen Versuchsprotokollen nachzurechnen, habe ich keinen Anstand genommen, dieselben der Tabelle I gehörigen Ortes beizufügen.

Ferner sah ich mich zu meinem Zwecke genöthigt, einige Zahlenangaben in den Bucholtz'schen Tabellen vollständig durch andere gleichfalls aus seinen Versuchsprotokollen gewonnene zu ersetzen. Während nämlich Bucholtz schon auf Seite [1]) 21 seiner Schrift ausspricht, „dass es durchaus nicht gleichgiltig ist, ob man Bakterien, die direct einem Tabaksinfus entnommen, oder in seiner Nährflüssigkeit gezüchtete zur Infection benutzt", scheint er auf diesen Umstand bei der Ausarbeitung seiner Tabellen keine Rücksicht genommen zu haben. In denselben figuriren einige Zahlenangaben, welche aus der Einwirkung mehrerer Antiseptica auf aus Bucholtzscher Nährflüssigkeit stammende Bakterien gewonnen sind. Da es mir nun darauf ankam, Zahlenwerthe der Antiseptica für reine Aussaat von Bakterien aus dem Bucholtz'schen Tabaksinfus zu erhalten, um sie mit den von Kühn aus Erbsen-, Eiweiss- und Mutterkornaufgüssen stammenden vergleichen zu können, so habe ich, so weit es mir möglich war, die für meinen speciellen Zweck unbrauchbaren Zahlen durch andere aus den Bucholtz'schen Protokollen für reine Aussaat berechnete ersetzt. Die solcherweise modificirten Zahlen sind in der Tabelle I mit * bezeichnet. Für Diejenigen, welche sich die Mühe nehmen wollen, die Berechtigung meiner Abänderungen zu controliren, füge ich hinzu, dass ich statt der in der Tabelle I der Bucholtz'schen Schrift für Carbolsäure angeführten Verdünnung 1 : 200 aus dem S. 12 derselben Schrift notirten Versuche III die Ziffer 1 : 500, für Salicylsäure statt 1 : 666,6 aus dem Versuche III S. 25 die Ziffer 1 : 932, für salicylsaures Natron statt

---

1) In dieser wie in allen folgenden Seitenangaben beziehe ich mich auf die Bucholtz'sche Abhandlung: Antiseptica und Bakterien in diesem Archiv Bd. IV, da dieselbe eine grössere Auswahl von Versuchen aufweist als seine später veröffentlichte Inaugural-Dissertation.

1 : 250 aus dem Versuche II S. 31 den Werth von 1 : 217, für Chininum muriaticum statt 1 : 200 aus den Versuchen III und V auf S. 55 und 57 die Ziffer 1 : 50 und statt der für Salicylsäure in der Tabelle II notirten Verdünnung 1 : 312,5 aus dem Versuche VII S. 29 den Werth 1 : 362 substituirt habe. Desgleichen geht aus einer vergleichenden Betrachtung der Versuche III und IV auf S. 75 und 76 hervor, dass für Chlor 1 : 27777 statt 1 : 25000, sowie aus den Versuchen I bis III S. 79, dass für Jod 1 : 5714 ohne Abrundung der Zahlen statt 1 : 5000 der Tabelle II der Bucholtz'schen Abhandlung geschrieben werden muss. Wo ich jedoch an Stelle der aus Bucholtz'scher Nährflüssigkeit stammenden Bakterien kein Material für solche aus reinem Tabaksinfus abstammende vorfand, da habe ich die ursprünglichen Zahlen nur mit einem ? versehen in meiner Tabelle I beibehalten.

Erwähnen will ich noch, dass das den Zahlenwerthen der Methylsalicylsäure, sowie einigen des Alkohols hinzugefügte v. andeuten soll, dass dieselben in der Bucholtz'schen Originalarbeit nach Volumprocenten berechnet sind. Da in Betreff der übrigen Zahlen nichts weiter angegeben ist, so nehme ich an, dass dieselben durchweg Gewichtsprocente darstellen sollen.

Werfen wir nun einen Blick auf die von Haberkorn durch Einwirkung von Antisepticis auf seine aus alkalischem Harn stammenden in Harn weiter gezüchteten Bakterien erlangten, freilich ziemlich spärlichen Zahlen, so sehen wir, dass sie in der That beträchtlich von denjenigen von Bucholtz für Tabaksinfus in seiner Nährflüssigkeit gefundenen abweichen.

Nach B. wird in seiner Nährflüssigkeit Bakterienentwicklung in Verdünnungen von:		Nach H. wird im Harne Bakterienentwicklung in Verdünnungen von:		Antiseptica.
1 : 20000	—	1 : 25000	1 : 27500	durch Sublimat
1 : 2000 ?	1 : 4000 ?	1 : 3000	1 : 3250	„ Thymol
1 : 2000	1 : 2119	—	1 : 875	„ benzoësaures Natron
1 : 1000	1 : 1250	—	1 : 400	„ Benzoësäure
1 : 1000 ?	1 : 2000 ?	—	1 : 500	„ Kreosot
1 : 1000	1 : 2000	—	1 : 360	„ Carvol
1 : 500	1 : 1000	—	1 : 100	„ Carbolsäure
verhindert.	nicht verh.	verhindert.	nicht verh.	

Aus der vorstehenden vergleichenden Uebersicht geht hervor, dass mit Ausnahme des Sublimat und des Thymols alle anderen Antiseptica sogar bei mehr als dreimal stärkeren Concentrationen nicht im Stande waren, die Wirkungen auf Harnbakterien auszuüben, welche sie den aus Tabaksinfus stammenden gegenüber geäussert.

Thymol und Sublimat kommen aber nicht in Betracht, da das letztere in der Bucholtz'schen Reihe möglicherweise auch schon bei einer geringeren Concentration gewirkt haben könnte, während die für Thymol in derselben Reihe notirten Werthe, wie oben ausgeführt, für aus unreiner Aussaat stammende Bakterien berechnet sind.

Durch diese abweichenden Resultate sah sich nun Kühn, wie oben bereits ausgeführt worden, veranlasst, die Abhängigkeit der Wirkungen der Antiseptica auf Bakterien, welche von verschiedenartiger Aussaat abstammen, einer Untersuchung zu unterziehen, und gebe ich die von ihm für aus Erbsen-, Eiweiss- und Mutterkornaufgüssen abstammende Bakterien gewonnenen Zahlen gemeinsam mit den von Bucholtz mit denselben Antisepticis für Bakterien aus Tabaksinfus constatirten in vergleichender Uebersicht auf meiner Tabelle H, da beide Forscher sich in diesem Falle derselben von Bucholtz eingeführten Nährflüssigkeit bedient haben. Für den die Aufhebung des Fortpflanzungsvermögens der Bakterien betreffenden II. Theil dieser Tabelle konnte ich die unter der ähnlich lautenden Bezeichnung von Bucholtz gegebenen Zahlen zu einem Vergleich nicht heranziehen, da dieselben unter wesentlich anderen Bedingungen gewonnen sind. Während nämlich Kühn zu diesem Behufe aus seinen (natürlich vorher mit den betreffenden Antisepticis versehenen) mit wenigen Tropfen bakterienhaltigen Infuses inficirten stets 20 C.-Ctm. Nährflüssigkeit haltenden Gläsern, im Falle sie sich nicht trübten, oder mikroskopisch keine Bakterien nachgewiesen werden konnten, durch Transplantationen in reine Nährflüssigkeit zu erfahren suchte, ob die Keime der von ihm in die ursprünglichen Gläser hineingebrachten Bakterien sich noch fortzupflanzen vermochten, hatte Bucholtz bei seinen Versuchen in dieser Richtung die Antiseptica stets erst in die Gläser gebracht, nachdem dieselben durch die reichlichste Bakterienentwicklung durchscheinend oder milchig geworden waren. In dem einen Falle hatte die betreffende Concentration des Antisepticums nur auf wenige Tropfen in 20 C.-Ctm. Nährflüssigkeit suspendirten bakterienhaltigen Infuses zu wirken, während sie in dem anderen Falle die ganze Quantität der Nährflüssigkeit von in lebhaftester Entwicklung begriffenen Bakterien wimmelnd vorfand. Da somit die Versuchsbedingungen verschiedene waren, konnten die aus diesen Versuchen gewonnenen Zahlen zu einem Vergleiche nicht benutzt werden.

Auch die für die Kühn'schen Reihen registrirten Zahlen weichen um ein Geringes von den in der Originalarbeit niedergeschriebenen ab, da Kühn bei der Berechnung der Verdünnungen auf die

bei dem Hinzufügen des Antisepticums in die Gläser mit hineingebrachte Flüssigkeitsmenge nicht Rücksicht genommen zu haben scheint.
Ich verzichte jedoch, den Nachweis für jede einzelne Zahl zu liefern, da es einem Jeden leicht fallen muss, sich in der Originalarbeit
über die Berechtigung meiner Abänderungen zu informiren. Warnen
will ich nur davor, sich auf die-Kühn'sche Tabelle [1]) zu stützen,
da dieselbe von offenbar durch den Druck veranlassten Fehlern nicht
frei ist. So steht in derselben z. B. in der letzten Rubrik für Borax
verzeichnet, dass die Entwicklung von Bakterien in einer Verdünnung von 1:950 beeinflusst und die Hemmung der Fortpflanzung
derselben bei 1:150 noch nicht erreicht sei, während aus dem Texte
auf S. 19 und 20 ersichtlich, dass Verdünnungen überhaupt nur in
den Grenzen zwischen 1:50 und 1:300 angewandt worden sind. Der
betreffende Abschnitt schliesst ausserdem auf S. 21 mit den Worten:
„Erst in 2 proc. Verdünnung scheint Borax von deutlich entwicklungs-
hemmendem Einfluss zu sein, während zu einer Aufhebung der Fortpflanzungsfähigkeit wohl noch eine stärkere Concentration nöthig sein
dürfte.“

Bemerken muss ich noch, dass ich von den durch stud. med.
N. Schwartz ausgeführten Versuchen mit Antisepticis, für welche
ebenso, wie bei Bucholtz, Bakterien aus Tabaksinfus zur Aussaat
gedient hatten, und für welche gleichfalls die Bucholtz'sche Nährflüssigkeit in Anwendung gezogen wurde, für meine Tabelle II leider
keinen Gebrauch machen konnte, obgleich mir präcise Zahlenangaben
für borsalicylsaures Natron, Aluminiumacetat und Pikrinsäure zur Ergänzung der Bucholtz'schen Reihe sehr erwünscht gewesen wären,
da deren Resultate in einem sehr kurz gefassten Berichte [2]) mitgetheilt sind. Im Nachfolgenden werde ich jedoch häufig auf die
Reihe der von Schwartz geprüften Antiseptica zurückzukommen
haben.

Sehen wir uns nun die auf solche Weise ausgearbeitete Tabelle II
genauer an, so finden wir, dass die für die aus verschiedenartigen
Aussaaten stammenden, in der gleichen Nährflüssigkeit gezüchteten,
Bakterien gefundenen Zahlen nicht allzu wesentlich von einander
abweichen. Die Werthe für die Salicylsäure im Theile I der Tabelle bieten keine Anhaltspunkte zum Vergleiche dar, da wegen
Mangels von Zahlenangaben in den Kühn'schen drei ersten Reihen
für die Spalte, welche angeben soll, bei welcher Verdünnung Bak-

---

1) a. a. O. S. 24.

2) Sitzungsberichte der Dorpater Naturforscher-Gesellschaft (Beilage z. Balt.
Wochenschrift. No. 32. 1879).

terienentwicklung nicht verhindert wurde, nichts im Wege steht, anzunehmen, dass möglicherweise in allen 4 Reihen 1:1000 diese Entwicklung verhindert hätte. Aehnliches gilt von den Werthen für
Thymol, Sublimat und Borax im Theile I, und für Carbolsäure, Borsäure und Borax im Theile II der Tabelle, während Pikrinsäure im
Theile I und Sublimat im Theile II für verschiedenartigen Ursprung
der Bakterien dieselben Zahlen aufweisen. Ein constatirtes Abweichen der Zahlenwerthe finden wir dagegen bei Carbolsäure, Borsäure,
borsalicylsaurem Natron und Aluminiumacetat im Theile I, und bei
Salicylsäure, borsalicylsaurem Natron und Pikrinsäure im Theile II
unserer Tabelle. Während nach Kühn Carbolsäure und Borsäure
die Entwicklung von Erbseninfusbakterien in Verdünnungen von 1:255
und 1:81 nicht zu verhindern vermochten, genügten nach Bucholtz
für Tabaksinfus zu diesem Zwecke Verdünnungen von 1:500 resp.
1:133. Desgleichen hatten in Kühn's eigenen Versuchen borsalicylsaures Natron und Aluminiumacetat in Verdünnungen von 1:2600
und 1:8314 die Entwicklung von Eiweissbakterien verhindert, während für Erbseninfusbakterien 1:1025 resp. 1:7825 dazu nicht ausreichten. Auch im Theile II der Tabelle finden wir, dass von der
Salicylsäure und dem borsalicylsauren Natron für Erbseninfus- und
von Pikrinsäure für Mutterkorninfusbakterien stärkere Concentrationen
behufs Aufhebung des Fortpflanzungsvermögens erforderlich waren,
als für die aus Eiweissinfusen stammenden Bakterien.

Wenn somit aus diesen Zahlenangaben ersichtlich, dass die aus
Erbsen- und Mutterkorninfusen gezüchteten Bakterien sich bedeutend
resistenzfähiger gegen Antiseptica erwiesen haben, als die aus Eiweiss- und Tabaksinfusen stammenden, so muss hingegen auch bemerkt werden, dass für das abweichende Verhalten einzelner der
zuletzt namhaft gemachten Zahlen auch die angewandte Nährflüssigkeit als solche verantwortlich gemacht werden kann. Aus den von
Kühn mitgetheilten Protokollen für borsalicylsaures Natron auf S. 28,
für Thymol auf S. 30 und für Pikrinsäure auf S. 31 seiner Schrift
geht hervor, dass in diesen und mehreren anderen Fällen durch
Transplantation aus mit Antisepticis versehener Nährflüssigkeit, in
welch letzterer durch Infection aus Eiweissinfusen Bakterien zur Entwicklung gekommen waren, eine weitere Fortpflanzung derselben
sich nicht mehr hatte erzielen lassen. Freilich drückt sich Kühn
für diese Fälle reservirt aus, indem er schreibt, dass er in der inficirten Nährflüssigkeit Bakterien mikroskopisch nachgewiesen zu haben
„glaubt". Leider ist nun nicht angegeben, ob auch schon diese Beobachtungen mit der S. 36 seiner Schrift angeführten 700—800 fachen

No.　　Nährlösung.　Sublimatlösung.

14 und 14': 20 C.-Ctm. + 0,02 C.-Ctm. entspr. Verdünnung v. 1 : 250250
15　„　15': 20　„　+ 0—　„　　„　　„　　„　—
16　„　16': 20　„　+ 0—　„　　„　-　　-　—
17　„　17': 20　„　+ 0—　„　　„　　„　　„　—

Darauf wurden die Gläser 1—16 und 1'—16' incl. mit je 3 Tropfen einer stark bakterienhaltigen Eiweisslösung vom 27. November, in welcher noch kein Schwefelwasserstoff nachweisbar, und welche noch neutral reagirte, inficirt und mit den beiden nicht inficirten Control-flaschen No. 17 und 17' um 2 Uhr Nachmittags in den Brutofen ge-stellt, dessen Temperatur zwischen 30 und 40° C. schwankte.

Am 11. December wurden aus allen Flaschen beider Reihen Transplantationen von je 5 Tropfen in 20 C.-Ctm. eines am Morgen desselben Tages gekochten, darauf heiss filtrirten und eine halbe Stunde im Paraffinbade auf 112—120° C. erhitzten Mutterkorninfus von 20 Grm. ad 1000 C.-Ctm. Aq. dest. enthaltende Gläser unter den später zu schildernden Cautelen angestellt, und diese Gläser gleichfalls um 2 Uhr Nachmittags in den Brutofen gestellt.

Bei der am 13. December angestellten mikroskopischen Unter-suchung der ursprünglichen Reihen erwies sich die Controlflasche No. 17 der Bucholtz'schen Flüssigkeit bakterienfrei; in No. 16 bis 12 incl. befanden sich bewegliche Stab- und bewegungslose Kugel-bakterien in grösserer oder geringerer Zahl, während die Gläser No. 11—1 incl. nur spärliche ovalkuglige Gebilde (Dauersporen?) aufwiesen. Es hatte also eine Verdünnung von 1:62750 die Ent-wicklung der Bakterien in dieser Nährflüssigkeit verhindert.

Die mikroskopische Untersuchung der zweiten mit Eiweisslösung gefüllten Reihe ergab in allen Gläsern zahlreiche, lebhaft bewegliche Stäbe, Kugelbakterien und Gliahaufen derselben. Nur in No. 1' und 2' befanden sich wenige, schwach bewegliche Stäbchen. Es schien somit in der Eiweisslösung eine Verdünnung von 1:15401 er-forderlich zu sein, um die Entwicklung von aus Eiweissinfus stam-menden Bakterien zu behindern. Da sich jedoch auch in der Con-trolflasche No. 17' Bakterien, wenngleich in geringer Zahl, vorfanden, so konnte, infolge eines offenbar ungenügenden ursprünglichen Aus-kochens der Nährflüssigkeit, dieser Reihe kein Werth beigemessen werden.

Von den am 14. December untersuchten Transplantationen aus der Reihe mit Bucholtz'scher Nährflüssigkeit enthielten die aus No. 16—4 incl. herrührenden unzählige Stäbe in lebhafter Bewegung, daneben Gliahaufen dichtgedrängter Kugeln. Die Transplantationen aus No. 1, 2, 3 und 17 dagegen waren bakterienfrei. Es hatte also Sublimat in Verdünnung von 1 : 20250 das Fortpflanzungsvermögen von Eiweissbakterien in Bucholtz'scher Nährflüssigkeit aufgehoben. Die aus der Reihe mit Eiweisslösung angestellten Transplantationen ergaben dagegen, wie zu erwarten war, ein vollkommen negatives Resultat, indem in allen Gläsern die reichlichste Bakterienentwicklung eingetreten war.

Infolge dessen wurde für die Eiweisslösung eine neue Versuchsreihe mit stärkeren Concentrationen des Sublimats angestellt.

Versuch II.

Am 17. December wurden 14 Gläser mit je 20 C.-Ctm. einer wie oben zubereiteten, jedoch länger gekochten Eiweisslösung gefüllt und in nachfolgendem Verhältniss mit einer wässerigen Sublimatlösung versehen:

No.	Eiweisslösung.	Sublimatlösung.			erzielte Verdünnung:	
1.	20 C.-Ctm.	+ 1,00 C.-Ctm. von	4 proc.	1 :	525
2.	20 "	+ 0,60 "	"	"	1 :	858
3.	20 "	+ 0,40 "	"	"	"	1 :	1275
4.	20 "	+ 0,25 "	"	"	"	1 :	2025
5.	20 "	+ 0,15 "	"	"	"	1 :	3358
6.	20 "	+ 0,08 "	"	"	"	1 :	6275
7.	20 "	+ 0,05 "	"	"	"	1 : 10025
8.	20 "	+ 0,40 "	"	"	0,4 proc.	1 : 12750
9.	20 "	+ 0,30 "	"	"	"	1 : 16916
10.	20 "	+ 0,20 "	"	"	"	1 : 25250
11.	20 "	+ 0,10 "	"	"	"	1 : 50250
12.	20 "	+ 0,04 "	"	"	"	1 : 125250
13.	20 "	+ 0	"	"	"	—
14.	20 "	+ 0	"	"	"	—

Hierauf wurden die Gläser 1—13 incl. mit je 3 Tropfen einer stark bakterienhaltigen Eiweisslösung vom 4. December, in welcher noch kein Schwefelwasserstoff nachweisbar, inficirt und mit dem nicht inficirten Controlglase No. 14 um 1 Uhr Nachmittags in den Brutofen gestellt.

Am 20. December wurden aus allen Flaschen Transplantationen von je 5 Tropfen in 20 C.-Ctm. eines wie in den vorigen Versuchsreihen vorbereiteten Mutterkornaufgusses enthaltende Gläser 1'—14' gemacht, und letztere nebst einem neuen Mutterkornaufguss enthaltenden Controlglase No. 15' um 3 Uhr Nachmittags in den Brutofen gestellt. Die am selben Tage Nachmittags angestellte mikroskopische Untersuchung der ursprünglichen Reihe ergab in No. 13, 12, 11 und 10 eine Unzahl äusserst beweglicher Stäbe und Kugeln, von No. 9

an aufwärts spärliche, zerfaserte, todte Stäbe, die von der Aussaat
herrührten. No. 14 erwies sich vollkommen bakterienfrei. Es hatte
also, wie schon aus dem vorhergegangenen Versuche wahrscheinlich
geworden war, einer Verdünnung von 1 : 16916 bedurft, um die Entwicklung von Bakterien aus Eiweisslösungen in eiweisshaltiger Nährflüssigkeit zu verhindern.

Von den am 23. December untersuchten Transplantationen erwiesen sich die Gläser 1'—6' incl., 14' und 15' bakterienfrei, während die Gläser 7'—13' incl. zahlreiche Kugeln, schwach bewegliche
Stäbe und Gliahaufen enthielten. Es war mithin eine Verdünnung
von 1 : 6275 nothwendig gewesen, um das Fortpflanzungsvermögen
von Bakterien aus Eiweisslösungen in eiweisshaltiger Nährflüssigkeit
durch Sublimat aufzuheben.

Mehrere mit Salicylsäure angestellte Versuchsreihen führten leider infolge der später ausführlicher zu besprechenden Unbrauchbarkeit der Eiweiss- und Mutterkorninfuse als Nährflüssigkeiten zu keinen
Resultaten.

Fassen wir jedoch die für den Sublimat gewonnenen Zahlen
zusammen.

Es wurde durch Sublimat				
die Entwicklung von Bakterien aus Eiweissinfus stammend in Verdünnungen von:		das Fortpflanzungsvermögen von Bakterien aus Eiweissinfus stammend in Verdünnungen von:		
1 : 16916	1 : 25250	1 : 6275	1 : 10025	In Nährflüssigkeit aus Ei- weissinfus.
1 : 62750	1 : 83583	1 : 20250	1 : 22977	In Bucholtz'scher Nähr- flüssigkeit.
verhindert.	nicht verh.	aufgehoben.	nicht aufgeh.	

Wie ersichtlich hatte in Bucholtz'scher Nährflüssigkeit 1 : 62750
die Entwicklung von Eiweissbakterien, 1 : 20250 deren Fortpflanzungsvermögen aufgehoben, während in der der Aussaat gleichen
Nährflüssigkeit 1 : 25250, resp. 1 : 10025 dasselbe nicht zu bewirken
vermochten.

Es ist somit die Bucholtz'sche Nährflüssigkeit ein für das
Gedeihen, wenigstens für aus Eiweissinfusen stammender Bakterien
ungünstiger Nährboden, wie aus meinen Versuchen mit Sublimat und
den Kühn'schen mit Salicylsäure in übereinstimmender Weise hervorgeht. Nach den Untersuchungen des Letzteren scheint sie auch
für Mutterkornbakterien ungeeignet zu sein.

Wenn es mithin als erwiesen betrachtet werden muss, dass die

Differenzen in der Wirkungsweise der Antiseptica je nach der verschiedenen Abstammung der Bakterien und der angewandten Nährflüssigkeit sehr grosse sein können, so muss auch zugegeben werden, dass es sehr misslich ist, wollte man die für irgend eine Art von Bakterien in einer beliebigen Nährflüssigkeit durch Antiseptica gewonnenen Resultate direct auf die Therapie übertragen. Ohne uns jedoch abzuschrecken, muss dieses abweichende Verhalten uns im Gegentheil auffordern, Schritt vor Schritt die Lebensbedingungen jeder einzelnen der physiologischen Bakterienspecies experimentell zu erforschen. Die für die Therapie brauchbarsten Resultate würden natürlich durch Experimente mit Antisepticis im thierischen Körper selbst und durch Aussaat von im kranken menschlichen Organismus vorkommenden Bakterien erzielt werden. Höchst interessante Untersuchungen in dieser Beziehung hat vor Kurzem K l e b s [1]) für Natron-Bénzoat bei Kaninchen, welche mit Culturen von Tuberkelsubstanz in Leimlösung inficirt worden, und schon früher auf K l e b s' Veranlassung G r a h a m B r o w n [2]) für benzoësaures und salicylsaures Natron und für salzsaures Chinin bei Thieren, deren Hornhaut mit Culturen von diphtheritischen Membranen in B u c h o l t z'scher Lösung geimpft worden, veröffentlicht.

Nicht in der Lage derartige Versuche anstellen zu können, musste ich mich bescheiden, für weitere Untersuchungen nach der im hiesigen pharmaceutischen Institute ausgebildeten Methode einen den Körperbestandtheilen einigermaassen ähnlichen Nährboden zu wählen. Durch Herrn Professor D r a g e n d o r f f war es mir nahe gelegt worden, zu diesem Behufe die von K ü h n eingeführten Eiweiss- oder Mutterkorninfuse zu benutzen. Es missglückten jedoch zahlreiche mit diesen Flüssigkeiten vorgenommene Versuche, indem es schwer fiel, die Eiweisslösungen selbst durch länger als eine halbe Stunde fortgesetztes Sieden und darauffolgendes halbstündiges Erhitzen im Paraffinbade auf 112—120 ° C., bei welcher Gelegenheit ausserdem die Wattepfröpfe der Gläser durch häufiges Aufstossen der Flüssigkeit entweder herausgeschleudert oder doch stark durchnässt wurden, in jedem Falle keimfrei zu erhalten. Ferner enthielten die durch Zerhacken des Weissen von hart gekochten Eiern und durch Zerstampfen des Mutterkornes in einem Mörser hergestellten Nähr-

---

1) E. K l e b s, Ueber einige therapeutische Gesichtspunkte, welche durch die parasitäre Theorie der Infectionskrankheiten geboten erscheinen. Mittheilungen aus dem pathol.-anatomischen Institut zu Prag. 1880. II. Heft. S. 18.

2) G r a h a m B r o w n, Zur Therapie der Diphtheritis. Dieses Archiv. Bd. VIII. S. 140.

lösungen so zahlreiche kleinste Partikel in sich suspendirt, dass dieselben, da sie auch noch der Molecularbewegung unterworfen waren,
bei der mikroskopischen Untersuchung zu höchst unangenehmen Ver-
wechselungen mit feinsten Kugelbakterien Veranlassung gaben. Hier
half kein Filter, da durch dasselbe nur die grösseren Partikelchen
zurückgehalten wurden, gerade die allerfeinsten aber bei der Untersuchung am störendsten waren. Auch mehrere in Anwendung ge-
zogene Farbstoffe, wie Methylanilin, versagten ihre Dienste, indem
sie entweder Bakterien und Eiweissmolecüle gleichmässig färbten,
oder sogar durch in ihnen selbst enthaltene flockige Partikel zur
zur Trübung des Bildes beitrugen.

Ich wandte mich daher schliesslich dem Fleischwasser zu, welches
ich schon früher ins Auge gefasst, und welches unterdess Boehlendorff in seinen biologischen Untersuchungen als eine für Bakterien-
culturen äusserst geeignete Nährflüssigkeit erkannt hatte. Jedenfalls
steht sie auch den Substraten, welche Bakterien bei ihrem Eindringen
in den menschlichen Organismus vorfinden, bedeutend näher, als
sämmtliche bisher für Versuche mit Antisepticis angewandte Nährflüssigkeiten. Als Aussaat benutzte ich stets gleichfalls in Fleischwasser durch spontane Infection mit Keimen aus der Luft herange-
wachsene Bakterien, in Berücksichtigung der Anschauung, dass sich
von den zahlreichen Bakterienkeimen verschiedener Species, welche
in der Luft umherirren, diejenigen am zahlreichsten entwickeln resp.
die Oberhand gewinnen würden, für welche eben Fleischwasser sich
am besten als Nährflüssigkeit eignete.

Mit dieser Nährflüssigkeit und den aus ihr selbst hervorgegangenen Bakterien war ich nun bemüht, durch verschieden variirte Versuchsreihen, welche, so weit möglich, in gleicher Weise für eine Reihe
von Antisepticis durchgeführt wurden, eine grössere Zahlenbasis zu
schaffen, welche sowohl zum Vergleich mit den von den genannten
Autoren für Bakterien anderer Abstammung und in anderen Nährflüssigkeiten gewonnenen Zahlen dienen, als auch möglicherweise
eine geeignete Grundlage für Untersuchungen von Aussaaten pathogener Bakterien mit Antisepticis abgeben könnten, um die verschiedenartige Resistenzfähigkeit derselben gegen letztere zu prüfen. Ausserdem war es mein sehnlichster Wunsch, solche Antiseptica zu finden,
welche auf Bakterien schon in geringen Concentrationen wirken,
gegen alle bisher in einer vor Kurzem gleichfalls aus dem hiesigen
pharmaceutischen Institut hervorgegangenen Arbeit von Wernitz[1])

1) Iwan Wernitz, Ueber die Wirkung der Antiseptica auf ungeformte
Fermente. Inaug.-Dissert. Dorpat 1880.

auf ihr Verhalten gegen Antiseptica geprüften chemischen Fermente, den pflanzlichen: Emulsin, Myrosin, Diastase und Invertin, sowie den thierischen: Ptyalin, Pankreatin, Pepsin und Labferment, dagegen als recht unwirksam sich erwiesen hätten. Mit Hülfe solcher Antiseptica hoffte ich dann die endgiltige Entscheidung der Frage nach der Causalität der Bakterien zu erleichtern bei denjenigen Processen, wo sie constant angetroffen werden, — der Causalität, die mir nicht mehr zweifelhaft erscheint, von Vielen jedoch noch angefochten wird. Während nämlich die Abhängigkeit der Alkoholgährung von der Hefezelle jetzt als allgemein anerkannt betrachtet werden kann, lässt sich ein Gleiches von der Wirksamkeit der verschiedenen Bakterienspecies durchaus noch nicht behaupten. Der Grund, weshalb diese den niedersten Pflanzengebieten angehörenden Zellen so verschiedenartig beurtheilt sind, liegt gewiss zum grössten Theile darin, dass der Hefepilz einer auch morphologisch ziemlich gut charakterisirten Gruppe angehört, während die zahlreichen Species angehörenden Bakteriengebilde sich morphologisch fast gar nicht oder doch nur durch sehr geringfügige Merkmale differenziren lassen. Infolge dessen wurden z. B. die für Fäulniss und septicämische Processe angestellten Untersuchungen und gemachten Erfahrungen häufig durcheinander geworfen, während einerseits die Einführung von Fäulnissstoffen in den Organismus durchaus nicht immer den septicämischen Processen identische Erscheinungen hervorruft, andererseits von Septicämischen gewonnenes Blut nicht einmal die Neigung haben soll, rasch in Fäulniss überzugehen.

Nur für die Essiggährung alkoholischer Flüssigkeiten ist der Einfluss von Bakterien nicht mehr angefochten worden, seitdem durch Pasteur's[1]) im Jahre 1862 veröffentlichten Anschauungen über den Einfluss des sog. Mycoderma aceti die Liebig'sche Theorie eines chemischen Fermentes, das nach ihm ein „stickstoffhaltiger hoch organisirter Körper" sein sollte, welcher an der Luft sehr leicht Veränderungen erleide und diese „chemische Bewegung" anderen veränderungsfähigen Verbindungen mittheile, stark erschüttert wurde. Auch die letzten Einwände im Sinne der Liebig'schen Theorie, dass nämlich die Mycodermahäute selbst ähnlich wie Platinmohr und Hobelspäne den Sauerstoff mechanisch auf den Alkohol übertragen könnten, welche Wirkungsweise auch Pasteur[2]) noch gelten liess, sind durch die von A. Mayer[3]) in Gemeinschaft mit W. v. Knie-

---

1) Compt. rend. T. 54. p. 265.
2) Etudes sur le vinaigre. p. 72.
3) Adolf Mayer, Lehrb. d. Gährungschemie. 3. Ausgabe. 1879. S. 178.

riem[1]) angestellten Versuche endgiltig zu Gunsten der die Myco-
dermhäute bildenden sehr kleinen stäbchenförmigen Schistomyceten
widerlegt worden.

Dagegen kommt Hiller[2]) am Schlusse seines Werkes über die
Fäulniss, in welchem er alle bis dahin über die Fäulniss und der
ihr als analog geltenden septischen Krankheitsprocesse aufgestellten
Theorien und vorgenommenen Untersuchungen angeführt und ausführlich beleuchtet hat, zu dem Ausspruche, dass bei der Fäulniss verschiedenartige fermentirende Stoffe concurriren, dass sowohl chemische Fermente, als auch lebende Organismen (Bakterien) als Ursache
der Zersetzungen thatsächlich nachgewiesen seien. Die Betheiligung
derselben an dem Fäulnissprocess scheint sich ihm, nach den vorliegenden Erfahrungen, so zu ordnen, dass die chemischen, zum Theil
bereits in den Geweben enthaltenen und möglicherweise auch von
lebenden Geweben gebildeten, Fermente vorzugsweise die primäre Umwandlung der Eiweisskörper und gewebsbildenden Substanzen und
die Ueberführung derselben in einfachere, lösliche Modificationen bewirken, während den Bakterien die weitere Zersetzung der von jenen
gebildeten Producte, der löslichen Globuline und Peptone, der stick-
stoffhaltigen Basen und Säuren, insbesondere die mit der Bildung
H-reicher, zum Theil stinkender Endproducte (CH_4,H_2S,H_3N) verbundenen Reductionen in faulenden Stoffen zufallen. Es können,
fügt er hinzu, gewisse einfache, meist nicht riechende Zersetzungen
organischer Stoffe zu Stande kommen ohne die Gegenwart von Bakterien; aber es wird stinkende Fäulniss nach übereinstimmenden Erfahrungen niemals ohne die Betheiligung niederster Organismen wahrgenommen.

Schon früher hatte Billroth[3]) seine durch zahlreiche in den
verschiedenartigsten Nährflüssigkeiten angestellte Versuche, sowie
durch Untersuchungen von Wundsecreten, von Blut und Höhlen-
flüssigkeiten an den verschiedenartigsten Krankheiten verstorbener
Leichen gewonnenen Erfahrungen folgendermaassen resumirt:

„Damit sich Coccobacteria in den Gewebssäften und Geweben
kräftig entwickeln kann, muss sich in letzteren meist erst der chemische Stoff bilden, von welchem (oder von dessen unmittelbaren
Zersetzungsproducten) die Sporen von Coccobacteria leben, ihn in
sich oder an sich fixiren und ihn bei ihrer eigenen Vegetation ver-

---

1) Landw. Versuchsst. Bd. 16. S. 305.

2) Arnold Hiller, Die Lehre von der Fäulniss. Berlin 1879. S. 546.

3) Th. Billroth, Untersuchungen über die Vegetationsformen von Coccobacteria septica. Berlin 1874. S. 200.

mehren; nur dadurch werden sie selbst zum Ferment für Flüssigkeiten, welche in ihrer chemischen Zusammensetzung denjenigen analog sind, in welchen diese Vegetationen entstanden.

Als ein sehr wichtiger Vorgang bei acuter Entzündung ist eine Zersetzung des Gewebsparenchyms zu betrachten, durch welche ein „phlogistisches Zymoid" gebildet wird, welches dem „Fäulnisszymoid" äusserst verwandt, mit demselben vielleicht identisch ist; dies ist wahrscheinlich ein sehr günstiger Nährstoff für Coccobacteria; seine Beimischung zu Exsudaten und zu Eiter verleiht diesen letzteren zymoide, phlogistische, infectiöse Eigenschaften mit specifischem (z. B. diphtheritischem, septischem etc.) Charakter. Dies phlogistische Zymoid kann ohne Infection bei acuten Entzündungen entstehen und die Ausbreitung des acuten Processes, o h n e dass Coccobacteriavegetationen dazu nöthig wären, vermitteln; es ist dies sogar der häufigere Vorgang."

Während also in diesen Sätzen das „phlogistische Zymoid" als ausreichend betrachtet wird, um die Ausbreitung acuter Processe mit septischem, diphtheritischem etc. Charakter zu vermitteln, ja als ein günstiger Nährstoff für Coccobacteria dargestellt wird, heisst es dann wörtlich weiter:

„Sicher scheint es indess, dass Coccobacteriavegetationen unter geeigneten Verhältnissen Träger und V e r m e h r e r dieses zymoiden Körpers sein können, und als solche eine Reihe specifischer Zersetzungsprocesse einleiten können; durch diese Eigenschaft können sie zu Trägern von Contagien werden."

Hier also wird ganz entgegengesetzt den Bakterien wiederum die Fähigkeit zugeschrieben, das phlogistische Zymoid zu vermehren, das heisst doch zu bilden. Ganz abgesehen von diesen Widersprüchen wird nicht einmal weiter angegeben, in welcher Art man sich diese bisher nicht dargestellten chemischen Fermente, phlogistische und Fäulnisszymoide zu denken hat. Ein weiteres Eingehen auf die · Billroth'schen Versuche und deren Beweiskraft würde mich jedoch über den Rahmen dieser Arbeit hinausführen.

Jedenfalls geht aus den Ansichten der letztgenannten Autoren hervor, dass es sich um den Nachweis handelt, ob bei denjenigen Processen, bei welchen constant Bakterien beobachtet werden, wie bei der Fäulniss etc., selbstständige chemische Fermente, ob Bakterienvegetationen, oder ob schliesslich durch den Lebensprocess der letzteren gebildete Fermente wirksam sind; in der Art etwa wie das in der Hefezelle gebildete chemisch wirkende Invertinferment, welches den Rohrzucker in Traubenzucker überführt, bevor letzterer durch die

Hefezelle selbst in Alkohol und Kohlensäure zerlegt wird. Diese
Fragen nun, glaube ich, müssen sich durch solche Antiseptica entscheiden lassen, welche constant für alle bisher auf dieselben geprüften ungeformten Fermente ein anderes Verhalten aufgewiesen
haben, als gegen Bakterien. Gehen wir jedoch zu den von mir angestellten Untersuchungen mit Fleischwasser über.

* * *

Versuche mit Antisepticis gegen Bakterien des Fleischwassers.

Das zu meinen Versuchen angewandte Fleischwasser wurde in
der Weise hergestellt, dass möglichst fettfreies, mit scharfkantigen
Glasplättchen auf einem Teller fein zerschabtes, Rindfleisch in dem
Verhältnisse von 1 Grm. mit 40 C.-Ctm. aq. dest. übergossen wurde.
Diese Mischung, welche schwach sauer reagirt, wurde bald gekocht,
in welchem Falle sie vollkommen klar ist, bald ungekocht, wie später
ausgeführt werden wird, als Nährflüssigkeit verwandt. Lässt man
dieselbe offen bei einer Temperatur von circa 35 C. im Brutofen
stehen, so findet man schon nach 12 Stunden in den oberflächlichsten
Schichten grössere ovalkuglige Gebilde offenbar aus der Luft hinein-
gefallene Dauersporen und kleine Stäbchen. Nach 24 Stunden enthält die Flüssigkeit eine Unzahl kleiner, sehr feiner Stäbe, die kleinsten unter ihnen in lebhaftester Bewegung. Sie ist dann gewöhnlich
leicht hell getrübt, reagirt meist neutral.

Am 3. Tage sieht man neben den kleinen schon grössere, bewegliche Stäbe.

Am 5. Tage bei gekochtem, bei ungekochtem Fleischwasser
meist erst nach 8 Tagen, lässt sich dann durch Nitroprussidnatrium
in Combination mit Ammoniak beginnende SH_2-Reaction nachweisen.
Die Flüssigkeit reagirt dann gewöhnlich noch neutral und erst am
folgenden Tage zeigt sie sich meist schwach alkalisch (diese Reaction
wurde durch Phenolphtalein geprüft). Um diese Zeit hatten sich
dann schon reichliche Gliahaufen von ziemlich nahe an einander liegenden, bei dem Gebrauche der Stellschraube bald kuglig, bald cu-
bisch oder sternförmig prismatisch erscheinenden Gebilden eingefunden.
Sie schienen gewöhnlich den kleinsten kugligen Gebilden (Mikrococ-
cen), häufig aber auch kleinsten Stäbchen (Mikrobakterien) zu entsprechen, deren Längsdurchmesser noch dieselben Dimensionen wie
der Querdurchmesser einnahm; mögen auch oft erstere in letztere
übergegangen sein. Während nun diese Gliahaufen gewöhnlich an
der Oberfläche der Gefässe eine auch als Bakterienhäutchen bezeich-

nete Decke bildeten, hatten sich in den tieferen Schichten der Flüssigkeit bereits zahlreiche, äusserst lange, dünne Fäden, welche den Durchmesser des Gesichtsfeldes an Länge um das 3 bis 4 fache übertrafen, eingefunden. An denselben war entweder keine weitere Structur wahrzunehmen (Vibrionen), oder sie erschienen in grösseren Zwischenräumen mit Querscheidewänden versehen (Streptobakterien). Die Bildung von stark lichtbrechenden, glänzenden, doppelt contourirten, Fetttröpfchen ähnlichen Kugeln in diesen Fäden, welche durch Auflösung der letzteren frei werden, und häufig, gewiss die Endglieder der Reihen, noch ein Stück vom Faden, gleichsam als Schwanz, anhängend haben (Helobakterien), habe ich verhältnissmässig nicht häufig beobachtet. Es schien mir diese Bildung von Dauersporen gewöhnlich mit einer zu hohen Temperatur im Brutofen zusammenzuhängen (letzterer konnte leider, da er von anderen Personen gleichzeitig benutzt wurde, nicht immer auf einer constanten Temperatur erhalten werden). Es spricht der Umstand, dass Kühn dieselbe bei Uebertragung von Eiweissbakterien in Bucholtz'sche Nährflüssigkeit, welche für dieselbe ein ungünstiger Nährboden ist, sehr häufig gesehen, gewiss dafür, dass Dauersporen sich erst dann bilden, wenn die Verhältnisse für die weitere Vermehrung der Bakterien durch Theilung ungünstig geworden sind. Auch Boehlendorff gibt an, dass Dauersporen sich in der ursprünglichen Flüssigkeit, in welcher sie sich gebildet, nicht mehr entwickeln; dagegen, in neue Nährlösung gebracht, sofort zu trefflichen Stäben auswachsen.

Obgleich nun, wie aus dem Vorstehenden ersichtlich, die in dem Fleischwasser beobachteten Bakterien unter Umständen die verschiedenartigsten Gestalten annehmen können, namentlich was ihre Grössendimensionen anlangt, so will ich es doch nicht unterlassen, einige Maassangaben für die am häufigsten gesehenen Formen zu geben. Mit der Immersionslinse IX Hartnack und dem Ocularmikrometer II, dessen Theilstriche bei ausgezogenem Tubus 0,0018 Mm. repräsentirten, gemessen, zeigten die am dritten Tage in offenstehendem Fleischwasser vorkommenden Kugeln einen Durchmesser von circa 0,0012, die kleinsten Stäbchen eine Länge von 0,0018 und eine Breite von 0,0012 Mm. Die grössten am dritten Tage vorgefundenen Formen waren fünfgliedrige Stäbe von 0,0144 Mm. Länge, deren einzelne Glieder eine Länge von 0,0027 Mm. hatten, während die vorwaltenden Formen zweigliedrige Stäbe von 0,005—0,006 Mm. Länge darstellten. Am fünften Tage waren dann die einzelnen Glieder fadenförmig aneinandergereihter Stäbe schon bedeutend kürzer geworden, indem fünfgliedrige Stäbe nur noch eine Länge von circa 0,01 Mm.

13*

einnahmen. Die grössten Streptobakterien hatten um diese Zeit eine Länge von 0,0162 Mm.

Auch nach 6 Wochen sah ich in den mit Fleischwasser gefüllten, in den Brutofen gestellten Gläsern, wenn sie auch fast schon vollständig eingetrocknet waren, in Unzahl kleinste bewegliche Stäbe und Kugeln neben weniger zahlreichen grösseren, gleichfalls beweglichen Stäben. Nur wenn die Flüssigkeit sehr stark eingedickt war, erschienen die in eine Gallerte eingebetteten Kugeln und Stäbchen unter dem Mikroskope in einer unruhigen, hin und her zitternden Bewegung begriffen, ohne von der Stelle rücken zu können; sobald jedoch die so eingedickte Flüssigkeit mit Aqua destillata verdünnt wurde, bekamen die Kugeln und Stäbchen sofort ihre alte Beweglichkeit wieder. Um diese Zeit reagirt die Flüssigkeit wieder neutral oder doch nur noch schwach alkalisch, SH_2-Reaction ist nur in sehr seltenen Fällen noch nachweisbar. Die am Boden der Gefässe liegenden Fleischklümpchen erweisen sich in ihre einzelnen, zum Theil schon in Zerfall begriffenen Muskelfibrillen aufgelöst.

Wir haben also in dem Fleischwasser eine Flüssigkeit, welche leicht aus der Luft und nach Bohlendorff[1]) aus dem verschiedenartigsten Mutterboden mit Bakterien inficirt werden kann, und deren Gedeihen bis zur Ausbildung ihrer höchsten Formenstufen begünstigt. Die Bucholtz'sche Nährflüssigkeit dagegen inficirt sich nach den übereinstimmenden Erfahrungen von Kühn und Boehlendorff, denen ich nach eigenen gleich zu Beginn meiner Arbeiten angestellten Untersuchungen nur beipflichten kann, aus der Luft sehr schwer mit Bakterienkeimen, und die in dieselbe aus anderem Mutterboden hineingebrachten Bakterien nehmen nur kümmerliche Kugelgestalten an, ja senken sich bald zu Boden und sind in ihrer Weiterentwicklung, offenbar durch zu ungenügendes Nährmaterial, gehemmt.

Mit diesem Fleischwasser wurden nun, da es sich nach den Kühn'schen Untersuchungen herausgestellt hatte, dass behufs Aufhebung des Fortpflanzungsvermögens von Bakterien, die in mit Antisepticis versehene Gläser hereingebracht waren, stärkere Concentrationen der ersteren erforderlich waren, als zur Verhinderung ihrer Entwicklung, da ferner zu vermuthen war, dass entsprechend dem Theile II der Bucholtz'schen Tabelle die Abtödtung resp. die Vernichtung des Fortpflanzungsvermögens schon entwickelter Bakterien noch stärkere Concentrationen erfordern würde, und um schliesslich den Einfluss der Antiseptica auf das Gedeihen frei in offenstehendes gekochtes

----

1) a. a. O. S. 39.

und ungekochtes Fleischwasser hineinfallender Keime resp. auf das Aufheben des Fortpflanzungsvermögens derselben kennen zu lernen, für jedes Antisepticum folgende 4 Versuchsgruppen angestellt:

I. suchte ich die kleinste Menge des betreffenden Antisepticums zu ermitteln, welche nach Hineinbringen von 2 Tropfen stark bakterienhaltigen Fleischwassers in keimfrei gemachtes Fleischwasser die Entwicklung dieser Bakterien zu verhindern im Stande sei,

II. forschte ich nach der Dosis des Giftes, welche in üppigster Entwicklung begriffene Bakterien ertödtet, resp. in Ruhestand versetzt,

III. wurde die Concentration des Antisepticums gesucht, bei welcher die in gekochtes Fleischwasser aus der Luft hineinfallenden Bakterienkeime sich nicht mehr entwickeln konnten, und

IV. dieselbe für ungekochtes Fleischwasser bestimmt, um einen Vergleich zu gewinnen, in wie weit das Kochen desselben die Entwicklung der Bakterien beeinflusst.

Die aus jeder dieser 5 Gruppen angestellten Transplantationen ergaben dann die Verdünnungen, bei welchen das Fortpflanzungsvermögen der Bakterien in jeder Gruppe aufgehoben wurde.

Wie man sieht, entspricht aus der in solcher Weise gewonnenen Tabelle III die Reihe I. a dem Theile I der in Tabelle I und II wiedergegebenen Bucholtz'schen und Kühn'schen Zahlen, die Reihe I. b dem Theile II der Kühn'schen Zahlen auf Tabelle II, während die Reihe II. b mit den Bucholtz'schen Zahlen im Theile II der Tabelle I zu vergleichen ist.

Die An- oder Abwesenheit von Bakterien wurde in jedem einzelnen Falle durch das Mikroskop entschieden (Dr. Hartnack's System 8 Ocular 3 = 430 fache Vergrösserung; nur selten wurde in zweifelhaften Fällen das Immersionssystem No. 9 = 650 fache Vergrösserung zu Hülfe gezogen), da die von Cohn, Billroth, Huizinga und seinen Gegnern, auch von Bucholtz als Kriterium für Bakterienentwicklung benutzte Trübung der Nährflüssigkeit von mir nicht angewandt werden konnte, weil das Fleischwasser durch den Zusatz mancher Antiseptica von Hause aus makroskopisch getrübt oder wenigstens derartig gefärbt wurde, dass eine nachträgliche Trübung geringeren Grades schwer wahrzunehmen war. Ausserdem hat schon Kühn[1]) darauf aufmerksam gemacht, dass nach der Trübung keineswegs in jedem Falle die An- oder Abwesenheit der Bakterien unzweifelhaft bestimmt werden kann. Auch ich habe in mehreren Fällen Bakterien mikroskopisch nachweisen können, wo mein Auge

---

1) a. a. O. S. 35.

noch nicht die Spur einer Trübung in der Flüssigkeit wahrnehmen
konnte, und wenngleich ich zugeben muss, dass dann nach einiger
Zeit wohl immer Trübung hinzugetreten ist, so scheint mir doch in
allen Fällen, wo ein genauer Nachweis erwünscht ist, die mikroskopische Untersuchung unumgänglich nothwendig zu sein.

Am schwierigsten war es, die in meiner Tabelle III, Reihe II
angegebenen Zahlen zu constatiren, weil für eine Einwirkung der
Antiseptica auf entwickelte Bakterien für diese Reihe nur die Ueberführung in den Ruhestand verwerthet werden konnte. Da aber im
Fleischwasser die Bakterien, namentlich die Stäbe, sonst immer die
regste Beweglichkeit zeigen, so verdient auch diese Zahlenreihe
gewiss eine grössere Berücksichtigung, als wenn sie etwa mit
Bucholtz'scher Flüssigkeit gewonnen wäre.

Die Methode, nach welcher ich meine Untersuchungen anstellte,
war im Wesentlichen die von Bucholtz ausgebildete, und später
in Haberkorn's und Kühn's Arbeiten bewährte Culturmethode.
Da ich jedoch in einigen Punkten Abweichungen von derselben
vorgenommen habe, will ich sie hier mit den Abänderungen kurz
schildern.

Nachdem die, wie oben ausgeführt, zubereitete Nährflüssigkeit
in einem grösseren Glaskolben, welcher nach Art einer Spritzflasche
armirt worden, eine halbe Stunde lang über der Berzelius'schen
Lampe im Sieden erhalten war, wurde sie entweder noch heiss, oder
nach Abkühlen unter Watteverschluss, in ein grosses, stets sorgfältig
rein gehaltenes, nach Cubikcentimetern graduirtes Cylinderglas filtrirt,
welches an seinem unteren Ende mit einem Drehhahn, gleichfalls
aus Glas, versehen war. Aus diesem Cylinderglase wurden dann je
20 C.-Ctm. in sorgfältig gereinigte circa 35—40 C.-Ctm. fassende Ri-
cinusölgläser gefüllt, welche vorher eine halbe Stunde lang zwischen
115—150 ⁰ C. erhitzt worden waren. Anstatt dieselben jedoch, wie
es hier seit Bucholtz geschehen, sofort nach dem Erhitzen mit
einem Carbolwattepfropf zu verstopfen, zog ich es vor, da unterdessen
Wernich [1]) auf die Fehlerquelle, welche in der Anwendung carbo-
lisirter Watte enthalten ist, aufmerksam gemacht hatte, die Gläser
mit einem Pfropf von gewöhnlicher, entfetteter Watte zu versehen.
Während jedoch Wernich vorher geformte Wattepfröpfe separat in
einem Gasofen erhitzte, und sie darauf in den gleichfalls vorher erhitzten Gläsern mittelst geglühter Pincette befestigte, vereinfachte ich
mir die Sache dadurch, dass ich die Watte von Hause aus in die

---

1) A. Wernich, Die aromatischen Fäulnissproducte in ihrer Einwirkung auf
Spalt- und Sprosspilze. Virchow's Archiv f. path. Anat. Bd. 78. S. 54.

gereinigten und getrockneten Gläser brachte und sie dann gemeinschaftlich mit letzteren der oben angeführten Temperatur aussetzte.
Auch bei meinem Verfahren zeigten die Controlgläser selbst nach
Monaten nicht die geringste Entwicklung von Bakterien. Abgesehen
von der Unbequemlichkeit, zu gleicher Zeit mit heissen Gläsern und
erhitzter Watte zu operiren, gelingt es nach meinem Verfahren entschieden leichter, gut schliessende Pfröpfe zu bereiten.

Die für meine Reihe I a, sowie sämmtliche zu Transplantation
bestimmte Gläser, bei denen insgesammt das Volumen von 20 C.-Ctm.
durch eine mit Diamantstift geritzte Marke bezeichnet war, wurden
nach Einfüllen des Fleischwassers, was natürlich unter vorsichtiger
Lüftung des Wattepfropfes geschah, in ein Paraffinbad getaucht und
in demselben wiederum eine halbe Stunde lang auf 112—115 ° C.
erhitzt. Diese Temperatur genügt für Fleischwasser vollkommen,
während bei noch höheren die Wattepfröpfe derartig von Wasser-
dämpfen durchnässt werden, dass sie häufig durch neue ersetzt werden müssen. Auch kann dann das lästige Festbinden der Pfröpfe
unterlassen werden, wenn die Temperatur nur genau regulirt wird,
da bei derselben gut formirte Pfröpfe bei Fleischwasser nicht hinaus-
geschleudert werden. Das während dieser Procedur verdunstete
Wasser wurde durch über eine halbe Stunde im Sieden erhaltenes
destillirtes Wasser mittelst zuvor ausgeglühter Pipette ersetzt.

Die Infection der Gläser für die Versuche meiner Reihe I a geschah in jedem Falle mit 2 Tropfen schon stark bakterienhaltigen
Fleischwassers, das jedoch nicht kürzere Zeit, als 24 Stunden, und
nicht länger, als 5 Tage, der Bakterienentwicklung ausgesetzt sein
durfte, da, wie Wernich[1]) mit vollem Rechte bemerkt hat, die
Regsamkeit der Vermehrung der Bakterien schon um diese Zeit abzunehmen beginnt. Zu Transplantationen wurden in jedem einzelnen
Falle 5 Tropfen aus dem auf das gestörte Fortpflanzungsvermögen
der Bakterien zu untersuchenden Glase mit stets gleichartigen Pipetten entnommen, und zwar wurden die Transplantationen angestellt,
bevor noch die ursprünglichen Gläser zum Mikroskopiren geöffnet
worden. Die zu diesen Zwecken benutzten Pipetten und Glasstäbe
wurden stets in Alkohol gehalten und nie in Anwendung gezogen,
ohne dass sie vorher in einer Weingeistflamme tüchtig geglüht worden waren.

Für meine Reihe II a wurden grössere Portionenen Fleischwassers
in offenen Kolben der spontanen Infection aus der Luft überlassen,

---

1) a. a. O. S. 55.

No. Fleischwasser. Sublimatlösung.

S.   20 C.-Ctm. — 0,09 C.-Ctm. von 4 pCt. gibt Verdünn. von 1 : 5580
9.   20   „   — 0,08   „   -   „   „   „   „   „ 1 : 6275
10. 20   „   — 0,07   „   -   „   „   „   „   „ 1 : 7168
11. 20   „   — 0,06   „   „   „   „   „   „   „ 1 : 8358
12. 20   „   — 0,05   „   „   „   „   „   „   „ 1 : 10025
13. 20   „   — 0,04   „   „   „   „   „   „   „ 1 : 12525

dann durchgeschüttelt und offen 9½ Uhr Abends in den Brutofen gestellt.

Am 26. IV. 7 Uhr Abends sind die Gläser 1—10 incl. klar, enthalten keine Bakterien, 11. 12 und 13 sind trübe und zeigen Gliahaufen von schwach lichtbrechenden Kugeln und Stäben. Es werden Transplantationen von je 5 Tropfen in entsprechende Gläser 1'—9' incl. gemacht und mit einem Controlglase No. 14' um 5 Uhr Abends in den Brutofen gestellt.

Am 30. IV. 11 Uhr Vormittags zeigen sich 1'—6' incl. und 14' klar, 7'. 8'. 9' trübe. Bei der mikroskopischen Untersuchung finden sich in 1'—5' incl. und in 14' keine Bakterien, dagegen in 6' spärliche kurze Doppelstäbe, zum Theil beweglich, in 7' zahlreiche, kurze, lebhaft bewegliche Stäbe, ebenso in 8' und 9'.

Es liegt also hier in No. 6' ein Fall vor, wo mein Auge keine Trübung im Glase wahrnehmen konnte, obgleich in demselben Bakterien enthalten waren. Leider bin ich nicht im Stande, in diesem Falle anzugeben, ob später eine Trübung eingetreten ist.

Wir sahen somit, dass Sublimat in Verdünnung von 1 : 7168 die Entwicklung in ungekochtes Fleischwasser frei hineinfallender Bakterienkeime verhindert, bei 1 : 8358 noch nicht, und dass er in Verdünnung von 1 : 2525 deren Fortpflanzungsvermögen aufhebt, bei 1 : 3358 dagegen noch nicht.

Da ein in derselben Weise fortgeführtes ausführliches Wiedergeben der einzelnen Versuchsprotokolle für alle folgenden Antiseptica den Leser nur ermüden würde, beschränke ich mich darauf, die einzelnen Versuchsresultate so kurz, wie möglich, zu veröffentlichen, indem ich nur noch bemerke, dass alle Versuche mit derselben Sorgfalt, wie die eben mitgetheilten, ausgeführt wurden.

2. Salicylsäure.

Nachdem Kolbe [1]) die Wirksamkeit der Salicylsäure gegen alkoholische Gährung, gegen das Verderben des Bieres durch Pilzbildung und gegen die Fäulniss des Harns erkannt, und ausserdem constatirt hatte, dass das Gerinnen der Milch durch 0,4 pCt. Salicylsäure um 36 Stunden aufgehalten werde, frisches Fleisch aber, mit Salicylsäure eingerieben, sich wochenlang an der Luft halte, ohne zu

---

1) H. Kolbe, Ueber eine neue Darstellungsmethode und einige bemerkenswerthe Eigenschaften der Salicylsäure. Journ. f. prakt. Chemie. Neue Folge. Bd. X. 1874. S. 89 ff.

faulen, hatten Neubauer[1]) und Müller[2]) weitere Beiträge über die Wirkungen der Salicylsäure bei der Gährung und im Urin geliefert. Schon vor dem Erscheinen dieser Arbeiten hatte Bucholtz, geleitet von den nahen Verwandtschaftsbeziehungen, die zwischen der Carbol- und Salicylsäure bestehen, und von dem Umstande, dass bei der Salicylsäure viele, namentlich für die praktische Anwendung unangenehme, Eigenschaften der Carbolsäure fortfallen, seine Versuche mit der ersteren gegen Tabaksinfusbakterien angestellt, deren Resultate in unserer Tabelle I. wiedergegeben sind. Auch die Kühn'schen Versuche mit der Salicylsäure sind im Texte und in der Tabelle II. vielfach berücksichtigt worden.

Tabelle I.

Nach L. Bucholtz wird in Bucholtz'scher Nährflüssigkeit

I. die Entwicklung von Bakterien aus Tabaksinfus reiner Aussaat stammend in Verdünnungen von:		II. das Fortpflanzungsvermögen entwickelter Bakterien aus Tabaksinfus reiner Aussaat stammend in Verdünnungen von:		Antiseptica:
—	—	1 : 27777*	1 : 33333	durch Chlor.
—	—	1 : 5714*	1 : 6410	„ Jod.
—	—	1 : 3333	1 : 5000	„ Brom.
—	—	1 : 666	1 : 1104	„ schweflige Säure.
1 : 20000	—	—	—	„ Sublimat.
1 : 2000	1 : 2119	—	—	„ benzoesaur. Natron.
1 : 2000?	1 : 4000?	1 : 200	1 : 1000	„ Thymol.
1 : 1000	1 : 1250	1 : 250	1 : 340	„ Benzoesäure.
1 : 1000	1 : 2000	1 : 200	1 : 1000	„ Carvol.
1 : 1000	1 : 2000	—	—	„ Thymianöl.
1 : 1000?	1 : 2000?	1 : 100	1 : 200	„ Kreosot.
1 : 1000 v.?	1 : 2000 v.?	—	1 : 33 v.?	„ Methylsalicylsäure.
1 : 932*	1 : 1863	1 : 362*	1 : 675	„ Salicylsäure.
1 : 666	1 : 1000	—	—	„ Eucalyptol.
1 : 500	1 : 1000	—	—	„ Kümmelöl.
1 : 500*	1 : 1000	1 : 25?	1 : 50?	„ Carbolsäure.
1 : 217*	1 : 433	—	—	„ salicylsaur. Natron.
1 : 152	1 : 202	1 : 161	1 : 208	„ Schwefelsäure.
1 : 133	1 : 200	—	—	„ Borsäure.
1 : 133	1 : 200	—	—	„ Kupfervitriol.
1 : 75	1 : 100	—	—	„ Salzsäure.
1 : 50*	1 : 63	—	—	„ salzsaures Chinin.
1 : 50	1 : 67	—	—	„ Zinnvitriol.
(1 : 50 v.?)	1 : 31 v.?	1 : 4,5	1 : 4,78	„ Alkohol.
verhindert.	nicht verhindert.	vernichtet.	nicht vernichtet.	

Nach Wernitz schwankte auch die Wirksamkeit der Salicyl-

---

1) Neubauer, Ueber die gährungshemmende Wirkung der Salicylsäure. Ibid. Bd. XI. 1875. S. 1 ff.

2) Müller, Ueber die antiseptischen Eigenschaften der Salicylsäure u. s. w. Ibid. Bd. X. 1875. S. 444 ff.

säure auf ungeformte Fermente zwischen Verdünnungen von 1 : 250 und 1 : 9000.

Tabelle II.

In bei allen hier angeführten Versuchen angewandter Bucholtz'scher Nährflüssigkeit wird

I. die Entwicklung von Bakterien

1. nach Kühn aus Erbseninfus stammend in Verd. von:		2. nach Kühn aus Eiweissinfus stammend in Verd. von:		3. nach Kühn aus Mutterkorninfus stammend in Verd. von:		4. nach Bucholts aus Tabaksinfus stammend in Verd. von:		Antiseptica:
1: 724	—	1:1000	—	1: 724	—	1: 932	1:1863	durch Salicylsäure.
1: 205	1: 255	1: 200	—	—	—	1: 500	1:1000	» Carbolsäure.
1: 58	1: 81	—	1: 101	—	—	1: 133?	1: 200	» Borsäure.
1:3097	—	—	—	—	—	1: 2000?	1:4000?	» Thymol.
—	—	—	—	1:25250	—	1:20000	—	» Sublimat.
1: 934	1:1025	1:2600?	1:3130	—	—	—	—	» borsalicyls. Natron
1:5250	1:7825	1:8314	1:9340	—	—	—	—	» Aluminiumacetat.
1: 58	1: 81	—	1: 137	—	—	—	—	» Borax.
—	—	1:1025	1:5125	1: 1025	1:5125	—	—	» Pikrinsäure.
ver- hindert.	nicht verh.	ver- hindert.	nicht verh.	ver- hindert.	nicht verh.	ver- hindert.	nicht verh.	

wird

II. das Fortpflanzungsvermögen dieser Bakterien

1. nach Kühn aus Erbseninfus stammend in Verd. von:		2. nach Kühn aus Eiweissinfus stammend in Verd. von:		3. nach Kühn aus Mutterkorninfus stammend in Verdünn. von:		Antiseptica
1: 616	1: 724	1: 1000?	—	1: 616	1: 724	durch Salicylsäure.
1: 156	1: 205	1: 200	—	—	—	» Carbolsäure.
1: 58	1: 81	—	1: 101	—	—	» Borsäure.
1:25250	—	1:25250	—	1:25250	—	» Sublimat.
1: 934	1:1025	1: 3130?	—	—	—	» borsalicyls. Natron.
—	1:5250	—	1:8314	—	—	» Aluminiumacetat.
—	1: 58	—	1: 137	—	—	» Borax.
—	—	1:20958?	—	1: 1025	1:5125	» Pikrinsäure.
auf- gehoben.	nicht aufgeh.	auf- gehoben.	nicht aufgeh.	aufgehoben.	nicht aufgehoben.	

I.

1. Versuch.

Am 7. II. Mittags werden 11 mit Fleischwasser zu je 20 C.-Ctm. gefüllte, im Paraffinbade erhitzte Gläser mit einer alkoholischen Salicylsäurelösung von 33,33 pCt. (es waren 2 Grm. Salicylsäure mit absolutem Alkohol bis zum Gesammtvolumen von 6 C.-Ctm. bei leichtem Erwärmen gelöst worden) in verschiedenen Graden versetzt, so dass No. 1 eine Verdünnung von 1 : 33, No. 11 eine solche von 1 : 3003 repräsentirt. Da die Salicylsäure sich in den Gläsern an der Oberfläche der Flüssigkeit krystallinisch ausgeschieden, werden die Gläser im Wasserbade erwärmt, bis die

Salicylsäure sich vollkommen gelöst, und nach dem Erkalten mit je 2 Tropfen eines stark bakterienhaltigen Fleischwassers vom 4. II. inficirt, darauf durchgeschüttelt und in den Brutofen gestellt.

Am 10. II. Mittags sind noch alle Gläser klar. Es werden aus ihnen Transplantationen in entsprechende Gläser 1' — 11' gemacht. Die mikroskopische Untersuchung der ursprünglichen Reihe erweist, dass sich in keinem Glase Bakterien entwickelt hatten. Die Gläser 1—5 incl. enthalten einen gradatim abnehmenden Bodensatz von Salicylsäurekrystallen.

Am 13. II. 4 Uhr Nachm. sind die Gläser 1'—10' incl. klar, enthalten keine Bakterien, 11' ist stark trübe, enthält zahlreiche, längere und kürzere Stäbe. Das ursprüngliche Glas No. 10 repräsentirte eine Verdünnung von 1 : 1003.

2. Versuch.

Da eine Ziffer, bei welcher Salicylsäure die Entwicklung von Bakterien nicht mehr hindern kann, durch den vorigen Versuch nicht gewonnen war, so wurden am 16. IV. Mittags 6 mit Fleischwasser zu je 20 C.-Ctm. gefüllte, im Paraffinbade erhitzte Gläser mit einer alkoholischen Salicylsäurelösung von 10 pCt. versetzt (No. 1 enthielt eine Verdünnung von 1 : 1121, No. 6 eine solche von 1 : 10010), darauf durchgeschüttelt, mit je 2 Tropfen einer stark bakterienhaltigen Fleischlösung vom 11. IV. inficirt und in den Brutofen gestellt.

Am 19. IV. Abends alle 6 Gläser, von ihnen No. 1, 2, 3 schwach, No. 4, 5, 6 deutlich trübe. In No. 1, 2 und 3 sieht man unter dem Mikroskop lange, dünne, fadenförmige Gebilde, verfilzt wie aufgedrehte Schnüre; daneben nur spärliche Stäbe; in No. 4, 5, 6 dagegen zahlreiche, lebhaft bewegliche Stäbe und Kugeln. Es werden Transplantationen in die Gläser 1', 2', 3' gemacht.

Am 22. IV. Nachm. No. 1' und 3' klar, enthalten keine Bakterien, No. 2 leicht getrübt, enthält spärliche, fadenförmige Gebilde.

Am 25. IV. ist in den ursprünglichen Gläsern 1 und 2 nichts mehr mikroskopisch zu entdecken, da die früher in ihnen gefundenen fadenförmigen Gebilde offenbar nicht entwicklungsfähig waren und zu Boden gesunken sind; nur im Glase No. 3 sieht man dieselben noch ebenso wie am 19. IV.

Während also im vorigen Versuche Salicylsäure in Verdünnung von 1 : 3003 die Entwicklung von Bakterien verhindert hatte, scheint sie dasselbe in diesem Falle bei einer Verdünnung von 1 : 1121 nicht bewirkt zu haben, wenn man die in den 3 ersten Gläsern beobachteten, aufgedrehten Schnüren ähnlichen, fadenförmigen Gebilde, welche übrigens eine mangelhafte Fortpflanzungsfähigkeit documentirten, überhaupt als eine Erscheinungsform von Bakterien gelten lassen will. Die Bildung von Stäben war übrigens schon in dem Glase No. 3, welches eine Verdünnung von 1 : 2232 repräsentirte, stark beeinträchtigt worden.

3. Versuch.

Um nun, wenn möglich, der Ursache des abweichenden Verhaltens in den beiden vorigen Versuchen auf die Spur zu kommen, wurden noch an demselben 22. IV. Nachm. 14 mit Fleischwasser zu je 20 C.-Ctm. gefüllte, im Paraffinbade erhitzte Gläser mit einer alkoholischen Salicylsäurelösung von 10 pCt. versetzt (No. 1 enthielt eine Verdünnung von 1 : 93, No. 14 eine solche von 1 : 10010), mit je 2 Tropfen eines stark bakterienhaltigen Fleischwassers inficirt, darauf durchgeschüttelt und in den Brutofen gestellt.

Am 25. IV. Abends sind die Gläser 1—13 incl. klar, enthalten keine Bakterien, No. 14 ist stark trübe, enthält lebhaft bewegliche Stäbe und Kugeln, auch Fäden. Es hatte also in diesem Falle No. 13 mit einer Verdünnung von 1 : 5010 Bakterienentwicklung verhindert. Es werden Transplantationen aus den Gläsern No. 1—12 incl. gemacht.

Am 29. IV. sind die Gläser 1′—5′ incl. klar, enthalten keine Bakterien; No. 6′—12′ incl. sind trübe. Von ihnen enthalten die Gläser 6′, 7′, 8′, 9′ zahlreiche, ovalkuglige, ruhende Gebilde und Gliahaufen derselben, die Gläser 10′ und 11′ daneben spärliche, schwach bewegliche Stäbe, 12′ ausserdem zahlreiche kleinste, lebhaft bewegliche Stäbe. Das ursprüngliche Glas No. 5 enthielt eine Verdünnung von 1 : 343, No. 6 eine solche von 1 : 454.

Obgleich ich nun in vorliegenden 3 Versuchen keine Uebereinstimmung erzielt habe, was gewiss zum grossen Theile den verschiedenen in denselben aufgetretenen Bakterienformen zuzuschreiben ist, welche verschiedenen Arten angehört haben mögen, so sehe ich mich doch berechtigt, da ich mir zur Aufgabe gestellt, Concentrationen der Antiseptica zu finden, welche überhaupt k e i n e Bakterienart mehr gedeihen lassen, in meine Tabelle aufzunehmen, dass Salicylsäure nach dem 2. Versuche in Verdünnung von 1 : 1121 noch nicht, im Glase No. 10 des 1. Versuches bei einer Verdünnung von 1 : 1003 jedenfalls die Entwicklung von aus Fleischwasser in Fleischwasser versetzten Bakterien verhindert, und, wie aus dem 3. Versuche hervorgeht, bei einer Verdünnung von 1 : 343 deren Fortpflanzungsvermögen vollkommen aufgehoben hatte, während 1 : 454 das Letztere nicht bewirkte.

II.

Am 12. II. Abends werden aus einem am 9. II. mit Fleischwasser gefüllten, darauf inficirten, jetzt stark bakterienhaltigen Ballon 13 Gläser zu je 20 C.-Ctm. gefüllt, und mit alkoholischer Salicylsäurelösung von 33,33 pCt. in verschiedenen Abstufungen versetzt, so dass No. 1 eine Verdünnung von 1 : 35, No. 13 eine solche von 1 : 6003 enthält. Darauf werden die Gläser tüchtig durchgeschüttelt und in den Brutofen gestellt.

Am 14. II. finden sich in No. 13 — 7 incl., in 4 und 3 zahlreiche, bewegliche, kleine Stäbchen, in 6 und 5 nur spärliche, bewegliche, kurze Stäbchen, in 2 und 1 dagegen keine Bakterien. Es werden aus den Gläsern 1, 2, 5 und 6 Transplantationen in correspondirende Gläser 1′, 2′, 5′ und 6′ gemacht, und zwei nicht inficirte, jedoch gleichfalls auf kurze Zeit geöffnete Controlgläser No. 14′ und 15′ hinzugefügt.

Am 18. II. Morgens sind die Gläser 1′, 2′, 5′ und 6′ trübe, enthalten zahlreiche Bakterien, No. 14′ und 15′ sind klar, bakterienfrei.

Noch stärkere Concentrationen der Salicylsäure anzuwenden, schien der Mühe nicht werth, da sich schon in den ursprünglichen Gläsern 1—6 gradatim abnehmend Salicylsäurekrystalle am Boden ausgeschieden hatten.

Mithin hatte Salicylsäure in Verdünnung von 1 : 60 (im Glase No. 2) in Fleischwasser entwickelte Bakterien ertödtet, in Verdünnung von 1 : 78 (im Glase No. 3) noch nicht. Das Fortpflanzungsvermögen derselben war durch eine Verdünnung von 1 : 35 noch nicht aufgehoben worden.

III.

Am 7. II. Nachmittags werden 16 Gläser mit gekochtem Fleischwasser zu je 20 C.-Ctm. gefüllt, mit einer alkoholischen Salicylsäurelösung von 33,33 pCt. in verschiedenen Abstufungen versetzt, so dass No. 1 eine Verdünnung von 1 : 58, No. 16 eine solche von 1 : 6004 enthält, darauf im Wasserbade bis zur vollständigen Lösung der krystallinisch ausgeschiedenen Salicylsäure erwärmt und nebst einem nicht mit Salicylsäure versehenen Glase No. 17 offen in den Brutofen gestellt.

Am 10. II. Nachm. sind die Gläser 1—15 incl. klar, 16 und 17 stark getrübt. Es werden Transplantationen in die Gläser 1'—15' incl. gemacht. Unter dem Mikroskope sieht man in 17 und 16 Gliahaufen, unzählige bewegliche Stäbchen und Kugeln, von 15 an aufwärts nur spärliche bewegungslose Kugeln (Sporen?). Das Glas No. 15 enthielt eine Verdünnung von 1 : 3003.

Am 13. II. Nachm. die Gläser 1'—12' incl. klar, bakterienfrei, 13', 14', 15' getrübt, enthalten Bakterien.

Es hatte also Salicylsäure in Verdünnung von 1 : 3003 die Entwicklung in gekochtes Fleischwasser frei hineinfallender Bakterienkeime gehindert, in Verdünnung von 1 : 6003 noch nicht. Das Fortpflanzungsvermögen derselben war durch eine Verdünnung von 1 : 603 (im Glase No. 12) aufgehoben worden, durch eine Verdünnung von 1 : 1003 (im Glase No. 13) noch nicht.

IV.

Am 14. IV. Abends werden 12 Gläser in der beim Sublimat für dieselbe Versuchsgruppe beschriebenen Weise zubereitet und mit alkoholischer Salicylsäurelösung von 10 pCt. in Abstufungen versetzt, so dass No. 1 eine Verdünnung von 1 : 232, No. 12 eine solche von 1 : 10010 enthält. Darauf werden die Gläser durchgeschüttelt und offen 9 Uhr Abends in den Brutofen gestellt.

Am 18. IV. Abends sind die Gläser 1—7 incl. leicht trübe, 8, 10, 11, 12 stark trübe, 9 ist klar. Am Boden von 9 und an der Oberfläche von 10 Schimmelbildung. In 8, 10, 11, 12 sind zahlreiche, lebhaft bewegliche Stäbe und Kugeln enthalten, in 1—7 incl. und 9 dagegen keine Bakterien. Transplantationen in die Gläser 1'—6' incl.

Am 21. IV. Abends sind die Gläser 1'—6' incl. noch klar. In 1'—3' incl. sind keine Bakterien enthalten, in 4'—6' incl. ruhende Stäbe.

Es veranschaulicht dieser Versuch in ausgezeichneter Weise, wie die ursprünglichen Gläser 1—7 incl. durch den Salicylsäurezusatz

14*

Am 6. III. Mittags sind die Gläser 1′, 2′ und 3′ klar, 4′—11′ zunehmend stärker getrübt. In 1′, 2′ 3′ keine Bakterien, in 4′—11′ incl. zahlreiche, lebhaft bewegliche Stäbe neben Gliahaufen und den verschiedensten anderen Formen.

Aus dem 2. Versuche geht hervor, dass essigsaure Thonerde in Verdünnung von 1 : 4268 (im Glase No. 11) die Entwicklung von aus Fleischwasser in Fleischwasser versetzten Bakterien verhindert, bei einer Verdünnung von 1 : 5435 noch nicht, dass sie ferner deren Fortpflanzungsvermögen in Verdünnung von 1 : 59 (im Glase No. 3) aufhebt, bei einer Verdünnung von 1 : 80 dagegen noch nicht.

II.

1. Versuch.

Am 21. II. Mittags werden aus einem am 18. II. mit Fleischwasser gefüllten, darauf inficirten, jetzt stark bakterienhaltigen Ballon 12 Gläser mit je 20 C.-Ctm. gefüllt, und mit wässriger Lösung von essigsaurer Thonerde von 5,441 resp. 0,5441 pCt. in verschiedenen Abstufungen versetzt, so dass No. 1 eine Verdünnung von 1 : 92, No. 12 eine solche von 1 : 6310 enthält. Darauf werden die Gläser durchgeschüttelt und in den Brutofen gestellt.

Am 23. II. Abends enthalten alle Gläser, mit Ausnahme von No. 3, Stäbchen in Bewegung. Transplantationen in die Gläser 1′, 2′ und 3′.

Am 26. II. enthalten letztere zahlreiche lebhaft bewegliche Stäbe.

2. Versuch.

Da noch keine Grenzwerthe erreicht waren, so wurden am 3. III. Abds. aus einem am 28. II. inficirten, Fleischwasser enthaltenden Ballon, welcher zahlreiche, lebhaft bewegliche Stäbe enthielt, 11 Gläser mit je 15 resp. 20 C.-Ctm. gefüllt, mit wässriger Lösung des Aluminiumacetats von 5,441 pCt. in Abstufungen versetzt, so dass No. 1 eine Verdünnung von 1 : 32, No. 11. eine solche von 1 : 835 enthielt, darauf tüchtig durchgeschüttelt und in den Brutofen gestellt.

Am 5. III. sieht man in allen Gläsern deutliche Stäbe mit ungenauen Contouren, ohne Bewegung; in No. 11 daneben wenige bewegliche Stäbe. Transplantationen in die Gläser 1′—8′ incl.

Am 10. III. sind die Gläser 1′—6′ incl. klar, enthalten keine Bakterien, 7′ und 8′ sind trübe, enthalten bewegungslose Kugeln und Stäbe.

Da das Glas No. 6 eine Verdünnung von 1 : 92 enthielt, welche sich im 1. Versuche ganz wirkungslos erwiesen hat, so muss ich annehmen, dass Aluminiumacetat in Verdünnung von 1 : 64 (im Glase No. 5) das Fortpflanzungsvermögen schon entwickelter Bakterien aufhebt, bei einer Verdünnung von 1 : 92 (im Glase No. 1 des vorigen Versuches) dagegen noch nicht. Ertödtet werden entwickelte Bakterien durch dasselbe bei einer Verdünnung von 1 : 427 (im Glase No. 10 dieses Versuches), bei Verdünnung von 1 : 835 noch nicht.

III.

Am 15. II. Mittags werden 16 Gläser mit gekochtem Fleischwasser zu je 20 C.-Ctm. gefüllt, mit wässrigen Lösungen des Aluminiumacetats von 5,441 resp. 0,5441 pCt. in Abstufungen versetzt, so dass No. 1 eine Verdünnung von 1:478, No. 16 eine solche von 1:36942 enthält, darauf durchgeschüttelt und nebst zwei nicht mit Antisepticum versehenen Gläsern No. 17 und 18 offen in den Brutofen gestellt.

Am 19. II. Morgens sind die Gläser 1—12 incl. klar, 13—18 incl. gleichmässig gelblich getrübt. Die Gläser No. 18—9 incl. enthalten Bakterien, No. 8—1 dagegen keine. Auch in diesem Falle stimmte also Bakterienanwesenheit nicht mit Trübung der Gläser überein. Transplantationen in die Gläser 1′—12′ incl. Letztere werden mit einem nicht inficirten, gleichfalls auf kurze Zeit geöffneten Controlglase No. 19′ in den Brutofen gestellt.

Am 22. II. sind die Gläser 1′—4′ incl. und 6′ klar und bakterienfrei, 5′ und 7′—12′ incl. sind trübe, enthalten Bakterien.

Es hatte also Aluminiumacetat in Verdünnung von 1:4268 (im Glase No. 8) die Entwicklung in gekochtes Fleischwasser frei hineinfallender Bakterienkeime gehindert, in Verdünnung von 1:4778 noch nicht. Das Fortpflanzungsvermögen derselben hatte es bei einer Verdünnung von 1:937 (im Glase No. 4) aufgehoben, bei einer Verdünnung von 1:1244 noch nicht.

IV.

Am 15. II. Abends werden 16 Gläser in der beim Sublimat unter Gruppe IV beschriebenen Weise zubereitet, mit wässrigen Lösungen des Aluminiumacetats von 5,441 resp. 0,5441 pCt. in Abstufungen versetzt, so dass No. 1 eine Verdünnung von 1:478, No. 16 eine solche von 1:36942 enthält, darauf durchgeschüttelt und offen in den Brutofen gestellt. Der Inhalt der Flaschen wird durch Aluminiumacetat leicht gelblich getrübt.

Am 18. II. Abends erscheinen die Gläser 1—12 incl. leicht gelblich getrübt, 13—16 incl. grüngelblich trübe. Die Gläser 16—12 incl. enthalten lebhaft bewegliche, kurze Stäbe und Kugeln, No. 11—8 incl. nur spärliche, bewegungslose Kugeln, 7—1 incl. nichts Organisirtes. Transplantationen in die Gläser 1′—11′. Letztere werden nebst einem nicht inficirten, gleichfalls auf kurze Zeit geöffneten Controlglase No. 17′ in den Brutofen gestellt.

Am 22. II. Abends sind die Gläser 11′—6′ incl. und 4′ trübe, 3′ und 2′ schwach getrübt, 17′, 5′ und 1′ klar. Die Gläser 1′, 5′ und 17′ enthalten keine Bakterien, die übrigen Gläser zahlreiche derselben, auf deren interessantes Verhalten und interessante Formen ich an dieser Stelle nicht näher eingehen kann.

Es hatte mithin Aluminiumacetat in Verdünnung von 1:6310 (im Glase No. 11) die Entwicklung in ungekochtes Fleischwasser rei hineinfallender Bakterienkeime verhindert, in Verdünnung von 1:7535 noch nicht. Das Fortpflanzungsvermögen derselben hatte es

fand (1 : 200 verlangsamte die Entwicklung bedeutend, doch waren nach 5 Tagen Bakterien nachweisbar). Wie aus den in unserer Tabelle II mitgetheilten Kühn'schen Resultaten für Borax hervorgeht, hatte es für Bakterien aus Erbseninfus dreimal stärkerer Concentrationen bedurft, um ihre Entwicklung in Bucholtz'scher Nährflüssigkeit zu verhindern.

Nach Wernitz wirkte Borax gegen Emulsin, Myrosin, Diastase und Ptyalin gleichmässig in Verdünnung von 1 : 100, während gegen Labferment eine solche von 1 : 1000, gegen Invertin sogar eine Verdünnung von 1 : 3580 genügte.

I.

1. Versuch.

Am 23. II. Abends werden 7 mit Fleischwasser zu je 20 C.-Ctm. gefüllte, im Paraffinbade erhitzte Gläser mit einer wässrigen Lösung des Borax von 6,25 pCt. (2 Grm. + 30 C.-Ctm. Aq. dest.) in Abstufungen versetzt, dann durchgeschüttelt, mit 2 Tropfen stark bakterienhaltigen Fleischwassers vom 19. II, inficirt, wieder durchgeschüttelt und in den Brutofen gestellt.

Am 27. II. Mittags sind die Gläser 1 und 2 grau getrübt durch Borax, bakterienfrei, 3 — 7 incl. gelblich-grau getrübt, enthalten lebhaft bewegliche Stäbe. Transplantationen in die Gläser 1', 2', 3'. Am 1. III. Abends in 1', 2' und 3' lebhaft bewegliche Stäbe. Das Glas No. 2 enthielt eine Verdünnung von 1 : 62, No. 3 eine solche von 1 : 123.

2. Versuch.

Um womöglich an eine Grenze zu gelangen, bei welcher Borax auch das Fortpflanzungsvermögen aufhebt, werden am 14. III. Morgens noch 10 mit Fleischwasser zu je 10 resp. 15 und 20 C.-Ctm. gefüllte, im Paraffinbade erhitzte Gläser mit einer wässrigen Lösung des Borax [1]) von 10 pCt. in Abstufungen versetzt, so dass No. 1 eine Verdünnung von 1 : 14, No. 10 eine solche von 1 : 343 enthielt, darauf durchgeschüttelt, mit je 2 Tropfen stark bakterienhaltigen Fleischwassers vom 11. III. inficirt, wieder durchgeschüttelt und in den Brutofen gestellt.

Am 17. III. Mittags sind die Gläser 1—5 incl. klar und bakterienfrei, 6 — 10 incl. sind getrübt und enthalten bewegliche Stäbe. Transplantationen in die Gläser 1'—5' incl.

Am 20. III. Nachmittags sind die Gläser 1'—5' incl. getrübt, enthalten unzählige, lebhaft bewegliche Stäbe und Kugeln.

Da im Glase No. 1 schon reichlich Borax im Ueberschuss war, so konnte man von noch stärkeren Concentrationen keine besseren Resultate erwarten.

Es geht somit hervor, dass Borax in Verdünnung von 1 : 62 (im Glase No. 2 des 1. Versuches) die Entwicklung von aus Fleischwasser

---

1) Bei diesem, sowie bei einigen der folgenden Versuche, wo Borax in Lösung von 10 pCt. angewandt wurde, musste dieselbe leicht erwärmt werden, um den Borax in Lösung zu erhalten.

in Fleischwasser versetzten Bakterien verhindert, bei einer Verdünnung von 1 : 77 (im Glase No. 6 des 2. Versuches) noch nicht; dass er ferner das Fortpflanzungsvermögen derselben bei einer Verdünnung von 1 : 14 (im Glase No. 1 des 2. Versuches) noch nicht aufzuheben im Stande ist.

II.

Am 25. II. Nachmittags werden aus einem am 22. II. mit Fleischwasser gefüllten, darauf inficirten, jetzt stark bakterienhaltigen Ballon 5 Gläser mit je 20 C.-Ctm. gefüllt mit einer wässrigen Lösung des Borax von 6,25 pCt. in Abstufungen versetzt, darauf durchgeschüttelt und in den Brutofen gestellt.

Am 26. II. Nachmittags sind in den Gläsern 1—4 incl. keine Bakterien erkennbar, in 5 wenige, kurze, bewegliche Stäbe sichtbar. Transplantationen in die Gläser 1′—5′ incl.

Am 29. II. Abends die Gläser 1′, 3′, 5′ getrübt, 2′ und 4′ klar, in allen jedoch lebhaft bewegliche Stäbe enthalten.

Somit hatte Borax in Verdünnung von 1 : 48 (im Glase No. 4) in Fleischwasser entwickelte Bakterien ertödtet, in Verdünnung von 1 : 69 noch nicht. Wie aus einem zweiten angestellten Versuche hervorging, hatte Borax in Verdünnung von 1 : 12 das Fortpflanzungsvermögen in Fleischwasser schon entwickelter Bakterien noch nicht aufzuheben vermocht.

III.

Am 12. II. Mittags werden 10 Gläser mit gekochtem Fleischwasser zu je 10, 15 und 20 C.-Ctm. gefüllt, mit einer wässrigen Lösung des Borax von 10 pCt. in Abstufungen versetzt, so dass No. 1 eine Verdünnung von 1 : 14, No. 10 eine solche von 1 : 343 enthält, darauf durchgeschüttelt und offen in den Brutofen gestellt.

Am 15. III. Mittags sind die Gläser 1—4 incl. und 6 klar, 5 leicht, 7—10 incl. stark getrübt. In 1—4 incl. sind keine Bakterien nachweisbar, in 6 spärliche, bewegliche Stäbe, in 5 und 7—10 incl. reichlich Stäbe. Transplantationen in die Gläser 1′—4′. Letztere werden nebst zwei gleichfalls auf kurze Zeit geöffneten Controlgläsern No. 11′ und 12′ in den Brutofen gestellt.

Am 18. III. Nachmittags sind die Gläser 1′—4′ incl. trübe, bakterienhaltig, 11′ und 12′ klar, bakterienfrei.

Es hatte also Borax in Verdünnung von 1 : 30 (im Glase No. 4) die Entwicklung in gekochtes Fleischwasser hineinfallender Bakterienkeime gehindert, in Verdünnung von 1 : 43 noch nicht. Das Fortpflanzungsvermögen derselben hatte er bei einer Verdünnung von 1 : 14 noch nicht aufzuheben vermocht.

IV.

Am 23. II. Mittags werden 6 Gläser in der beim Sublimat unter Gruppe IV. beschriebenen Weise zubereitet, mit einer wässrigen Lösung des

Am 15. III. Nachmittags sind die Gläser 1—7 incl. klar und bakterienfrei, 8. 9 und 10 sind getrübt, enthalten Stäbe und Fäden von eigenthümlich geknickten Formen. Transplantationen in die Gläser 1'—7' incl. Am 18. III. Abends sind die Gläser 1' und 2' klar, bakterienfrei, 3'—7' trübe, enthalten grösstentheils Kugeln und Gliahaufen derselben.

Es hatte also Alkohol in Verdünnung von 1 : 11,18 (im Glase No. 7) die Entwicklung in gekochtes Fleischwasser hineinfallender Bakterienkeime gehindert, bei 1 : 21,34 noch nicht. Das Fortpflanzungsvermögen derselben hatte er in Verdünnung von 1 : 1,77 (in No. 2) aufgehoben, bei 1 : 2,03 noch nicht.

IV.

Am 28. II. Mittags werden 13 Gläser in der beim Sublimat unter Gruppe IV beschriebenen Weise zubereitet, mit Alkohol von 98,39 pCt. in Abstufungen versetzt, so dass No. 1 eine Verdünnung von 1 : 1,42, No. 13 eine solche von 1 : 102,65 enthält, dann durchgeschüttelt und offen hingestellt.

Am 2. III. Mittags sind die Gläser 1—8 incl. klar und bakterienfrei, 9—13 sind getrübt, enthalten zahlreiche Stäbe und Gliahaufen. Transplantationen in die Gläser 1'—8' incl.

Am 6. III. Mittags sind die Gläser 1'—8' incl. zunehmend getrübt, enthalten Bakterien.

Alkohol hatte mithin in Verdünnung von 1 : 21,34 (im Glase No. 8) die Entwicklung in ungekochtes Fleischwasser hineinfallender Bakterienkeime verhindert, bei 1 : 30,05 noch nicht. Das Fortpflanzungsvermögen derselben hatte er bei einer Verdünnung von 1 : 1,42 noch nicht aufgehoben.

7. Chloroform.

In der Streitfrage zwischen Schlössing und Müntz, auch Warington auf der einen, und Hehner auf der anderen Seite über den fraglichen Einfluss von Bakterien im Boden auf die Nitrification des Ammoniaks, welcher im Chemischen Centralblatt in den Jahrgängen 1875—1879 zusammengefasst ist, hatte Müntz das Chloroform als ein die Wirkung physiologischer Fermente aufhebendes Mittel dargestellt. Infolge dessen hatte schon Schwartz[1]) Versuche mit Chloroform unternommen, fand aber, dass dasselbe in Bucholtzscher Nährflüssigkeit auf Bakterien des Tabaksinfuses selbst dann nicht wirkt, wenn erstere mit demselben vollständig gesättigt ist.

Es galt nun zu untersuchen, ob Chloroform etwa auf die Bakterien des Fleischwassers stärkere Wirkungen äussert.

Nach Wernitz hatte dasselbe bei den meisten ungeformten

---

1) a. a. O. S. 20.

Fermenten selbst in gesättigten Lösungen nicht einmal eine Abschwächung der Wirkung erzielt, nur bei Pepsin in Verdünnung von 1 : 60 letztere aufgehoben.

I.

Drei in der gleichen Richtung angestellte Versuche kann ich zusammenfassen, indem ich angebe, dass 13 mit Fleischwasser zu je 5, resp. 10 und 20 C.-Ctm. gefüllte Gläser, welche mit Chloroform von 1,5 spec. Gew. in Abstufungen versetzt waren, so dass in No. 1 ein Verhältniss von 1 : 0,8, No. 13 ein solches von 1 : 134 enthielt, nach tüchtigem Durchschütteln mit je 2 Tropfen stark bakterienhaltigen Fleischwassers inficirt, wieder durchgeschüttelt und bei Zimmertemperatur hingestellt wurden.

Nach 3 Tagen waren die Gläser 1—11 incl. noch bakterienfrei, 12 und 13 enthielten zahlreiche, kurze, dünne Stäbe in Bewegung. Transplantationen in die Gläser 1′ bis 11′ incl.

Nach weiteren 3 Tagen waren die Gläser 1′—11′ incl. trübe, enthielten unzählige, lebhaft bewegliche, Stäbe.

Aus diesen Versuchen ergab sich, dass Chloroform im Verhältniss von 1 : 89,5 (im Glase No. 11) die Entwicklung von aus Fleischwasser in Fleischwasser versetzten Bakterien verhindert hatte, im Verhältniss von 1 : 111,7 noch nicht, dass es ferner im Verhältniss von 1 : 0,8 deren Fortpflanzungsvermögen noch nicht aufgehoben hatte.

II.

Nachdem ein Versuch vom 3. III. keinerlei Grenzwerthe erreicht hatte, wurden am 14. III. Abends aus einem am 11. III. inficirten, mit Fleischwasser gefüllten Ballon, welcher bereits zahlreiche Bakterien enthielt, 7 Gläser zu je 5, resp. 10 und 20 C.-Ctm. gefüllt, mit Chloroform von 1,5 spec. Gew. in Abstufungen versetzt, so dass No. 1 ein Verhältniss von 1 : 0,8 No. 7 ein solches von 1 : 134 enthielt, darauf tüchtig durchgeschüttelt und bei Zimmertemperatur hingestellt.

Am 15. III. Abends erscheinen alle Flaschen mit Ausnahme des am Boden von 1 und 2 befindlichen Chloroforms trübe. In ihnen allen sieht man deutliche Stäbe mit ungenauen Contouren, ohne Bewegung, in 7 daneben jedoch solche mit deutlicher Bewegung. Transplantationen in die Gläser 1′—4′ incl.

Am 18. III. Abends erscheinen die Gläser 1′—4′ incl. leicht getrübt; sie enthalten Bakterien von den verschiedensten Formen.

Mithin hatte Chloroform im Verhältniss von 1 : 111,7 (im Glase No. 6) in Fleischwasser entwickelte Bakterien ertödtet, im Verhältniss von 1 : 134 noch nicht. Das Fortpflanzungsvermögen derselben hatte es im Verhältniss von 1 : 0,8 nicht aufgehoben.

III.

In zwei hier zusammengefassten Versuchen wurden 12 Gläser in der beim Sublimat unter Gruppe IV beschriebenen Weise zubereitet, mit Chloroform in Abstufungen versetzt, so dass No. 1 ein Verhältniss von 1 : 1,22, No. 12 ein solches von 1 : 134 enthielt, dann tüchtig durchgeschüttelt und offen hingestellt.

Nach 3 Tagen sind die Gläser 1—11 incl. klar, bakterienfrei; No. 12 ist leicht getrübt, enthält zahlreiche, lebhaft bewegliche Stäbe. Transplantationen in die Gläser 1'—11'.

Nach weiteren 3 Tagen sind die Gläser 1'—11' trübe, enthalten bewegliche Stäbe und Gliahaufen von Kugeln.

Chloroform hatte im Verhältniss von 1 : 103 (im Glase No. 11) die Entwicklung in ungekochtes Fleischwasser hineinfallender Bakterienkeime verhindert, bei 1 : 134 noch nicht. Das Fortpflanzungsvermögen derselben hatte es bei einem Verhältnisse von 1 : 1,22 noch nicht aufgehoben.

Da die Anwendung des Chloroform grosse Unbequemlichkeiten mit sich führte, wurde eine ähnliche, offen hinzustellende Reihe, mit gekochtem Fleischwasser nicht angesetzt. Die Berechnung der Verhältnisse nach Gewichtsprocenten geschah auch mit Berücksichtigung des specifischen Gewichts von 1,5.

8. Carbolsäure.

Bucholtz hat in seiner Arbeit „Antiseptica und Bakterien" auf Seite 7 ausführlich die Literatur über Carbolsäure erörtert. Die von ihm für Bakterien aus Tabaksinfus constatirten Zahlen stimmen im Wesentlichen mit den Resultaten Sanderson's, Paschutin's für Buttersäuregährung und Hoppe-Seyler's für Hefeorganismen überein. Nach Haberkorn hatte Carbolsäure die Entwicklung von Harnbakterien in einer Verdünnung von 1 : 100 noch nicht gehindert. Die Kühn'schen Resultate sind in meiner Tabelle II wiedergegeben. A. Wernich[1]) resumirt seine Beobachtungen mit der Carbolsäure mit folgenden Worten: „Uebergiesst man 50 Grm. frischen gehackten Fleisches mit einer Phenollösung, so reicht ein Gehalt derselben von 1/2 pCt. hin, um sie auf lange Zeit klar, mikroskopisch bakterienfrei und verimpfungsfähig zu machen", und auf der nächstfolgenden Seite: „Das Phenol wirkt auf faule Fleischmischungen in der Weise antiseptisch, dass es zu 2 pCt. eine Fortpflanzungsunfähigkeit der darin enthaltenen Bakterien bewirkt und zwar in sehr kleinen Zeiträumen. Gesteigert wird seine antiseptische Kraft durch längere Berührung nicht; sie lässt vielmehr — wahrscheinlich vom vierten Tage ab — wenigstens bei freiem Luftzutritt in bemerkenswerther Weise nach".

Nach Wernitz verhindert Carbolsäure die Wirkungen der meisten der von ihm untersuchten Fermente in Verdünnungen von 1 : 20 bis 1 : 50, und nur diejenige des Labfermentes schon in Verdünnung von 1 : 100.

---

1) a. a. O. S. 73.

I.

Am 14. III. Abends werden 14 mit Fleischwasser gefüllte, im Paraffinbade erhitzte Gläser mit einer alkoholischen Lösung reiner Carbolsäure von 50 pCt. in Abstufungen versetzt, so dass No. 1 eine Verdünnung von 1:10, No. 14 eine solche von 1:1002 enthält, darauf tüchtig durchgeschüttelt, mit je 2 Tropfen stark bakterienhaltigen Fleischwassers vom 11. III. inficirt, wiederum durchgeschüttelt und in den Brutofen gestellt.

Am 17. III. Abends sind die Gläser 1—4 durch Carbolsäure milchig, 5—13 incl. klar. Alle diese Gläser sind bakterienfrei. Am Boden des Glases 1 und 2 ist Carbolsäure flüssig ausgeschieden. No. 14 ist getrübt, enthält bewegliche, sehr dicke Stäbe. Tansplantationen in die Gläser 1′ bis 13′ incl.

Am 20. III. Abends sind No. 1′—4′ incl. klar und bakterienfrei 5′ bis 13′ incl. sind trübe, enthalten Bakterien.

Es hatte Carbolsäure in Verdünnung von 1:669 (im Glase No. 13) die Entwicklung von aus Fleischwasser in Fleischwasser versetzten Bakterien verhindert, in Verdünnung von 1:1002 noch nicht, und hatte bei einer Verdünnung von 1:22 (im Glase No. 4) deren Fortpflanzungsvermögen aufgehoben, bei einer solchen von 1:42 dagegen noch nicht.

II.

Am 19. III. Mittags wurden aus einem am 16. III. inficirten, mit Fleischwasser gefüllten, bakterienhaltigen Ballon 12 Gläser zu je 5, resp. 10 und 20 C.-Ctm. gefüllt, mit einer alkoholischen Lösung reiner Carbolsäure von 50 pCt. in Abstufungen versetzt, so dass in No. 1 eine Verdünnung von 1:2,66, No. 12 eine solche von 1:669 enthält, darauf tüchtig durchgeschüttelt und in den Brutofen gestellt.

Am 20. III. Mittags sieht man unter dem Mikroskop im Glase No. 1 nur kleinste ölähnliche Tröpfchen, in 2—7 incl. ruhende, schwach zerfaserte Stäbe, in 8—12 incl. Stäbe mit stark abgeschwächter Bewegung. Transplantationen in die Gläser 1′—8′ incl.

Am 24. III. Mittags ist Nr. 1′ klar und bakterienfrei, 2′—8′ sind zunehmend getrübt, enthalten Bakterien verschiedener Formen.

Mithin hatte Carbolsäure in Verdünnung von 1:22 (im Glase No. 7) im Fleischwasser entwickelte, lebhaft bewegliche, Bakterien in den Ruhezustand übergeführt, bei 1:42 noch nicht. Das Fortpflanzungsvermögen derselben hatte sie in Verdünnung von 1:2,66 aufgehoben, in Verdünnung von 1:4 (im Glase No. 2) noch nicht.

III.

Am 21. III. Abends werden 14 Gläser mit gekochtem Fleischwasser zu je 20 C.-Ctm. gefüllt, mit einer alkoholischen Lösung reiner Carbolsäure von 50 pCt. in Abstufungen versetzt, so dass No. 1 eine Verdünnung von 1:10, No. 14 eine solche von 1:2002 enthält, tüchtig durchgeschüttelt und offen in den Brutofen gestellt.

Am 24. III. Abends sind die Gläser 1—3 incl. durch Carbolsäure

weglichkeit, welche jedoch auch in No. 12 noch abgeschwächt ist. Transplantationen in die Gläser 1'—5' incl.

Am 26. III. Mittags die Gläser 1'—3' incl. klar, 4', 5' leicht trübe. In 1' und 2' keine Bakterien, 3', 4', 5' verschiedenartige Bakterien.

Mithin hatte Thymol in Verdünnung von 1:109 (im Glase No. 5) in Fleischwasser entwickelte Bakterien in den Ruhestand übergeführt, in Verdünnung von 1:212 noch nicht. Das Fortpflanzungsvermögen derselben hatte es in Verdünnung von 1:20 (im Glase No. 2) aufgehoben, bei 1:36 noch nicht.

III.

Am 21. III. Abends werden 14 Gläser mit gekochtem Fleischwasser zu je 20 C.-Ctm. gefüllt, mit alkoholischer Thymollösung von 15 pCt. in denselben Abstufungen, wie im Versuch I, versetzt, durchgeschüttelt und offen in den Brutofen gestellt.

Am 24. III. Abends enthalten die Gläser 1—12 incl. keine Bakterien, 13 und 14 bewegliche und bewegungslose Stäbe. Transplantationen in die Gläser 1'—12' incl.

Am 27. III. Abends enthalten die Gläser 1'—4' incl. keine Bakterien, 5'—12' incl. solche von den verschiedensten Formen.

Thymol hatte in Verdünnung von 1:1340 (im Glase No. 12) die Entwicklung in gekochtes Fleischwasser hineinfallender Bakterienkeime verhindert, bei 1:2229 noch nicht; ferner hatte es deren Fortpflanzungsvermögen in Verdünnung von 1:109 (im Glase No. 4) aufgehoben bei 1:212 noch nicht.

IV.

Nach einem missglückten Versuche mit wässriger Thymollösung vom 12. III. werden am 3. IV. Mittags 14 Gläser in der beim Sublimat beschriebenen Weise zubereitet, mit alkoholischer Thymollösung von 15 pCt. in denselben Abstufungen, wie im Versuche I und III, versetzt, durchgeschüttelt und offen in den Brutofen gestellt.

Am 6. IV. Mittags in 1—12 incl. keine, in 13 und 14 lebhaft bewegliche Stabbakterien. Transplantationen in die Gläser 1'—12' incl.

Am 9. IV. Nachmittags 1' klar, bakterienfrei, 2'—12' incl. trübe, enthalten bewegliche Stäbe und Helobakterien.

Thymol hatte in Verdünnung von 1:1340 die Entwicklung in ungekochtes Fleischwasser hineinfallender Bakterienkeime verhindert, in Verdünnung von 1:2229 noch nicht. Das Fortpflanzungsvermögen derselben hatte es in Verdünnung von 1:20 aufgehoben, bei 1:36 noch nicht.

11. Schweflige Säure.

Nach Billroth ist die schweflige Säure von Dewar und Balfour zum Verband bei Quetschwunden empfohlen, und von Hoppe als das kräftigste Mittel zur Desinfection inficirter Locale bezeichnet worden. Bucholtz fand, dass dieselbe das Fortpflanzungsvermögen in seiner Flüssigkeit entwickelter Bakterien bei 1 : 666 vernichtete.

Nach Wernitz verhinderte die schweflige Säure die Wirkung des Pepsin, Invertin, Ptyalin und der Diastase in Verdünnungen von 1 : 1317 bis 1 : 8600, diejenige des Myrosin und Emulsin dagegen schon in Verdünnungen von ca. 21000.

I.

Am 28. III. Abends werden 19 mit Fleischwasser zu je 10 resp. 20 C.-Ctm. gefüllte Gläser mit wässrigen Lösungen der schwefligen Säure von 4,032 pCt. resp. 0,4032 pCt. in Abstufungen versetzt, so dass No. 1 eine Verdünnung von 1 : 37, No. 19 eine solche von 1 : 124256 enthält, darauf durchgeschüttelt, mit je 2 Tropfen stark bakterienhaltigen Fleischwassers inficirt und in den Brutofen gestellt.

Am 1. IV. Mittags die Gläser 1 — 13 incl. bakterienfrei, in 14—19 verschieden geformte Bakterien. Transplantationen in die Gläser 1'—9' incl.

Am 4. IV. Abends die Gläser 1'—4' incl. klar und bakterienfrei, 5'—9' incl. trübe, enthalten Stäbe und ovalkugelige Gebilde.

Es hatte schweflige Säure in Verdünnung von 1 : 6448 (im Glase No. 13) die Entwicklung von Fleischwasserbakterien verhindert, bei 1 : 8515 noch nicht, und hatte in Verdünnung von 1 : 135 (im Glase No. 4) deren Fortpflanzungsvermögen aufgehoben, bei 1 : 223 noch nicht.

II.

Am 21. III. Abends werden aus einem am 16. III. inficirten, mit Fleischwasser gefüllten, bakterienhaltigen Ballon 15 Gläser zu je 10 resp. 20 C.-Ctm. gefüllt, mit wässrigen Lösungen der schwefligen Säure von 4,032 pCt. resp. 0,4032 pCt. in Abstufungen versetzt, so dass No. 1 eine Verdünnung von 1 : 35, No. 15 eine solche von 1 : 12649 enthält, durchgeschüttelt und in den Brutofen gestellt.

Am 23. III. Morgens sieht man in den Gläsern 1 — 11 incl. nur ruhende Stäbe, in 12—15 dagegen bewegliche. Transplantationen in die Gläser 1'—11' incl.

Am 26. III. Mittags sind die Gläser 1'—6' incl. klar, bakterienfrei, 7'—11' trübe, enthalten Bakterien.

Mithin hatte schweflige Säure in Verdünnung von 1 : 2009 (im Glase No. 11) in Fleischwasser entwickelte Bakterien in den Ruhezustand übergeführt, in Verdünnung von 1 : 4985 noch nicht. Das Fortpflanzungsvermögen derselben hatte sie in Verdünnung von 1 : 190 (im Glase No. 6) aufgehoben, bei 1 : 273 noch nicht.

III.

Am 28. III. Abends werden 19 Gläser mit gekochtem Fleischwasser zu 10 resp. 20 C.-Ctm. gefüllt, mit wässrigen Lösungen der schwefligen Säure von demselben Gehalt und in denselben Abstufungen, wie im Versuch I, versetzt, durchgeschüttelt und offen in den Brutofen gestellt.

Am 1. IV. Mittags die Gläser 1 — 14 incl. bakterienfrei, in 15 — 19 Bakterien enthalten. Transplantationen in die Gläser 1'—9' incl.

IV.

In zwei Versuchen, welche ich hier zusammenfasse, wurden 22 Gläser in der beim Sublimat beschriebenen Weise zubereitet, mit einer alkoholischen Lösung des ätherischen Senföls von 5 pCt. in Abstufungen versetzt, so dass No. 1 eine Verdünnung von 1:20, No. 22 eine solche von 1:13353 enthielt, und offen in den Brutofen gestellt.

Nach 3 Tagen sind die Gläser 1—16 incl. und 18—21 incl. klar, No. 17 scheinbar, No. 22 deutlich getrübt. In 22, 21 und 20 Gliahaufen von Fäden und Kugeln, daneben Stäbe. In 19—1 incl. keine Bakterien. Transplantationen in die Gläser 1'—20' incl.

Nach weiteren 3 Tagen sind die Gläser 1', 2', 4', 5', 6' klar und bakterienfrei, 3', 7'—20' incl. trübe, enthalten Bakterien.

Senföl hatte in Verdünnung von 1:3353 (im Glase No. 19) die Entwicklung in ungekochtes Fleischwasser hineinfallender Bakterienkeime verhindert, in Verdünnung von 1:5734 noch nicht. Das Fortpflanzungsvermögen derselben hatte es in Verdünnung von 1:40 (im Glase No. 2) aufgehoben, bei 1:60 noch nicht.

Da No. 4' im Versuche III und No. 3' im Versuche IV sich isolirt getrübt hatten inmitten der klar gebliebenen Reihen 1'—6' incl., so dass man an einen fehlerhaften Verschluss dieser Transplantationsgläser zu denken berechtigt ist, in welchem Falle das Fortpflanzungsvermögen der hineingefallenen Keime in den Gläsern No. 6' beider Reihen aufgehoben wäre bei einer Verdünnung von 1:220 im Versuch III und von 1:153 im Versuch IV, so habe ich den vorhin berechneten Zahlen in meiner Tabelle ein ? hinzugefügt.

18. Eucalyptol.

In Folge der in neuerer Zeit dem Eucalyptol zugeschriebenen temperaturerniedrigenden, namentlich aber in Folge der von Maas [1]) bei Fleischinfusen beobachteten fäulnisswidrigen Eigenschaft desselben hatte auch Bucholtz Versuche mit demselben angestellt, und gefunden, dass Eucalyptol gegen Tabaksinfusbakterien in seiner Nährflüssigkeit stärkere Wirkungen äussere, als die viel gerühmte Carbolsäure.

Da nun nach Wernitz Eucalyptol selbst im Ueberschuss hinzugefügt nur eine Abschwächung der Wirkungen bei den meisten der von ihm geprüften ungeformten Fermente hervorrufen konnte, und nur die Wirkung des Emulsin in einer Verdünnung von 1:100 aufhob, konnte ich hoffen, in demselben ein weiteres Antisepticum zu finden, welches sich gegen Bakterien und ungeformte Fermente voll-

---

1) Ueber die Wirkung von Eucalyptus globulus. Deutsch. Arch. f. klin. Med. Bd. XIII. 1874. S. 638.

ständig abweichend verhalte. Wie sehr meine Erwartungen getäuscht wurden, zeigen die nachfolgenden Versuche.

I.

Am 8. IV. Abends werden 16 mit Fleischwasser zu je 10 resp. 20 C.-Ctm. gefüllte Gläser theils mit reinem Eucalyptol von 0,9 spec. Gew., theils mit einer alkoholischen Lösung desselben von 20 pCt. in Abstufungen versetzt, so dass No. 1 eine Verdünnung von 1:2,03, No. 16 eine solche von 1:838 enthält, mit je 2 Tropfen stark bakterienhaltigen Fleischwassers vom 5. IV. inficirt, durchgeschüttelt und in den Brutofen gestellt.

Am 12. IV. Mittags die Gläser 1—5 incl. durch Bakterien getrübt. Transplantationen in die Gläser 1'—5' incl.

Am 15. IV. Abends 1'—5' incl. trübe, bakterienhaltig.

Es hatte Eucalyptol in Verdünnung von 1:14 die Entwicklung von Fleischwasserbakterien verhindert, bei 1:20 noch nicht. Das Fortpflanzungsvermögen derselben hatte es in Verdünnung von 1:2,03 noch nicht aufgehoben.

II.

Am 29. III. Mittags werden aus einem mit Fleischwasser gefüllten, stark bakterienhaltigen Ballon.13 Gläser mit 5 resp. 10, 15 und 20 C.Ctm. gefüllt, mit einer alkoholischen Lösung des Eucalyptols von 20 pCt. in Abstufungen versetzt, so dass No. 1 eine Verdünnung von 1:5,83, No. 13 eine solche von 1:405 enthält, durchgeschüttelt und in den Brutofen gestellt.

Am 30. III. Mittags sieht man in den Gläsern 13, 12, 11 bewegliche Stäbe, in 4—10 incl. solche ohne Bewegung, in 1, 2, 3 nur Oeltröpfchen. Transplantationen in die Gläser 1'—10' incl.

Am 2. IV. Mittags in 1'—10' Kugeln und bewegliche Stäbe.

Es hatte Eucalyptol in Verdünnung von 1:116 in Fleischwasser entwickelte Bakterien in den Ruhezustand übergeführt, in Verdünnung von 1:205 noch nicht. Das Fortpflanzungsvermögen derselben hatte es in Verdünnung von 1:5,83 noch nicht aufgehoben.

III.

Am 8. IV. Abends werden 12 Gläser mit gekochtem Fleischwasser zu je 20 C.-Ctm. gefüllt, theils mit reinem Eucalyptol, theils mit einer alkoholischen Lösung desselben von 20 pCt. in Abstufungen versetzt, so dass No. 1 eine Verdünnung von 1:14, No. 12 eine solche von 1:838 enthält, darauf durchgeschüttelt und offen in den Brutofen gestellt.

Am 12. IV. Mittags 1—12 incl. trübe. In 1, 2, 4, 5, 6 keine Bakterien, in 3 kleinste bewegliche Stäbe und Kugeln, in 7 spärliche, dünne Stäbchen neben schwach lichtbrechenden Gliahaufen von Kügelchen, in 8 bis 12 incl. zahlreiche, lebhaft bewegliche Stäbchen. Transplantationen in die Gläser 1'—6' incl.

Am 15. IV. Abends die Gläser 1'—6' incl. trübe, enthalten zahlreiche Bakterien.

Eucalyptol hatte in Verdünnung von 1:20 (im Glase No. 2) die Entwicklung in gekochtes Fleischwasser hineinfallender Bakterien-

milchig, 4—10 incl. klar, diese alle bakterienfrei. Die Gläser 11—14 incl. sind getrübt, enthalten Bakterien. Transplantationen in die Gläser 1' bis 10' incl.

Am 27. III. Abends die Gläser 1'—3' incl. klar, bakterienfrei, 4' bis 10' incl. getrübt, enthalten Bakterien.

Es hatte Carbolsäure in Verdünnung von 1 : 402 (im Glase No. 10) die Entwicklung in gekochtes Fleischwasser hineinfallender Bakterienkeime gehindert, bei 1 : 502 noch nicht. Das Fortpflanzungsvermögen derselben hatte sie in Verdünnung von 1 : 22 (im Glase No. 3) aufgehoben, bei 1 : 42 noch nicht.

IV.

Am 3. IV. Mittags werden 14 Gläser in der beim Sublimat unter Gruppe IV beschriebenen Weise zubereitet, mit einer alkoholischen Lösung reiner Carbolsäure von 50 pCt. in denselben Abstufungen, wie im vorigen Versuche, versetzt, tüchtig durchgeschüttelt und offen in den Brutofen gestellt.

Am 6. IV. Mittags 1—3 incl. durch Carbolsäure milchig, 4—9 incl. klar, 10—14 incl. trübe. In 1—11 incl. keine Bakterien erkennbar, in 12, 13 und 14 hauptsächlich Stäbe. Transplantationen in die Gläser 1' bis 9' incl.

Am 9. IV. Mittags enthalten die Gläser 1'—9' incl. reichlich Bakterien.

Carbolsäure hatte in Verdünnung von 1 : 502 (im Glase No. 11) die Entwicklung in ungekochtes Fleischwasser hineinfallender Bakterienkeime verhindert, bei 1 : 669 noch nicht. Das Fortpflanzungsvermögen derselben hatte sie in Verdünnung von 1 : 10 noch nicht aufgehoben.

9. Unterchlorigsaurer Kalk.

Chlorkalklösung empfiehlt Billroth als ein sehr billiges, zumal zur Desinfection der Verbandstücke zweckmässiges, Mittel. Er selbst gebrauchte es auf seiner Klinik als gewöhnliches Verbandwasser (im Verhältnisse von 1 : 48 Wasser). Auf seine antibakterielle Wirksamkeit ist es jedoch, so viel mir bekannt, bis jetzt methodisch noch nicht geprüft worden.

Nach Wernitz verhinderte es die Wirkung der ungeformten Fermente Ptyalin, Invertin und Diastase in Verdünnung von 1 : 4950 bis 1 : 6613, diejenige des Labfermentes, des Myrosin und Emulsin dagegen schon in Verdünnung von 1 : 28000 bis 1 : 36713.

I.
1. Versuch.

Nachdem ein am 13. III. angestellter Versuch keinerlei Grenzwerthe ergeben hatte, wurden am 24. IV. Mittags 12 mit Fleischwasser zu je 30 C.-Ctm. gefüllte Gläser mit einer Chlorkalklösung [1]), welche in 1 C.-Ctm.

---

[1]) Der Gehalt derselben an unterchlorigsaurem Kalk wurde stets kurz vor der Anwendung durch Titriren bestimmt.

0,0899 Grm. unterchlorigsauren Kalks = 0,0887 Grm. wirksamen Chlors enthielt, in Abstufungen versetzt, so dass No. 1 eine Verdünnung des unterchlorigsauren Kalks von 1 : 382, No. 12 eine solche von 1 : 1135 enthielt, darauf mit je 2 Tropfen stark bakterienhaltigen Fleischwassers vom 22. IV. inficirt, durchgeschüttelt und in den Brutofen gestellt.

Am 27. IV. Mittags sind die Gläser 1—12 incl. klar, enthalten keine Bakterien. Transplantationen in die Gläser 1'—12' incl.

Am 30. IV. Mittags sind die Gläser No. 1' und 2' klar und bakterienfrei, die Gläser 3'—12' enthalten Bakterien.

2. Versuch.

Da die untere Grenze nicht erreicht schien, wurden am 8. V. Abends noch 9 mit Fleischwasser zu je 20 C.-Ctm. gefüllte Gläser mit einer Chlorkalklösung von 2,19 pCt. unterchlorigsauren Kalks in Abstufungen versetzt, so dass No. 1 eine Verdünnung von 1 : 3699, No. 9 eine solche von 1 : 45708 enthielt, mit je 2 Tropfen stark bakterienhaltigen Fleischwassers inficirt und in den Brutofen gestellt.

Am 12. V. Mittags sind die Gläser 1 — 5 incl. klar, bakterienfrei. 6—9 incl. weisslich trübe, enthalten zahlreiche, bewegliche Stäbe. No. 5 enthielt eine Verdünnung von 1 : 10193.

Es hatte unterchlorigsaurer Kalk in Verdünnung von 1 : 11135 (im Glase No. 12 des 1. Versuches) die Entwicklung von aus Fleischwasser in Fleischwasser versetzten Bakterien verhindert, in Verdünnung von 1 : 13092 (im Glase No. 6 des 2. Versuches) noch nicht, und hatte in Verdünnung von 1 : 488 (im Glase No. 2 des 1. Versuches) deren Fortpflanzungsvermögen aufgehoben, in Verdünnung von 1 : 678 noch nicht.

II.

Nach einem missglückten Versuche vom 19. III. werden am 2. V. Abds. aus einem am 28. IV. inficirten, mit Fleischwasser gefüllten bakterienhaltigen Ballon 14 Gläser zu je 20 C.-Ctm. gefüllt, mit einer Chlorkalklösung von 8,99 pCt. unterchlorigsauren Kalks in Abstufungen versetzt, so dass No. 1 eine Verdünnung von 1 : 100, No. 14 eine solche von 1 : 7427 enthält, darauf durchgeschüttelt und in den Brutofen gestellt.

Am 4. V. Morgens in No. 14 lebhaft bewegliche Stäbe, in 13 und 12 Stäbe mit abgeschwächter, weiter aufwärts ganz ohne Bewegung. Transplantationen in die Gläser 1'—11' incl.

Am 7. V. Abends sind die Gläser 1' und 2' klar und bakterienfrei, 3'—11' incl. enthalten Bakterien.

Mithin hatte unterchlorigsaurer Kalk in Verdünnung von 1 : 3720 (im Glase No. 11) in Fleischwasser entwickelte Bakterien in den Ruhestand übergeführt, in Verdünnung von 1 : 4460 noch nicht. Das Fortpflanzungsvermögen derselben hatte er in Verdünnung von 1 : 170 (im Glase No. 2) aufgehoben, bei 1 : 258 noch nicht.

auch von Billroth vollkommen anerkannt, indem er die letzteren
zur antiseptischen Wundbehandlung, namentlich wo eine einmalige
Aetzung bewirkt werden soll, anempfiehlt. Die von Bucholtz mit
denselben angestellten Untersuchungen deckten die eigenthümliche
Thatsache auf, dass, wie aus unserer Tabelle I ersichtlich, Jod in
Bezug auf seine Wirkungsenergie Tabaksinfusbakterien in Bucholtzscher Flüssigkeit gegenüber sich zwischen Chlor und Brom stellte,
während man auf Grundlage der Atomgewichtszahlen erwarten sollte,
dass Jod schwächer wie Chlor und Brom wirkt. Ein von Schwartz
angestellter Versuch mit Jod konnte nichts weiter beweisen, da er
nur feststellte, dass Jod in Verdünnung von 1:5000 die Entwicklung
in Bucholtz'sche Nährflüssigkeit gebrachter Tabaksinfusbakterien
verhindere, während schon Bucholtz gefunden hatte, dass die
schwächere Verdünnung von 1:5714 sogar das Fortpflanzungsvermögen schon entwickelter Bakterien derselben Abstammung aufzuheben im Stande sei.

Nach Wernitz nahm das Jod den ungeformten Fermenten gegenüber seinen ihm der Theorie nach gebührenden letzten Platz in der
Reihe der drei Haloide ein, indem es sich constant am schwächsten,
Chlor jedoch am stärksten wirksam erwies. Alle drei Haloide
schwankten übrigens in ihrer Wirksamkeit den einzelnen Fermenten
gegenüber. So hob z. B. Chlor die Wirkungen der letzteren in Verdünnungen zwischen 1:5980 und 1:38888 auf.

I.

Am 16. IV. Abends werden 18 mit Fleischwasser zu 5 resp. 10, 15
und 20 C.-Ctm. gefüllte Gläser mit Chlorwasser [1]) von 0,224 pCt. in Abstufungen versetzt, so dass No. 1 eine Verdünnung von 1:521, No. 18
eine solche von 1:64222 enthält mit je 2 Tropfen stark bakterienhaltigen
Fleischwassers vom 11. IV. inficirt, durchgeschüttelt und bei Zimmertemperatur hingestellt.

Am 19. IV. Abends die Gläser 1—14 incl. klar und bakterienfrei,
15—18 leicht getrübt, enthalten Stäbe, Fäden und Kugeln. Transplantationen in die Gläser 1'—10'.

Am 23. IV. Mittags die Gläser 1'—8' incl. und 10' klar und bakterienfrei, 9' ist trübe, enthält Bakterien.

Chlor hatte mithin in Verdünnung von 1:30208 die Entwicklung von Fleischwasserbakterien verhindert, bei 1:37649 noch nicht.
Das Fortpflanzungsvermögen derselben hatte es in Verdünnung von

---

1) Die Gehaltsbestimmungen des Chlorwassers, sowie des gleich folgenden
Bromwassers wurden in jedem einzelnen Falle kurz vor ihrer Anwendung, meisten-
theils durch Hrn. Professor Dragendorff persönlich ausgeführt, wofür ich demselben hier nochmals meinen besten Dank wiederhole.

1:4911 (im Glase No. 8) aufgehoben, in Verdünnung von 1:6824 noch nicht.

II.

In zwei Versuchen, welche ich hier zusammenfasse, wurden aus vor 4 Tagen mit Fleischwasser gefüllten, stark bakterienhaltigen Ballons 23 Gläser mit 1 resp. 3, 5, 10, 15 und 20 C.-Ctm. gefüllt, mit Chlorwasser von 0,325 pCt. resp. 0,224 pCt. in Abstufungen versetzt, so dass No. 1 eine Verdünnung von 1:317, No. 23 eine solche von 1:45089 enthielt, durchgeschüttelt und bei Zimmertemperatur hingestellt.

Am folgenden Tage sah man in den Gläsern 1—13 incl. keine Spur mehr von Bakterien, in 14—20 incl. spärlich zerfaserte Stäbe, in 21—23 dagegen zahlreiche, bewegliche Stäbe. Transplantationen in die Gläser 1' bis 16'.

Nach weiteren 3 Tagen die Gläser 1'—5' incl. klar und bakterienfrei, 6'—16' trübe, enthalten spärliche, schwach bewegliche Stäbe.

Es hatte Chlor in Verdünnung von 1:22768 (im Glase No. 20) in Fleischwasser entwickelte Bakterien ertödtet, in Verdünnung von 1:30208 noch nicht. Das Fortpflanzungsvermögen derselben hatte es in Verdünnung von 1:431 aufgehoben, bei 1:460 dagegen noch nicht.

III.

In zwei gleichfalls der Kürze wegen zusammengefassten Versuchen wurden 20 Gläser mit gekochtem Fleischwasser zu 10 resp. 15 und 20 C.-Ctm. gefüllt, mit Chlorwasser von 0,2975 pCt. resp. 0,292 pCt. in Abstufungen versetzt, so dass No. 1 eine Verdünnung von 1:560, No. 20 eine solche von 1:114498 enthielt, durchgeschüttelt und offen bei 22 ° C. stehen gelassen.

Nach 3 Tagen die Gläser 1—15 incl. bakterienfrei, in 16—20 bewegliche Stäbe und Kugeln. Transplantationen in die Gläser 1'—14'.

Nach weiteren 3 Tagen 1'—5' incl. klar und bakterienfrei, 6'—14' trübe durch Bakterien.

Chlor hatte in Verdünnung von 1:28881 die Entwicklung in gekochtes Fleischwasser hineinfallender Bakterienkeime verhindert, bei 1:34589 noch nicht; ferner hatte es deren Fortpflanzungsvermögen in Verdünnung von 1:1008 aufgehoben, bei 1:1027 noch nicht.

IV.

Am 18. IV. Nachmittags werden 18 Gläser in der beim Sublimat beschriebenen Weise zubereitet, mit Chlorwasser von 0,22 pCt. in Abstufungen versetzt, so dass No. 1 eine Verdünnung von 1:455, No. 18 eine solche von 1:53930 enthält, und offen bei 18 ° C. ins Zimmer gestellt.

Am 22. IV. Mittags 1—14 incl. klar, 15—18 trübe. In 1—13 incl. keine Bakterien, in 14 grössere, bewegungslose, in 15—18 zahlreiche kleine, lebhaft bewegliche Stäbe. Transplantationen in die Gläser 1'—12'.

Am 25. IV. Mittags 1'—6' incl. klar und bakterienfrei, 7'—12' trübe durch Bakterien.

Chlor hatte in Verdünnung von 1:15606 (im Glase No. 13) die

Abstufungen versetzt, so dass No. 1 eine Verdünnung von 2010, No. 6
eine solche von 1:10020 umfasst, mit je 2 Tropfen stark bakterienhaltigen
Fleischwassers vom 3. V. inficirt, durchgeschüttelt und in den Brutofen
gestellt.

Am 13. V. Mittags 1—4 incl. klar und bakterienfrei, 5 und 6 trübe
durch Bakterien. Transplantationen in die Gläser 1'—4'.

Am 16. V. Mittags 1'—4' trübe, bakterienhaltig.

Jod hatte mithin in Verdünnung von 1:5020 die Entwicklung
von Fleischwasserbakterien verhindert, bei 1:6687 noch nicht. Das
Fortpflanzungsvermögen derselben hatte es in Verdünnung von 1:2010
noch nicht aufgehoben.

II.

Am 27. IV. Mittags werden aus einem mit Fleischwasser gefüllten,
am 23. IV. inficirten, jetzt stark bakterienhaltigen Ballon 16 Gläser mit
je 20 C.-Ctm. gefüllt, mit einer alkoholischen Jodlösung von 10 pCt. in
Abstufungen versetzt, so dass No. 1 eine Verdünnung von 1:28, No. 16
eine solche von 1:2867 enthält, durchgeschüttelt und in den Brutofen gestellt.

Am 28. IV. Abends 1—12 incl. abnehmend gelbroth durch Jod gefärbt, 13 weisslich klar, 14—16 trübe. In 1—14 incl. kleine Stäbchen
ohne, in 15 und 16 solche mit stark abgeschwächter Bewegung. Transplantationen in die Gläser 1'—12' incl.

Am 2. V. Abends 1'—7' incl. klar und bakterienfrei, 8'—12' trübe
durch Bakterien.

Es hatte Jod in Verdünnung von 1:1548 (im Glase No. 14)
in Fleischwasser entwickelte Bakterien in den Ruhezustand übergeführt, bei 1:2010 noch nicht. Das Fortpflanzungsvermögen derselben
hatte es in Verdünnung von 1:410 aufgehoben, in Verdünnung von
1:510 dagegen noch nicht.

III.

Am 9. V. Nachmittags werden 16 Gläser mit gekochtem Fleischwasser
zu je 20 C.-Ctm. gefüllt, mit alkoholischen Jodlösungen von 10 pCt. resp.
5 pCt. in Abstufungen versetzt, so dass No. 1 eine Verdünnung von 1:313,
No. 16 eine solche von 1:20020 enthält, durchgeschüttelt und offen in den
Brutofen gestellt.

Am 12. V. Abends die Gläser 1—15 incl. klar und bakterienfrei,
No. 16 leicht getrübt, bakterienhaltig. Transplantationen in die Gläser
1'—11'.

Am 16. V. Mittags 1'—4' incl., 6', 11' klar, 5', 7'—10' incl. trübe.
In 1'—4' incl. und 9' keine Bakterien, in 5'—8' incl., 10' und 11' vor-
herrschend kuglige Gebilde.

Jod hatte in Verdünnung von 1:10020 die Entwicklung in
gekochtes Fleischwasser hineinfallender Bakterienkeime verhindert,
bei 1:20020 noch nicht; ferner hatte es deren Fortpflanzungsvermögen in Verdünnung von 1:510 (im Glase No. 4) aufgehoben, bei
1:724 noch nicht.

IV.

Am 15. IV. Mittags werden 20 Gläser in der beim Sublimat beschriebenen Weise zubereitet, mit alkoholischen Jodlösungen von 10 pCt., resp. 5 pCt. in Abstufungen versetzt, so dass No. 1 eine Verdünnung von 1:50, No. 20 eine solche von 1:20020 enthält, durchgeschüttelt und offen bei 21° C. ins Zimmer gestellt.

Am 18. IV. Abends 1—14 incl. klar und bakterienfrei, 15—20 getrübt durch Bakterien. Transplantationen in die Gläser 1'—12'.

Am 22. IV. Mittags 1'—10' incl. klar und bakterienfrei, 11', 12' trübe, enthalten Fäden, Stäbe und Kugeln.

Jod hatte in Verdünnung von 1:2010 die Entwicklung in ungekochtes Fleischwasser hineinfallender Bakterienkeime verhindert, in Verdünnung von 1:2867 noch nicht. Das Fortpflanzungsvermögen derselben hatte es in Verdünnung von 1:843 aufgehoben, in Verdünnung von 1:919 noch nicht.

20. Kali hypermanganicum.

„Hypermangansaures Kali ist als Desodorans in kurzer Zeit berühmt geworden und wird sehr viel auch von mir gebraucht. Es besitzt den grossen Vortheil, dass es rasch bis in eine gewisse Tiefe in die Gewebe eindringt und etwas wasserentziehend wirkt, ohne zu starke Coagulation herbeizuführen; es ist daher besonders gut zu Mundwässern, bei Ansammlungen stinkender Secrete im Munde zu verwenden, und auf Wunden, nachdem sie zuvor mit Wasser vom Eiter befreit sind. Schwächere Lösungen dürften nur bei wiederholter Anwendung Fäulniss-hemmend, Bakterien-tödtend wirken. Die schnelle Zersetzung der Lösung dieses Salzes bei Berührung mit den Geweben des Körpers macht es unbrauchbar für den Verband; die Wirkung ist nur eine momentane, schon eine Stunde nachher stinkt die Wunde wie zuvor" sagt Billroth auf Seite 235 seines Werkes, und wenige Seiten vorher theilt er mit, dass eine Lösung von Kali hypermanganicum (1:48), auf frisches Rindfleisch infundirt, gar keinen hemmenden Einfluss auf die Entwicklung von Coccobacteria hatte; dieselbe erfolgte genau wie bei Infusion mit Wasser allein.

Da nun keiner von meinen Vorgängern das übermangansaure Kali bisher methodisch geprüft, beschloss ich einige Versuche mit demselben anzustellen.

Nach Wernitz wechselte die Wirksamkeit desselben zwischen 1:888 gegen Invertin, 1:9770 gegen Emulsin und 1:15690 gegen Pepsin.

I.

In zwei Versuchen, welche ich zusammenfasse, wurden 21 mit Fleischwasser zu 3 resp. 10, 15 und 20 C.-Ctm. gefüllte Gläser mit wässrigen

Tabelle III.

Nach eigenen mit Fleischwasser angestellten Versuchen wurde

Ia die Entwicklung von Bakterien aus Fleischwasser stammend in Verd. von:	nicht aufgehoben.	Ib deren Fortpflanzungsvermögen in Verd. von:	nicht aufgehoben.	IIa die Ernährung schon entwickelter Bakterien in Verd. von:	nicht erzielt.	IIb deren Fortpflanzungsvermögen in Verd. von:	nicht aufgehoben.	IIIa die Entwicklung in gekochtes Fleischwasser hineinfallender Bakterienkeime in Verd. von:	nicht ver-hindert.	IIIb deren Fortpflanzungsvermögen in Verd. von:	nicht aufgehoben.	IVa die Entwicklung in ungekochtes Fleischwasser hineinfallender Bakterienkeime in Verd. von:	nicht ver-hindert.	IVb deren Fortpflanzungsvermögen in Verd. von:	nicht aufgehoben.	Antiseptica:
1:26330	1:50230	1:10250	1:12750	1:5805	1:6500	1:5250		1:10250	1:12750	1:6500	1:10250	1:7185	1:8358	1:2525	1:3358	durch Sublimat (1).
1:30209	1:37649	1:4911	1:6824	1:22768	1:30208	1:5350	1:28881	1:34589	1:1008	1:15506	1:23182	1:1061	1:1364	1:3358		Chlor (17).
1:11130	1:13002	1:686	1:678	1:3720	1:4460	1:460	1:3146	1:4716	1:109	1:286	1:519	1:153	1:290			unterchlorig. Kalk (9).
1:6448	1:8515	1:135	1:223	1:2000	1:4085	1:273	1:8515	1:12649	1:325	1:422	1:16782	1:135	1:223			schweflige Säure (11).
1:6309	1:7841	1:769	1:1912	1:2550	1:4050	1:190	1:13931	1:20675	1:493	1:603	1:8375	1:1153				Brom (18).
1:5734	1:8020	1:205	1:306	1:850	1:3353	1:550	1:5734	1:8020	1:306	1:420	1:5734	1:875				Schwefelsäure (14).
1:5020	1:8687		1:2020	1:2010	1:116	1:205	1:10020	1:20020	1:510	1:721	1:2967	1:72	1:116			Jod (19).
1:4298	1:5435	1:501	1:1548	1:427	1:410	1:510	1:4268	1:4776	1:937	1:1244	1:6310	1:843	1:919			Aluminiumacetat (3).
1:3353	1:5734	1:306	1:601	1:835	1:92	1:64	1:3353	1:5734	1:510	1:1057	1:2010	1:478	1:584			Benzol (12).
1:2967	1:4020	1:501	1:410	1:820	1:40	1:28	1:2877	1:4020	1:779	1:771	1:3353	1:407	1:607			Benzoesäure (15).
1:2000	1:3777	1:77	1:510	1:510	1:210	1:121	1:1343	1:1694	1:50	1:50	1:1439	1:77	1:121			bormalicyls. Natron (4).
1:2900	1:3041	1:303	1:72	1:110	1:50	1:30	1:1343	1:1694	1:35	1:50	1:2900	1:35	1:50			Pikrinsäure (16).
1:2000	1:3041	1:394	1:1001	1:841	1:200	1:160	1:2005	1:3041	1:200	1:300	1:2005	1:100	1:117			Thymol (10).
1:1340	1:2229	1:109	1:212	1:212	1:36	1:20	1:1340	1:2229	1:109	1:212	1:1340	1:20	1:36			Salicylsäure (2).
1:1003	1:1121	1:343	1:454	1:60	1:78	1:35	1:3603	1:6004	1:603	1:1008	1:1121	1:343	1:450			Kali hypermang. (20).
1:1001	1:1433	1:100	1:150	1:200	1:200	1:200	1:2005	1:3041	1:101	1:150	1:300	1:403	1:50			Carbolsäure (5).
1:689	1:1002	1:23	1:43	1:22	1:42	1:4	1:402	1:502	1:22	1:42	1:502	1:669	1:35	1:10		Borax (7).
1:90	1:112	1:0,8	1:112	1:112	1:0,8	1:2,66	1:301		1:103	1:134	1:103	1:134		1:1,22		Chloroform (7).
1:62	1:77	1:14	1:48	1:69	1:12	1:30	1:301		1:14	1:107	1:161	1:107	1:37			Alkohol (6).
1:21	1:35	4,41	4,41	4,41	1:2,03	1:1,18	1:11	1:2,03	21	1:21	1:30	21	1:1,42			Eucalyptol (13).
1:14	1:20	1:3,03	116	116	1:205	1:5,83	20	29	14	205	306	205	1:30			Kali chloricum (21).

Bei Betrachtung der in Tabelle III (s. S. 250) übersichtlich zusammengestellten Resultate meiner Untersuchungen ersieht man, wie verschiedenartig die Zahlenwerthe ein und desselben Antisepticums für ihre Wirksamkeit derselben Bakterienart gegenüber, je nach der Modification der Versuchsform, sein können.

Es ist daher unstatthaft, die von verschiedenen Forschern für die Wirksamkeit der Antiseptica gegen Bakterien gewonnenen Zahlen ohne Weiteres miteinander zu vergleichen, wenn man sich nicht vorher davon überzeugt hat, dass die Versuchsform vollständig die gleiche war, und die Zahlenwerthe auf ein und dieselbe Weise berechnet worden. So zieht z. B. Meyer[1]) in der Tabelle seiner neuerdings nach dem Erscheinen meiner gleichfalls das Verhalten der Bakterien des Fleischwassers gegen Antiseptica behandelnden Inaugural-Dissertation geschriebenen Arbeit in bunter Reihe die von Haberkorn, Bucholtz, Kühn, Wernitz und von mir unter den verschiedensten Versuchsbedingungen gewonnenen Zahlen zu einem Vergleich mit den von ihm für die Wirksamkeit der Antiseptica gegen das Ferment der spontanen Milchsäuregährung in der Molke berechneten heran. Bei genauer Berücksichtigung der Versuchsbedingungen ergibt sich jedoch, dass von allen in seiner Tabelle mitgetheilten Zahlen sich nur die drei am Kopfe mit A bezeichneten Colonnen der aus seiner eigenen, aus der Bucholtz'schen und aus meiner Arbeit entnommenen vergleichen lassen. Ausserdem aber hat Meyer die Berechnung seiner Zahlen auf eine ganz abweichende Art angestellt. Wenn er nämlich angibt, dass Eucalyptusöl im Verhältniss von 1:400 die Entwicklung seiner Bakterien aufgehoben habe, aus dem Texte auf S. 43 aber ersichtlich ist, dass überhaupt nur alkoholische Lösung des Eucalyptusöls von 0,1 pCt. zur Verwendung kam, so lässt sich dieser Widerspruch nur dadurch erklären, dass Meyer offenbar die bei dem Hinzufügen des Antisepticums zur Molke in letztere hineingebrachte Flüssigkeits- resp. Alkoholmenge nicht in Berechnung gezogen hat. In diesem Falle hätten dann neben den 400 Theilen Molke ausser dem einen Theile Eucalyptol noch 1000 Theile Alkohol Platz gefunden, so dass die Aufhebung der Bakterienwirkung viel eher dem Alkohol (nach Meyer's eigenen Versuchen im Verhältnisse von 2:1 Milchgerinnung aufhebend), als dem Eucalyptol, zuzuschreiben wäre.

Der stärksten Concentrationen bei meinen Versuchen bedurfte

1) K. Meyer, Ueber das Milchsäureferment und sein Verhalten gegen Antiseptica. Inaug.-Dissert. Dorpat 1880.

es, um das Fortpflanzungsvermögen in Fleischwasser schon entwickelter Bakterien aufzuheben. Demnächst folgten die Concentrationen, welche erforderlich waren, um das Fortpflanzungsvermögen in ungekochtes Fleischwasser hineinfallender Bakterienkeime aufzuheben. Noch schwächere Concentrationen genügten meist, um das Fortpflanzungsvermögen in gekochtes Fleischwasser hineinfallender Bakterienkeime und von aus Fleischwasser in Fleischwasser versetzten Bakterien zu vernichten, wobei die verschiedenen Antiseptica bald für die eine, bald für die andere Wirkung stärkerer Concentrationen bedurften.

Die schwächsten der überhaupt wirksamen Verdünnungen sind für die Verhinderung der Entwicklung von 2 Tropfen aus Fleischwasser in Fleischwasser versetzter Bakterien verzeichnet. Dann folgen die Verdünnungen, bei welchen die Entwicklung in gekochtes oder ungekochtes Fleischwasser hineinfallender Bakterienkeime verhindert wurde. Auch hier zeigen die einzelnen Antiseptica häufig ein abweichendes Verhalten, indem die einen sich in gekochtem, die anderen in ungekochtem Fleischwasser wirksamer erwiesen.

Die für die Ertödtung resp. behufs Ueberführung in den Ruhezustand schon entwickelter Bakterien gewonnenen Zahlen waren ziemlich schwankende, wie es in Folge der in der Einleitung schon besprochenen Unsicherheit bei der Bestimmung dieses Zustandes nicht anders zu erwarten war. Jedenfalls geht für die ganze Reihe der Antiseptica mit alleiniger Ausnahme des Kali hypermanganicum, in übereinstimmender Weise hervor, dass diejenige Concentration, welche die beweglichsten Bakterien in den Ruhezustand gebannt, ja sogar solche Concentrationen von organisirte Zellen direct zerstörenden Stoffen, wie Chlor, unterchlorigsaurer Kalk, Brom, schweflige und Schwefel-Säure, welche die ursprünglich stark getrübte Flüssigkeit wieder vollkommen geklärt hatten, so dass man auch mikroskopisch keine Spur mehr von Bakterien erkennen konnte, dennoch häufig noch nicht das Fortpflanzungsvermögen dieser Bakterien aufgehoben hatten.

Erwähnen will ich noch, dass bei solchen Stoffen, wie Chloroform, Carbolsäure, Senföl, Eucalyptol und Salicylsäure, welche sich im Fleischwasser leicht am Boden oder an der Oberfläche der Gefässe in flüssiger oder krystallinischer Form ausscheiden, deshalb noch durchaus keine Sättigung des Fleischwassers an denselben eingetreten zu sein braucht. Trotzdem in vielen mit diesen Antisepticis bis zur Ausscheidung derselben versehenen Gläsern die reichlichste Bakterienentwicklung eingetreten war, bewirkte doch häufig ein noch verstärktes Hinzufügen der Antiseptica eine Verhinderung derselben.

Vergleichen wir nun die entsprechenden Reihen unserer Zahlen mit den von Bucholtz und Kühn gegebenen, so wird uns nicht entgehen, dass sich bedeutende Abweichungen in der Wirkungsweise der Antiseptica in meinem Nährboden ergeben. Nach Kühn hatte z. B. Sublimat in Verdünnung von 1:25250 das Fortpflanzungsvermögen aus dem verschiedensten Mutterboden stammender Bakterien in Bucholtz'scher Nährflüssigkeit aufgehoben, nach meinen Versuchen dagegen in Verdünnung von 1:12750 dasjenige von aus Fleischwasser in Fleischwasser versetzten Bakterien noch nicht. Nach Bucholtz hatte Salicylsäure in Verdünnung von 1:362 das Fortpflanzungsvermögen in seiner Nährflüssigkeit schon entwickelter Tabaksinfusbakterien vernichtet, nach meinen Versuchen dasjenige von in Fleischwasser schon entwickelten Bakterien in Verdünnung von 1:35 dagegen noch nicht.

In ähnlicher Weise könnte ich noch zahlreiche Beispiele aufführen für das abweichende Verhalten meiner in Fleischwasser gewonnenen Resultate von denjenigen der angeführten Autoren, doch wird es dem Leser nicht schwer fallen, an der Hand der Tabellen selbst die Differenzen zu ersehen.

Dass aber das Verhalten der Antiseptica gegen Bakterien mehr durch den Nährboden derselben als durch die specifische Bakterienart beeinflusst wird, dürfte am besten aus einem Vergleich der Zahlen ersichtlich werden, welche für die Aufhebung des Fortpflanzungsvermögens von in Bucholtz'scher Nährflüssigkeit entwickelten Tabaksinfusbakterien (Tabelle I, Theil II) und von entwickelten Fleischwasserbakterien (Tabelle III, IIb) gewonnen sind, mit den von Meyer für in Molke entwickelte Bakterien der Milchsäuregährung für die gleichen Antiseptica gegebenen Zahlen.

Das Fortpflanzungsvermögen			
1. der in Bucholtz-scher Nährflüssigkeit entwickelten Tabaksinfusbakterien	**2.** der in Fleischwasser entwickelten Fleischwasserbakterien	**3.** der in Molke entwickelten Bakterien der Milchsäuregährung	**Antiseptica:**
wurde in Verdünnung von:			
1:27777	1:431	1: 446	durch Chlor
1: 5714	1:410	1:1000	„ Jod
1: 3333	1:336	1: 348	„ Brom
1: 666	1:190	1: 156	„ schweflige Säure
1: 250	1:121	1: 156	„ Benzoesäure
1: 200	1: 20	1: 50	„ Thymol
1: 362	1: 35 noch nicht	1: 200	„ Salicylsäure
1: 4,5	1:1,18 noch nicht	1: 1,5	„ Alkohol
	aufgehoben.		

XIV.

Weiterer Beitrag zur Theorie der Arsenwirkung.

(Aus dem Pharmakologischen Institut zu Bonn.)

Von

Dr. H. Schulz.

Die von Herrn Prof. Binz und mir in diesem Archiv, Bd. XI. S. 200 ff. mitgetheilten Versuche hatten ergeben:

1. Im Organismus entsteht aus arseniger Säure die Arsensäure und aus Arsensäure die arsenige Säure.

2. Diese beiden Umwandlungen werden ausserhalb und innerhalb des Organismus in kurzer Zeit von protoplasmatischem Gewebe vollzogen.

An diese Befunde knüpften wir den Schluss, dass die fortwährende Umwandlung beider Säuren ineinander innerhalb der sie vollziehenden Eiweissmoleküle die Ursache der Arsenwirkungen sei. In jedem Augenblick entsteht Arsensäure, welche, wie dieses aus der analytischen Chemie längst bekannt ist, ihren Sauerstoff heftig an oxydable Substanzen abgibt; und in jedem weiteren Augenblick bildet sich diese zerstörende Säure wieder. Die Alkalescenz der Medien ist für den Vorgang nicht nur kein Hinderniss sondern hilft ihn hervorrufen.

Die Arsensäure thut also das Gleiche, was alle diejenigen Substanzen im Organismus vollbringen, welche unter Umständen ihren Sauerstoff in activer Form heftig hergeben. Ich erinnere nur an die Nitrite [1]) und an das chlorsaure Kali. Diese Parallele bezieht sich natürlich nur auf den besagten allgemeinen Charakter. Im Einzelnen dieses scharfen Oxydirens der Gewebe und Organe seitens der genannten und anderer Verbindungen herrscht die Verschiedenheit, welche der Verschiedenheit der Sauerstoffträger, der Stärke der chemischen Bindung und andern zufälligen Eigenschaften entspricht.

---

[1]) Vgl. Binz, Dieses Archiv. Bd. XIII. S. 133.

Weiter haben wir geschlossen, dass auf jenem Verhalten der arsenigen Säure im Körper, wonach also das Metalloid Arsen nur der Träger des thätigen Sauerstoffs ist — gleich dem Stickstoff im Stickoxyd —, die gesammte Thätigkeit der arsenigen Säure beruhe, und dass diese Thätigkeit eine giftige oder eine heilende sei, je nach der Menge der auf einmal von der entstandenen Arsensäure heftig abgestossenen Sauerstoffatome.

Aus dem Uebereinstimmen der experimentell erwiesenen Thatsachen und dieser Schlussfolgerung mit allen den Arsenik betreffenden toxikologischen und therapeutischen [1]) Erfahrungen ergab sich, dass der von uns aufgestellte Satz keine Hypothese mehr sei, sondern das Recht der Theorie besitze.

Mittlerweile sind einige neuere Arbeiten erschienen, welche in Bezug stehen zu unserem Thema. Es erscheint geboten, sie an dieser Stelle zu besprechen.

I. Die Vertheilung des Arsens im Organismus.

Es liegen bis jetzt, so weit mir bekannt, in der Literatur drei vergleichende Beobachtungen über die Localisation des Giftes nach Arseneinfuhr in den Organismus vor. Im Jahre 1875 veröffentlichte Skolosuboff[2]) eine Reihe von Versuchen, die er über diese Frage angestellt hatte. Er bestimmte den Arsengehalt in den einzelnen Geweben durch schliessliches Wägen der aus dem Marsh'schen Apparat erhaltenen Arsenspiegel. Das Resultat seiner Untersuchungen war, dass allemal das Gehirn die grösste Arsenmenge lieferte, sowohl nach chronischer wie acuter Vergiftung und zwar bedeutend mehr, als die Leber.

Zu einem vollständig entgegengesetzten Resultat gelangten später, im Jahre 1879, E. Ludwig[3]) und N. P. Hamberg[4]). Beide be-

---

1) In der jüngsten (der vierten) Auflage des Handbuchs der Arzneimittellehre von Nothnagel und Rossbach theilt Letzterer einige Beobachtungen mit, nach welchen bei der Behandlung lupös afficirter Schleimhaut mit Hebra'scher Aetzpaste „nur die lupösen Stellen, nicht aber die angrenzende, gesunde Schleimhaut geätzt wurde" (a. a. O. S. 213). Man wolle über diese, von Kaposi an der äusseren Haut bereits gemachte Beobachtung, und die Bestätigung welche in derselben für unsere Theorie abermals enthalten ist, das in Bd. XI. dieses Archivs auf S. 227 Angeführte vergleichen.

2) Arch. d. Physiol. normale et pathol. 1875. Sér. II. T. II. p. 653 sqq.

3) Chem. Centralblatt. 1879. S. 602. (Referat aus dem mir nicht zugänglichen „Wiener Anzeiger". 1879. S. 181.)

4) The chemist and druggist. 1879. Vol. XXI. No. 9. p. 361.

stimmten den Arsengehalt der einzelnen Organe als arsensaure Ammoniakmagnesia. Ludwig untersuchte die Organe von Selbstmördern und Hunden, welch letztere zum Theil acut, zum Theil chronisch vergiftet worden waren; Hamberg's Material stammte von einem chronisch vergifteten Hunde her. Beide Forscher fanden den höchsten Arsengehalt in der Leber; Ludwig sah „bei acuten Vergiftungen auch die Nieren reich an Arsen, während die Knochen und das Gehirn nur sehr geringe Mengen des Giftes enthalten. Bei chronischen Vergiftungen, welche nicht zum Tode führen, bleibt, wenn die Einverleibung des Giftes ausgesetzt wird, dieses am längsten in der Leber, während es aus den übrigen Organen viel früher abgeschieden wird.

Skolosuboff erhielt in 3 Versuchen an Hunden:

aus 100 Grm. Leber . . . Grm. 0,00271—Spur   Spur Arsen.
„ 100   „   Musculatur   . „   0,00025—0,00210 Spur Arsen.
„ 100   „   Gehirn . . . „   0,00885—0,00422—0,00117 Ars.
„ 100   „   Rückenmark . „   0,00933   ?   Spur Arsen.

Die beiden erstangeführten analytischen Angaben sind nach chronischer Intoxication von Hunden erhalten, die dritte Zahlenreihe entspricht einer acuten Vergiftung und leidet, wie auch eine hier nicht mitgetheilte vierte Reihe, das Resultat chronischer Vergiftung eines Kaninchens, an dem Uebelstande, dass sie keine nähere Vergleichung des Arsengehaltes der einzelnen Organe desselben Thieres gestattet.

Ludwig erzielte aus den Leichentheilen eines Selbstmörders, der einer acuten Arsenikvergiftung erlegen war, folgende Werthe, das Arsen als Tripelarsenat bestimmt: Die Leber, deren Gewicht 1480 Grm. betrug, lieferte 0,1315 Grm. der genannten Verbindung, 1481 Grm. Gehirn ergaben nur 0,0015 Grm., 144 Grm. Niere lieferten 0,0195, und 600 Grm. Muskel 0,002 Grm. Um nicht allzu weitläufig zu werden, will ich der Hamberg'schen Analyse nur die Zahlen entnehmen, die den von Skolosuboff und Ludwig mitgetheilten entsprechen.

Hamberg erhielt aus:

1000 Grm. Leber . . . 0,01363 Grm. arsenige Säure.
1000   „   Gehirn . . . 0,00308   „   „   „
1000   „   Rückenmark . 0,00459   „   „   „
1000   „   Niere . . . 0,01307   „   „   „
1000   „   Muskel . . . 0,00355   „   „   „

Aus allen anderen Theilen des Körpers bekam Hamberg kleinere Werthe für das Arsen.

Zur Erleichterung der Uebersicht möge hier eine vergleichende tabellarische Zusammenstellung der von den drei genannten Forschern erhaltenen Arsenzahlen, soweit dieselben comparabel sind, folgen. Die einzelnen Zahlen sind umgerechnet auf den Gehalt an metallischem Arsen in 1000 Grm. Gewebe. Colonne 1, 2 und 3 entsprechen den Resultaten chronischer Vergiftung, während Colonne 4 und 5 die Ergebnisse acuter Intoxication zum Ausdruck bringen.

	Hamberg	Skolosuboff			Ludwig
Rückenmark	0,0035	0,0933	?	Spur	—
Gehirn . . .	0,0023	0,0885	0,0422	0,0117	0,0002
Leber	0,0103	0,0271	Spur	Spur	0,0230
Nieren. . . .	0,0099	—	—	—	0,0351
Muskel . . .	0,0027	0,0025	0,0210	—	0,0008
	1	2	3	4	5

II. Die Arsenwirkung nach Caillol de Poncy und Livon.

Gestützt auf die eben angeführten numerischen Angaben von Skolosuboff, so wie auf ihre eigene Beobachtung, dass unter chronischer Behandlung mit Arsen die im Harn ausgeschiedene Phosphorsäuremenge zunahm, haben Caillol de Poncy und Livon[1]) eine besondere Hypothese der Arsenwirkung aufgestellt. Sie suchen nämlich den Grund der vermehrten Phosphorsäureausfuhr in einem Substitutionsprocess, 'der in den nervösen Centralorganen, beziehentlich deren Bestandtheilen Platz greife. Sie nehmen an, dass das Arsen im Stande sei, an die Stelle des im Lecithin enthaltenen Phosphors zu treten, unter gleichzeitiger Bildung von Glycerinarsensäure.

Hier sind indess mehrere Punkte wohl zu erwägen. Erstens steht Skolosuboff mit seinen Zahlen zwei anderen Analysen gegenüber, bei denen die betreffenden Analytiker, doch wohl gänzlich unabhängig von einander und nach derselben Methode arbeitend, zu gerade entgegengesetzten Resultaten gelangt sind wie Skolosuboff.

Zweitens ist es Caillol de Poncy und Livon nicht gelungen, die von ihnen präsumirte Arsenverbindung als factisch existirend nachzuweisen.

---

1) Gazette médicale de Paris. 1879. p. 360.

Drittens liegt kein Grund vor, weshalb die vermehrte Phosphorsäure im Harn nach Arsenbehandlung gerade dem Phosphorgehalte
des Nervengewebes entstammen sollte. Phosphorsäure findet sich
ebensowohl in der Muskel- und Drüsensubstanz, kann also ebenso
gut von dorther ausgeführt worden sein. Dann ist es eine bekannte
Thatsache, dass die Phosphorsäureausscheidung mit der des Harn-
stoffs nahezu parallel geht.[1]) So bleibt also nicht abzusehen, weshalb das verstärkte Auftreten von Phosphorsäure im Harn für unsern
Fall sich nicht viel einfacher und ungezwungener so erklärt, wie
wir dieses bereits für den Harnstoff thaten (vgl. S. 220 unserer früheren Arbeit). Die verstärkte Spaltung des Zelleneiweisses bringt
nicht nur dessen Stickstoff sondern auch dessen Phosphor in
grösserer Menge nach aussen zum Vorschein. Und dass diese beiden
Excrete von zahlreichen Stellen herstammen müssen, beweist die
grosse Verbreitung der bis zum Verfetten der Organe gehenden chemischen Zerstörungen im Organismus.

III. Eigene Versuche mit Magenschleimhaut und Lebersubstanz.

a. Magenschleimhaut.

Die bei der makroskopischen Besichtigung am meisten in die
Augen fallenden Veränderungen nach Arsenintoxication findet man
bekanntlich auf der Magenschleimhaut. Die bald mehr vereinzelten,
bald zu grösseren Flächen sich vereinigenden Ekchymosirungen, die
durch ihre Anwesenheit bedingte mehr oder weniger hochgradige
Verfärbung der Schleimhaut und Consistenzveränderung des ganzen
Organs liessen schon a priori den Schluss ziehen, dass das Drüsengewebe der Mucosa ventriculi in ganz besonderer Beziehung stehen
müsse zu dem eingeführten Gifte, dass sein Protoplasma in besonders energischer Weise den Sauerstoffaustausch zwischen Arsen und
Zelleneiweiss in Scene zu setzen vermöge, freilich zum eigenen
Nachtheil.

Das Resultat der mit Magenschleimhaut und arseniger Säure vorgenommenen Versuche entsprach der Erwartung. Schon jetzt will
ich bemerken, dass ich nie so reichliche Niederschläge aus dem
Dialysat erhalten habe, wie gerade bei diesen Versuchen; die Quantität derselben war in hohem Grade geeignet, eine grössere Leichtigkeit und Deutlichkeit des Nachweises der producirten Arsensäure
zu bedingen.

Um mein Versuchsobject, die Mucosa des Schweinemagens, in

---

1) Zülzer, Virch. Arch. Bd. 66. S. 223.

möglichst frischem Zustande mit der arsenigen Säure in Contact bringen zu können, nahm ich zu jedem Versuche in das Schlachthaus eines hiesigen Metzgers die mit Arseniklösung (10 C.-Ctm. kaltgesättigte Lösung von arseniger Säure auf 75 C.-Ctm. destillirten Wassers) beschickten Glaskolben mit. In meiner Anwesenheit wurde sodann geschlachtet und der Magen des todten Thieres sobald als möglich ausgeschnitten, seines Inhalts entleert, und die Schleimhaut noch rasch mit Wasser abgespült. Dann präparirte ich von derselben so viel mir nöthig schien ab, zerkleinerte möglichst und brachte dann die Gewebsmasse in die Kolben. Gut verschlossen wurden dieselben in das nahegelegene Institutslaboratorium hinübergeschafft, dort noch einige Tropfen verdünnter Natronlauge bis zur alkalischen Reaction zugesetzt und dann die Gefässe in den Brütofen gesetzt. Das dann folgende Verfahren war genau so wie es schon früher mitgetheilt wurde.

Zwei Fragen waren es hauptsächlich, zu deren Beantwortung die Magenschleimhaut benutzt werden sollte. Erstens handelte es sich darum, ob dieselbe überhaupt im Stande sein werde, die verlangte Oxydation der arsenigen Säure zu leisten; zweitens aber galt es zu erfahren, ob eine örtliche Verschiedenheit bestehe hinsichtlich der Energie, mit welcher die Oxydation von den verschiedenen Partien der Magenschleimhaut (Fundus und Regio pylorica) vollzogen wird.

Diese letztere Frage hatte ihren Grund in der bekannten Thatsache, dass nicht von allen Regionen der Magenschleimhaut dieselbe Arbeit geleistet wird, wenigstens nicht in der gleichen Intensität. So gibt die Funduspartie des Schweinemagens bei der Extraction mit Glycerin ein ganz anderes die Verdauung bedingendes Präparat wie das Extract des Pylorustheiles. Man konnte annehmen, dass diejenigen Drüsen, welche am meisten Pepsin produciren, auch hinsichtlich der Oxydation der arsenigen Säure das Meiste leisten würden.

Um zu verhüten, dass nicht durch die Berührung von Fundus- und Pylorusschleimhaut des leeren Magens eine Fehlerquelle gesetzt werde, geschah die Entleerung so, dass der Magen an der grossen Curvatur geöffnet, dann auseinandergeklappt und nun erst völlig gereinigt wurde. Ferner wurden zur Präparation von Fundus- und Pylorusschleimhaut, sowie zu deren Zerkleinerung für jeden Theil besondere Instrumente benutzt. So war die Möglichkeit, dass dem Fundus anhaftendes Secret, oder den Messern und Scheeren anhaftendes Drüsenmaterial auf den Pylorus übertragen werde und umgekehrt, ausgeschlossen.

Da es sich um einen Vergleich handelte, so wurden begreiflicher Weise alle weiteren Nebenbedingungen jedes Doppelversuchs

Im jüngst vergangenen Sommer setzten wir auf Anrathen des Herrn Prof. Tommasi-Crudeli in der von ihm geleiteten patho-logisch-anatomischen Anstalt die Studien über die Natur der Malaria in grösserem Maassstabe fort, indem wir sie sowohl auf die mala-rischen Erdbodenarten, als auch auf den Organismus des kranken Menschen ausdehnten, wobei wir durch die Herren Doctoren Fer-raresi und Sciamanna unterstützt wurden.

Bei unseren Studien strebten wir die Lösung folgender Fra-gen an:

I. Ob in den malarischen Erdbodenarten der Bacillus mala-riae constant vorkommt, ob in denselben während der Sommerzeit dessen verschiedene Entwicklungsstadien von der Spore bis zum Sporen-bildenden Bacillus zur Entfaltung gelangen, und bis zu welcher Höhe er über dem Boden in der Atmosphäre aufsteigen kann.

II. Ob die malarische Infection vom Menschen auf die Thiere mittelst des Blutes übertragbar ist.

III. Ob im Blute der malarisch fiebernden Menschen Mikroorga-nismen vorkommen, und wenn ja, ob sie mit den bereits beschrie-benen Beziehungen haben oder nicht.

Ad I. Um die Studien an den malarischen Erden anzustellen begab sich der Eine von uns (Cuboni) nach Ostia im Monat Juli, als daselbst das Malariafieber wüthete und uns die Nachricht zuge-kommen war, dass mehrere auf einem Gute beschäftigte Schnitter von schweren perniciösen Fiebern befallen worden waren. Am 24. desselben Monats sammelte man an der Ponticelli benannten Lo-calität von 11 Uhr Vor- bis 3 Uhr Nachmittags Schlamm- und Wasser-proben an verschiedenen Stellen des Teiches von Ostia, und zwar sowohl an den unbedeckten, als auch an den mit Phragmites com-munis und Scirpus palustris dicht bewachsenen. Der Schlamm zu den Culturen wurde in Blechkisten aufgehoben, welche den von Klebs und Tommasi-Crudeli bei ihren Untersuchungen be-nützten gleich construirt waren. Zur Aufbewahrung der Wasser-proben bediente man sich an beiden Enden capillärer Glasröhrchen, die man nach vorhergegangener starker Erhitzung, um jede Art or-ganischer Keime auszuschliessen, an ihren beiden Enden zugeschmol-zen hatte. Bricht man einem solchen Röhrchen das eine Ende unter Wasser ab, so steigt letzteres in demselben auf und füllt es etwa zur Hälfte; man hat dabei den Vortheil, dass eine genügende Luft-menge im Röhrchen verbleibt, welche das Leben und die Entwick-lung aërobier Schistomyceten ermöglicht. Auf diese Art wurden über fünfzig Wasserproben aufgefangen, die nacheinander an den fol-

genden Tagen zur Untersuchung gelangten, während einige bis zum
September aufbewahrt wurden. Mehrere Proben wurden auch nach
einer von Prof. Pedicino angegebenen Methode in zusammenge-
drückten capillären Glasröhrchen aufgehoben, in denen man die durch
die Capillarität aufsteigende Flüssigkeit direct unter dem Mikroskop,
ohne sie vorher zu entleeren, untersuchen kann. Die aufgefangenen
Schlamm - und Wasserproben wurden zum Theil unmittelbar noch
in Ostia mikroskopisch untersucht (Objectiv Hartnack No. X).
Sowohl bei diesen als auch bei den späteren Untersuchungen haben
wir nur die der Gruppe der Schistomyceten angehörenden Formen beachtet, da wir nicht nur durch die Forschungen von Klebs
und Tommasi-Crudeli, sondern auch durch die vielen von Nägeli[1]) angeführten Beweisgründe die Ueberzeugung gewonnen haben,
dass ausschliesslich unter den Schistomyceten die Organismen
zu suchen sind, welche Erkrankungen von der Art der malarischen
zu erzeugen vermögen. Die von diesem Gesichtspunkte aus unter-
nommene mikroskopische Untersuchung constatirte sowohl im Wasser
als auch im Schlamme die Anwesenheit einer grossen Menge von
isolirten oder zu Fäden vereinigten, mit homogenem Protoplasma versehenen und den von Klebs und Tommasi-Crudeli auf Taf. II. u.
III. Fig. 3 ihrer Arbeit abgebildeten vollkommen gleichenden Bacillen. Dadurch wurde die von diesen Autoren aufgestellte Hypothese
bestätigt, dass nämlich während der Sommermonate in dem malarischen
Erdboden jene Bacillen vorhanden sind, die sie bei ihren im Winter
und Frühjahr ausgeführten Untersuchungen dadurch bekommen hatten,
dass sie mit dem Schlamm, unter künstlicher Herbeiführung der im
Sommer obwaltenden Temperatur - und Feuchtigkeitsverhältnisse,
Aquitrina herstellten. Um sich über das etwaige Vorkommen solcher Bacillus-Formen auch in der Luft über dem Teiche zu un-
terrichten, wurde der von der Stirn des Beobachters und seines Be-
gleiters reichlich triefende Schweiss (das Thermometer zeigte im
Schatten 33 ⁰ an) untersucht und in sämmtlichen (zehn) angefertigten
Präparaten die Anwesenheit einiger constatirt. Gleiche Resultate
lieferten die an einer anderen malarischen Gegend in der Nähe von
Rom (Valle d'inferno) im September angestellten Beobachtungen. Zur
Controle führte der Beobachter, Cuboni, derartige Untersuchungen
an nicht malarischen Gegenden (Intra am Lago maggiore) aus. Die
nach derselben Methode hergestellten Präparate zeigten keinen Bacillus.

---

1) Die niederen Pilze und ihre Beziehungen zu den Infectionskrankheiten.
München 1877.

gewickelt, worauf man dann zur mikroskopischen Untersuchung des
Blutes oder dessen Einspritzung in die Trachea der Hunde schreitet.

Das Blut wurde mit Hülfe der beschriebenen Methoden lange
Zeit hindurch den fiebernden Patienten, und zwar während der Akme
und der Abnahme des Anfalls entnommen, indem wir annahmen,
dass gerade in diesen Stadien des Fiebers die Untersuchung des
Blutes am wichtigsten wäre, sodann weil man im Krankenhause nicht
sehr häufig Fiebernde im Kältestadium antrifft. Die mikroskopische
Untersuchung des Blutes liess jedesmal die Anwesenheit von rundlichen, das Licht stark brechenden, lebhaft oscillirenden Mikroorga-
nismen feststellen. Von den sogenannten Elementarkörnchen unterscheiden sie sich durch ihre Gleichförmigkeit, ihren Widerstand gegen
Säuren und Alkalien, während sie, mit Rücksicht auf ihre Form und
die später zu erörternden Gründe, zu den in den malarischen Erden
vorkommenden beweglichen Sporen, aus denen sich die Bacillen entwickeln, in nähere Beziehung gebracht werden müssen. Die Zahl
dieser Sporen ist wechselnd: manchmal treten sie sehr zahlreich auf
und sind im Innern der weissen Blutkörperchen derartig eingeschlossen, dass sie letztere vollständig ausfüllen. Darin bestand hauptsächlich der Befund an dem Blute aus dem Akme- und Defervescenz-
stadium des Fiebers, indessen wurden nicht gar so selten auch kleine
Bacillusformen mit oder ohne Sporeninhalt wahrgenommen.

Sehen wir nun von dieser letzteren Thatsache ab, auf die wir
weiter unten zurückkommen, so ist es einleuchtend, dass, indem der
mikroskopische Blutbefund sich auf das Mitgetheilte beschränkte, die
parasitäre Malariatheorie hinsichtlich des von K l e b s und T o m -
m a s i - C r u d e l i beschriebenen pathogenen Parasiten dadurch nicht
im geringsten erschüttert wurde. Und diese unsere Behauptung stützt
sich hauptsächlich auf folgende Gründe: 1. Der von den genannten
Autoren beschriebene pathogene Parasit ist ein sporenbildender und
Nichts stand der Annahme entgegen, dass die bacilläre Form zerfallen
wäre unter Freilassung der mit dem der entwickelten Pflanze zukom-
menden morbigenen Vermögen behafteten Sporen. 2. Weil bei den
von K l e b s und T o m m a s i - C r u d e l i mit malarischen Flüssigkeiten
inficirten Thieren, welche nachher die klinischen und anatomischen
Charaktere der malarischen Infection darboten, die Bacillusformen
manchmal in der Milz, im Knochenmark, in den Lymphdrüsen angetroffen wurden, während im Blute blos Sporen vorkamen. 3. Weil
in Hausenblasenculturen, die man in der mikroskopischen Luftkammer
mit dem ausschliesslich Sporen enthaltenden Blute eines Fiebernden
anstellte, am folgenden Tage sich eine reichliche Bacillenentwicklung

zeigte, gerade so wie Klebs und Tommasi-Crudeli und späterhin Ceci dieselben durch Züchtung der im Blute der inficirten Kaninchen enthaltenen Sporen erhielten. 4. Weil endlich auch bei anderen durch der Gattung Bacillus angehörende Organismen erzeugten Krankheiten im Blute nicht selten blos deren Sporen vorkommen. So findet man im Blute bei der Milzbrandinfection, welcher gewiss ein bacillärer Parasit, Bacillus anthracis, zu Grunde liegt, wie es die einschlägigen Studien seit Davaine, vorzugsweise aber Koch's [1]) Untersuchungen dargethan haben, manchmal nur die Sporen, während der Bacillus entweder gar nicht, oder blos in einzelnen Gefässbezirken vorkommt, wie beim Buhl'schen Falle, welcher denselben nur im Blute der Pfortader und ihrer Zuflussäste antraf. Und dem Einen von uns (Marchiafava) sind neulich zwei in dieser Hinsicht wichtige, wenn auch nicht neue Fälle zur Beobachtung gekommen. Beim ersteren handelte es sich um eine Pustula maligna an der Wange, die in Genesung überging: während die Pustel selbst eine Unzahl von Bacillen enthielt, welche sämmtliche Lymphspalten im Bindegewebe vollstopften, fand man im Blute nur Sporen vor. Der zweite Fall betraf ein Milzbrandödem der Lider bei einem Individuum, welches Fleisch eines crepirten Schafes genossen hatte: hier fand man während des Lebens nur Spuren sowohl im Blute als auch in der Flüssigkeit der Milzbrandbläschen, und während man nach dem Tode in der Oedemflüssigkeit spärliche Bacillusformen antraf, konnte man im Blute nur Sporen auffinden. Die aus einigen in Alkohol gehärteten Organen (Darm, Haut, Lymphdrüsen, Zwerchfell u. s. w.) angefertigten mikroskopischen Schnitte zeigten überall mit glänzenden Sporen vollgepfropfte Capillaren, zwischen denen man selten einen Bacillus wahrnehmen konnte.[2])

Die eben erörterten Gründe dürften demnach zur Genüge beweisen, dass der ursächliche Zusammenhang zwischen einem Bacillus-Parasit und der Malariainfection aus dem blossen Umstande, dass im Blute nur Sporen zu finden waren, nicht abgeleugnet werden kann.

Nachdem wir eine Zeit lang das den Patienten während der Akme und des Abfalls des Fiebers entnommene Blut geprüft hatten,

---

1) F. Cohn, Beitr. z. Biol. d. Pfl. Bd. I. H. 3.

2) Ich erlaube mir hier zu bemerken, dass es einigermaassen fraglich sein dürfte, ob diese Fälle als Anthrax zu bezeichnen waren bei welchem in der That fast nur Sporen-freie Fäden vorkommen. Es gibt indess andere, wirkliche Bacillusaffectionen, welche weder mit dem Anthrax, noch der Malaria identisch sind und sporenhaltige Faden im lebenden Organismus erkennen lassen. Das letztere ist auch bei dem Typhus abd. der Fall.　　　　　　　　　Klebs.

wandten wir uns der Untersuchung des während des Kältestadiums abgelassenen zu, indem es uns wahrscheinlich schien, dass in dieser Periode die Bacillen zu finden wären, welche dann, schnell reifend und zerfallend, die Sporen freiliessen, eine Vermuthung, die in einem ähnlichen Vorgange bei der Febris recurrens eine Stütze findet, wo die Spirochaete Obermeieri, Kohn, zu Beginne des Anfalls in grösserer Zahl vorkommt, um dann nach und nach zu verschwinden, so dass man in den Zwischenzeiten zwischen zwei Anfällen keine Spur derselben mehr vorfindet. In dem beim Eintritte des Fiebers entleerten Blute fand man nun constant lebhaft oscillirende und ihren Ort wechselnde Schistomycetenformen (vgl. Fig. 6. Taf. III). Sie stellen kurze, meistens mit zwei endständigen Sporen versehene Bacillusformen dar. Die am häufigsten beobachtete Form ist in a abgebildet, wo der Bacillus c-förmig gekrümmt ist. Ihre Länge schwankt zwischen 1—3 Durchmesser eines rothen Blutkörperchens: ausser den zwei endständigen kommt zuweilen eine mediane Spore b vor: manchmal ist der ganze Bacillus sporenhaltig, einer Sporenkette c ähnlich. Seltener sind die Formen mit einer einzigen endständigen Spore d. Beim Ansteigen der Temperatur des fiebernden Patienten wird die Anzahl dieser Bacillusformen eine geringere, die der Sporen scheint dagegen eine Zunahme zu erfahren. Die Anzahl solcher Formen ist wechselnd, manchmal (in vier Fällen) war sie eine beträchtliche (8—10 im Gesichtsfelde). Indessen müssen wir hier bemerken, dass solche Bacillusformen auch im Blute Malariakranker im Stadium der Apyrexie und anderer, von Intermitten freier, apyretischer Spitalspatienten vorgefunden wurden; jedoch bisher nie in jener Menge, in der man sie bei Fiebernden am Anfange des Anfalles, oder einige Stunden vor demselben antraf. Das Vorkommen einiger Exemplare der beschriebenen Formen im Blute gesunder, oder anderartig erkrankter Individuen darf uns nicht auffallen, wenn wir bedenken, dass sämmtliche Bewohner von Malariagegenden dieselben ohne Zweifel in ihrem Organismus von den Respirationswegen her aufnehmen müssen. Und es ist wohl billiger Maassen anzunehmen, dass die Infection bei Denjenigen ausbleibt, deren sämmtliche Organe, die Nieren voran, sich gesunder Kreislaufsverhältnisse erfreuen, da es dann zu ausgedehnten Einnistungen nicht kommen kann. Ferner ist zu bemerken, dass es in malarischen Gegenden nicht selten Individuen gibt, welche, wenn sie auch an Intermittens nicht leiden, doch einen Milztumor mit oder ohne anderweitige Störungen besitzen.

Zweifellos stellen die beschriebenen, im Blute aufgefundenen

Formen das sporigene Stadium eines Bacillus dar. Sind sie nun aber speciell mit den von Klebs und Tommasi-Crudeli studirten und als Bacillus malariae bezeichneten Formen identisch? — Formen, die wir auch während der Sommerszeit in den malarischen Erden spontan entwickelt fanden? Wer sich mit einem Vergleich unserer Fig. 6. Taf. III, welche die gewöhnlich angetroffenen Formen wieder-gibt, mit den bereits angeführten in der Arbeit von Klebs und Tommasi-Crudeli, Taf. II. Fig. 3 abgebildeten, welche die von Kohn[1]) dem Genus Bacillus zugeschriebenen Charaktere genauer erkennen lassen', begnügte, müsste sich wohl dazu bekennen, dass es sich in unserem Falle nicht nur um eine andere Art, sondern um eine verschiedene Gattung handelt. Indessen befindet sich der Ba-cillus in der angeführten Figur im Stadium der Reproduction durch einfache Theilung, die einzelnen Segmente führen keine Sporen und sein Protoplasma ist vollkommen homogen. Betrachtet man dagegen den Bacillus malariae, wie ihn Klebs und Tommasi-Crudeli in den Hausenblasenculturen des Schlammes von Caprolace beob-achtet und Taf. II. Fig. 7 abgebildet haben, so wird dessen grösste Aehnlichkeit mit den von uns gefundenen Formen einem Jeden auf-fallen. Ferner passen die von den genannten Forschern[2]) zur Fest-stellung der Art aufgestellten diagnostischen Merkmale auf die von uns beobachteten Formen, und tragen wir demnach kein Bedenken anzu-nehmen, dass letztere wirklich dem sporigenen Stadium des Bacillus malariae (Klebs und Tommasi-Crudeli) entsprechen. Uebri-gens sind unsere Kenntnisse über diesen Bacillus sowie über fast alle Schistomyceten den Anforderungen der strengen Systematik gegenüber der Zeit noch viel zu lückenhaft und unsicher, und ohne Zweifel wird es vieler und eingehender Studien über den Bacillus der malarischen Erdbodenarten bedürfen: man wird ihn in allen seinen Entwicklungsstadien genau verfolgen und hauptsächlich die Veränderungen, welche er nach seinem Eintritte in den Blutkreis-lauf eines Thieres erfährt, ermitteln müssen, um jeden Zweifel über dessen vollkommene specifische Identität mit den im Blute des ma-larisch fiebernden Menschen beobachteten Formen zu beheben.

Bei der mikroskopischen Untersuchung des aus der Milz ent-leerten Blutes haben wir in der Mehrzahl der Fälle zahlreiche Sporen und nur selten ab und zu eine Bacillusform wahrgenommen. Jedoch müssen wir die wichtige Bemerkung hinzufügen, dass sich uns wäh-rend der ganzen Zeit unserer Studien nie Gelegenheit zur Untersu-chung des Milzblutes während des Fieberanfalls darbot, von welcher

---

1) Beiträge zur Biologie der Pflanzen.   2) a. a. O. S. 30.

wir uns wichtige Aufschlüsse versprochen hätten. In einem einzigen
Falle begegneten wir im Milzblute sehr deutlichen, wohl entwickelten
Bacillusformen von verschiedener Länge (wie in Fig. 7. Taf. III),
welche mit den von Klebs und Tommasi-Crudeli beschriebenen
vollkommen übereinstimmten.

Die während des vergangenen Sommers ausgeführten Autopsien
an Febris perniciosa Verstorbener (vier) ergaben bei der mikros-
pischen Untersuchung die Gegenwart zahlreicher, den im Blute des
Lebenden vorgefundenen gleichen Sporen in der Milz, im Knochenmark, in den Lymphdrüsen, in den Nieren, im Blute; es fanden sich
aber keine Bacillusformen, wie bei den in den Eingangs erwähnten
drei Fällen.

In einem Falle von Perniciosa comatosa bemerkte man in den
peripherischen Theilen der Leber zahlreiche, weissliche Knoten von
konischer Gestalt, mit gegen das Innere des Organs gerichteter Spitze.
Die mikroskopische Untersuchung zeigte daselbst in den Capillaren
der einzelnen Leberläppchen eine Anhäufung weisser Blutkörperchen,
welche die Gefässwände ausdehnten und die Leberzellenreihen com-
primirten, und in den kleinen, die Herde umgebenden Pfortaderästen,
zwischen den rothen und weissen Blutkörperchen, Anhäufungen gleich-
förmiger Körnchen, die der Einwirkung der Essigsäure Widerstand
leisteten, aber keine Anilinfärbung annahmen. Bestanden solche Anhäufungen, wie es wohl wahrscheinlich ist, aus Sporen, so wäre die
Lymphstase in den den thrombosirten Venen entsprechenden Be-
zirken leicht begreiflich.

In einem anderen Falle von Perniciosa comatosa, bei dem der
Tod nach Aufhören des Fiebers, aber bei fortdauerndem Koma eintrat, fand man die ganze weisse Hirnsubstanz mit einer Unzahl
punktförmiger Hämorrhagien dicht besäet. Bei der mikroskopischen
Untersuchung zeigte eine jede Hämorrhagie im Centrum ein durch
rothe und weisse Blutkörperchen (letztere mit Pigmentkörnchen be-
laden) ausgedehntes Gefässchen; dieselben Elemente fanden sich auch
in der Lymphscheide und, in grösserer oder geringerer Ausdehnung,
in der umliegenden nervösen Substanz. Dieser noch von Niemand
erwähnte Befund beansprucht schon an und für sich ein grosses
Interesse mit Rücksicht auf die pathologische Anatomie der Malaria-
Infection. Wir müssen aber bemerken, dass auch hier in einigen,
das Centrum der Hämorrhagie einnehmenden Capillaren Anhäufungen
von Körnchen wahrgenommen wurden, welche dieselben Eigenschaften
wie die in der Leber beobachteten aufwiesen.

NACHTRAG I.

Es freut uns, im Anschluss an diese Mittheilungen über unsere Studien einen Brief veröffentlichen zu können, den der ausgezeichnete römische Mycologe, Hr. Dr. Matteo Lanzi nach der vorläufigen Mittheilung der von uns erzielten Resultate an Prof. Tommasi-Crudeli gerichtet hat.

Geehrter Herr Professor!

Die von Ihnen und Prof. Klebs in neuerer Zeit veröffentlichten Arbeiten, sowie die Ergebnisse der über die Natur der Malaria angestellten und auf dem Aerzte-Congress zu Genua mitgetheilten Studien konnten nicht umhin, das regste Interesse in mir und Dr. Terrigi zu erwecken, die wir uns doch gemeinschaftlich auch schon mit derlei Forschungen beschäftigt haben. Indem ich nun auf der von mir geleiteten Abtheilung des Spitals S. Giovanni die beste Gelegenheit hatte, über das Blut von Fiebernden Beobachtungen anzustellen, so machte ich mich sogleich an die Wiederholung solcher Untersuchungen und unterliess es auch nicht, meinen Freund Dr. Terrigi von dieser meiner Absicht in Kenntniss zu setzen.

Das von mir eingeschlagene Verfahren war dasselbe, welches auch Sie angewendet hatten, nämlich das Blut vom Arme des Patienten während des den Eintritt eines Fieberanfalls begleitenden Kältestadiums aufzufangen. Und hier muss ich gleich bemerken, dass die Resultate unserer früheren Untersuchungen und die daraus gezogenen Schlüsse, wie sie in unseren Schriften niedergelegt sind, mit dem nun Ihnen Mitzutheilenden nicht in Einklang stehen, und zwar eben darum, weil wir solche Untersuchungen früher nie in diesem Stadium der Krankheit angestellt hatten.

Ich verfüge zwar noch nicht über eine grosse Anzahl von Beobachtungen, jedoch habe ich nicht ein einziges Mal bei der sowohl unmittelbar nach der Entleerung vorgenommenen, als auch einige Stunden darauf wiederholten Untersuchung des Blutes von zwölf Patientinnen das Mikrophyt vermisst, welches Sie und Klebs als das Fieber erzeugende Miasma bezeichnen. Ja ich glaube, noch hervorheben zu sollen, dass bei einem Weibe, dem ich das Blut in dem Augenblicke entnahm, als es die intensivste Kälte empfand, und cyanotische Flecken an den oberen Gliedmassen auftraten, jene Mikrophyten in grösserer Anzahl, als in den übrigen Fällen angetroffen wurden; während sie bei einer anderen Patientin, bei welcher das Kältegefühl im Verschwinden begriffen war, in verhältnissmässig geringerer Menge vorkamen. Ich wage es nicht, aus diesen wenigen Thatsachen Schlüsse zu ziehen, die erst noch weitere Beobachtungen erfordern: indessen verdienen sie, meiner Ansicht nach, die Beachtung Derjenigen, die sich mit derartigen Forschungen befassen.

Ausserdem habe ich mit dem Blute Culturen angestellt, wozu ich mich eines sehr einfachen Verfahrens bediente, um eine grössere Berührung mit der Aussenluft zu verhüten. Es besteht darin, dass ich dem in den Glasröhrchen enthaltenen Blute etwas destillirtes Wasser hinzufüge, so dass ich das Blut selbst als Nährstoff benütze. Das offene Röhrchen wird in einer kleinen Isolirkammer eingeschlossen.

Die Ergebnisse dieser Untersuchungen kurz zusammenfassend, will ich nun erwähnen, dass ich im entleerten Blute die von Ihnen und Klebs Taf. II ihrer Arbeit abgebildeten, kürzeren Formen vorwiegend, seltener und nicht bei allen Kranken die längeren Bacillusformen (wie die Ihrer Fig. 5) angetroffen habe. In den Culturen dagegen sah ich nebst den erwähnten, nach Ablauf eines Tages ungeheuer vermehrten kurzen Formen auch die den Figg. 2, 3, 4 ihrer Taf. II entsprechenden, kettenartigen und bacillären häufiger auftreten.

Es wären nun Controlversuche, unter Beobachtung selbst noch strengerer Cautelen, sowohl bei anderartig kranken, als auch bei gesunden Individuen anzustellen. Allein bei uns stellen sich Dem grosse Schwierigkeiten entgegen. Wie oft sehen wir nicht Patienten, die beim Nachlassen anderer Krankheiten von Wechselfieber befallen werden, das bis dahin latent geblieben war und nicht selten durch eine Infection noch älteren Datums bedingt ist? Und keine grössere Beweiskraft könnte auch der Versuch, bei gesunden Individuen angestellt, beanspruchen, nachdem wir wissen, dass die Bewohner malarischer Gegenden, indem sie das Fiebermiasma einathmen, sich damit inficiren, ohne jedoch mit Nothwendigkeit zu erkranken. Daher bin ich der Meinung, dass die den positiven entgegenzustellenden negativen Beweise, nämlich die Untersuchung des Blutes nicht malarisch inficirter Individuen, welches sich dann als bacillenfrei erweisen sollte, in einer gesunden Gegend, an gesunden Individuen vorzunehmen ist, was mir vor der Hand unmöglich ist.

Indem ich die Verwerthung dieser wenigen Beobachtungen ganz ihrem Ermessen überlasse, werde ich nicht ermangeln, dieselben fortzusetzen und Ihnen seiner Zeit weitere Mittheilungen zu machen.[1]

Halten Sie mich immer für   Ihren ergebensten
Rom, 29. November 1880.   Matteo Lanzi.

1) Bei den Untersuchungen, die uns gegenwärtig beschäftigen, hat der Eine von uns (Cuboni) in dem in den gewöhnlichen Glasröhrchen eingeschlossenen und in einem Ofen bei 'der constanten Temperatur von 35° — 40° C. erhaltenen Blute fiebernder Kranken nach Ablauf von 1—3 Tagen eine merkliche Vermehrung der Bacillenanzahl constatirt, ein Beweis, dass die Erneuerung der Bacillusgenerationen auch innerhalb des Blutes selbst vor sich gehen kann.   (Anm. d. Verfasser.)

· NACHTRAG H.

Ferner erhalte ich von Prof. Tommasi-Crudeli die Mittheilung, dass auch Prof. Ed. Peroncito (Turin) dieselben Resultate bei Malariakranken erhalten hat, wie die Verf. des vorstehenden Artikels, nämlich Folgendes: Während des Kältestadiums des Fieberanfalls sowie in den letzten Stunden der Intermission enthält das Blut der Malariakranken sporenhaltige Bacillen, welche den von Klebs und Tommasi-Crudeli auf Taf. IV. Fig. 7 (Bd. XI) abgebildeten ähnlich sind.

Diese Bestätigung des in der Parasitenkunde äusserst erfahrenen Forschers dürfte keinen Zweifel mehr übrig lassen, dass unser Bacillus Malariae das eigentliche Wesen dieser Processe darstellt. (Ens morbi) und die Erscheinungen, welche das Krankheitsbild constituiren, Folgezustände seiner biologischen Entwicklungen darstellen. Für deutsche Leser sei noch bemerkt, dass Ed. Peroncito auch derjenige Forscher ist, welcher im Gotthard-Tunnel das Anchylostoma duod. (Dochmius duodenalis) nachgewiesen und damit die parasitäre Natur der bei den dortigen Minenarbeitern aufgetretenen schweren Anämien nachgewiesen hat. Auch in der Schweiz, wo man zuerst diesem Befund wenig Aufmerksamkeit schenkte (Sonderegger, Ber. an d. Bundesrath. Correspondenzbl.), hat man sich jetzt von der Richtigkeit dieser Beobachtung überzeugt.

Endlich sendete Tommasi noch die Abbildung 8 ein (unter dem 12. December 1880), welche ich der Tafel III noch hinzufügen konnte. Er bemerkt zu derselben: „Die Fig. 6 der Abbildungen, welche die Arbeit von Cuboni und Marchiafava begleiten, stellt wahrscheinlich das Stadium des Zerfalls (disfacimento) der sporigenen Bacillen dar, kurz vor dem Freiwerden der Sporen. In der That erscheint in diesem Stadium der Durchmesser der Sporen immer grösser, als derjenige der Stäbchen, während das umgekehrte Grössenverhältniss in unseren (Klebs und Tommasi-Crudeli) Zeichnungen Fig. 1, 2, 7, 4 zu constatiren ist. Dieses Zerfalls-Stadium findet sich bei den Menschen am häufigsten dann, wenn der febrile Access bereits völlig entwickelt ist. In den Anfängen des Anfalls (im Kältestadium) dagegen finden sich Formen, welche den nachträglich eingesendeten der Fig. 8 auf Taf. III entsprechen, welche dem Blute verschiedener Kranker entnommen sind".

„Es scheint mir, dass von diesen Formen, welche mit den von uns beobachteten vollkommen übereinstimmen, zu denjenigen, welche in Fig. 6 derselben Tafel abgebildet sind, ganz allmähliche Uebergänge stattfinden". Dies scheint in der That der Fall zu sein, namentlich was die geraden Stäbchen der Fig. 8 betrifft mit 2 und 3 Sporen, von denen wiederum besonders die letztere Form häufig in unseren Culturen vorkam. Uebrigens glaube ich mich auch zu entsinnen, dass bisweilen auch bei unseren gemeinsamen Untersuchungen Sporen gefunden wurden, welche den Rand des Stäbchens vorbuchteten.   Klebs.

Erklärung von Tafel III.

Fig. 1. Temperaturcurve des 9 Kilo schweren Hundes, No. 1, welchem am 10. August 1880 einige Tropfen des Blutes eines fiebernden Malaria-Kranken in die Luftröhre eingespritzt wurden. Anfälle am 2. und 3. Tage. 10. August: 38,9—39,3; 11: 39,2—40,4; 12: 38,3—40,2; 13: 37,8 —38,4.

Fig. 2. Temperaturcurve des 1880 Grm. schweren Hundes, No. 2, welchem am 1. September 1880 defibrinirtes Aderlassblut eines fiebernden Malaria-Kranken in die Bauchhöhle injicirt wurde. Normaltemperatur 38—39,1; am 1. September 38,5—38,8; 2: 39,6—39,2; 3: 38,6—39,7; 4: 39,8 —38,3; 5: 38,1—38,8 (Intermission); 6: 38,2—40 (Fiebertag); 7: 37,6 —38,0 (Intermission).

Fig. 3. Temperaturcurve des 1300 Grm. schweren Hundes, No. 3, Injection einiger Tropfen Blut eines fiebernden Malaria-Kranken in die Trachea am 13. November 1880. 13. November: 38,9—39,9; 14: 39—40 (2 stärkere Anfälle); 15: 39,0—39,5; 16: 38,9—39,3 (2 schwächere Anfälle); quotidianer Typus.

Fig. 4. Temperaturcurve eines 1665 Grm. schweren Kaninchens, welchem am 25. Juli Milzpulpa von einem an Perniciosa comatosa verstorbenen Mann subcutan injicirt wurde. 25. Juli: 39,6—40,6; 26: 40,8 —41,2—40,7—40,5—40,7 (zweitägiger Anfall); 27: Vorm. 39,7—39,7 —39,6, Nm. 39,2—39,2—39,3 (Remission); 28: Vorm. 40,1—40,4—40,4 (Anfall); Nachm. 39,1—39,2—39,1 (Abfall); 29. Vorm. 39,1—39,1—39,1 (fortdauernde Intermission), Nachm. 40,0—40,1—40,0 (Anfall); 30: Vorm. 39,2—39,4—39,4, Nm. 39,2—39,5—39,5; 31: 39,7—39,5—39,1, 39,7 —39,6—39,7; 1. August: 40,2, getödtet.

Fig. 5. Milzabdruck von demselben Kaninchen.

Fig. 6. Bacillus-Formen aus dem Blut eines Malaria-Kranken, vom Beginn des Fieberanfalls (s. S. 274). Stadium des Zerfalls der Bacillen nach Tommasi-Crudeli.

Fig. 7. Milzblut eines Malaria-Kranken, bei Lebzeiten entzogen (s. S. 276).

Fig. 8. Bacillen aus Malariablut, aus dem Kältestadium (Tommasi-Crudeli): die Sporen bewirken, wenigstens in den geraden Formen, keine Vorbuchtung des Contours der Stäbchen (s. S. 279, Nachtrag).

Anmerkung. Fig. 6, 7 und 8 sind bei derselben Vergrösserung gezeichnet (Hartnack, Obj. X, Oc. 3).

XVI.

Literarischer Anzeiger.

No. II (Pathologie).

3. **Pasteur**, Sur la non-récidive de l'affection charbonneuse (avec collaboration de M. Chamberland). Compt. rend. de l'Acad. des sciences. No. 13. 27. Sept. 1880.

4. **Chauveau**, Sur la résistance des animaux de l'espèce bovine au sang de rate et sur la préservation de ces animaux par les inoculations preventives. Ib. No. 16. 18. Oct. 1880.

5. **Chauveau**, Étude expérimentale de l'action exercée sur l'agent infectieux, par l'organisme des moutons plus ou moins réfractaires au sang de rate; ce qu'il advient des microbes specifiques, introduits directement dans le torrent circulatoire par transfusions massives de sang charbonneux. Ib. No. 17. 26. Oct. 1880.

6. **Toussaint**, De l'immunité pour le charbon, acquise à la suite des inoculations préventives. Ib. T. XCI. No. 2. 12. Juli 1880. — Procédé pour la vaccination du mouton et du jeune chien. Ib. T. XCI. No. 5. 2. Aug. 1880.

In den vorstehenden Arbeiten wird die Frage der Schutzkraft einer einmal überstandenen natürlichen oder künstlichen Anthraxerkrankung behandelt, anknüpfend an frühere Beobachtungen von Chauveau, welcher zuerst die Immunität der Berberschafe nachgewiesen, dann gezeigt hatte, dass dieselbe Immunität auch bei anderen Schafen durch ein- oder mehrmalige Impfung hervorgebracht werden kann (Révue mensuelle de Méd. et de Chir. 1879. p. 853 und Comptes r. 1880. 5. Juli). Derselbe hatte auch, wie er in der oben erwähnten Mittheilung vom 18. October bemerkt, dieselbe Thatsache durch Versuche an Rindern constatirt.

Pasteur hatte analoge Versuche an Rindern gemacht, angeregt durch die amtliche Prüfung eines Heilverfahrens, welches von einem Thierarzte vorgeschlagen war, sich indess als werthlos erwies. Bei dieser Gelegenheit konnte P. ebenfalls constatiren, dass einmal geimpfte Thiere einer neuen Impfung gegenüber sich als refractär erwiesen.

An diese, im Allgemeinen weder neuen noch besonders schlagenden Erfahrungen knüpft sich nun eine Discussion zwischen den beiden Autoren, welche durch die scharfe Formulirung der theoretischen Standpunkte in der Frage der Nicht-Wiederkehr der Infectionskrankheiten (la non-récidive

T o u s s a i n t (Toulouse) veröffentlicht höchst bemerkenswerthe Versuche über denselben Gegenstand, welchen die Priorität vor denjenigen P a s t e u r's und C h a u v e a u's zu gebühren scheint. Nach seinem Verfahren starben von 8 jungen Hunden, welche sehr empfindlich sind gegen Milzbrand, im Gegensatz zu den über 6 Monate alten, welche bekanntlich immun sind, 4 in 2 — 4 Tagen nach der Impfung, während die 4 anderen, präventiv geimpften, erhalten blieben; ebenso starben unter 11 Schafen (race du Lauraguais, welche besonders empfindlich sein soll) 5, welche nicht präventiv geimpft waren, sämmtlich, von den 6 anderen mit präventiver Impfung starb das erste gleichfalls. Nachdem die 5 übrigen nochmals derselben Procedur unterworfen waren, blieben sie gegen wiederholte und massenhafte Inoculation gänzlich refractär und dauert diese Immunität schon länger als 2 Monate.

Das Verfahren besteht in der Tödtung der Anthraxbacillen in defibrinirtem Blut durch Erwärmen auf 55 ° C. 3 C.-Ctm. dieses Blutes ein- oder zweimal injicirt genügen, um die Immunität von Schafen herbeizuführen.

Wenn sich diese Beobachtung bewährt, so wäre damit die Frage der künstlichen Immunität vollkommen gelöst; Ursache derselben wären alsdann nicht organisirte Substanzen (?), welche im Milzbrandblute unter dem Einfluss des Bacillus anthrac. gebildet, die Vegetation des letzteren hindern. Es wäre fast zu schön, wenn sich die Sache so einfach verhielte, denn dann wäre Aussicht vorhanden, in einer jeden Infectionskrankheit sofort das Gegengift zu finden, ein Gegengift, das zudem von denselben Organismen bereitet wird, welche die Krankheit erzeugen.

Die von P a s t e u r angenommene Theorie der erworbenen Immunität kann als D e f e c t t h e o r i e bezeichnet werden, wobei der Defect ein functioneller oder ein körperlicher sein kann; die C h a u v e a u's wäre als H e m m u n g s t h e o r i e, die von T o u s s a i n t als Antidot- (Gegengift-)Theorie zu bezeichnen; sie steht principiell der Anschauung C h a u v e a u's nahe, nur dass der Begriff des Gegengifts und seine Natur schärfer präcisirt ist.

K l e b s.

---

7. P a s t e u r, D e l'a t t é n u a t i o n d u v i r u s d u c h o l é r a d e s p o u l e s. Comptes r. T. XCI. No. 17 (26. Oct. 1880).

8. T o u s s a i n t, I d e n t i t é d e l a s e p t i c é m i e e x p é r i m e n t a l e a i g u e et du choléra des poules. T. XCI. No. 5 (12. Aug. 1880).

P a s t e u r theilt nun die Methode mit, durch welche es ihm gelungen ist, die Wirkung des Microbe der von ihm als Choléra des poules bezeichneten Krankheit abzuschwächen. Es besteht dieselbe in der längeren Dauer der Cultur, von der Implantation bis zur Uebertragung, also: in einem Umstande, der zum grossen Verdruss Aller, welche sich mit solchen Culturen beschäftigen, nur zu oft beobachtet worden ist.

Von besonderer Bedeutung aber ist die fernere Beobachtung, dass der Grad der Infectiosität, welche jede dieser Culturen im entgegengesetzten Verhältniss zu ihrer Dauer erlangt hat, in frischen Culturen des Inhalts einer jeden erhalten bleibt, so dass solche secundäre Culturen, wie die primäre Cultur unter 10 Fällen 9, 8, 7 u. s. w. Male tödten.

Die Ursache dieser Abnahme der Wirksamkeit findet P a s t e u r in der Wirkung des Luftsauerstoffes, denn in zugeschmolzenen Röhren bleibt die Wirksamkeit seines Microben erhalten. Als Culturflüssigkeit dienten ihm für diese Versuche Hühnerfleischbouillon.

Toussaint hält die Choléra des poules für identisch mit der acuten Septicämie, welche durch putride Substanzen erzeugt wird; als wesentlich wird die Entstehung von Hämorrhagien und Lymphdrüsenschwellung bezeichnet. Auch Substanzen, welche von Septicämie des Menschen herstammten, erzeugten dieselben Veränderungen, sowohl bei Hühnern, wie Kaninchen und anderen Thieren; dass indess der Microbe der Choléra des poules auf andere Thiere sich übertragen lässt, wird nicht ausdrücklich gesagt. Die morphologische Identität, wie auch die Uebereinstimmung mancher nach der Infection auftretenden Erscheinungen kann nicht als entscheidend betrachtet werden.   Klebs.

Berichtigung.

In dem durch Professor Klebs erstatteten Referat über meine Arbeit, betreffend die „experimentelle Erzeugung des Milzbrandcontagiums" (Dieses Archiv. XIII. Bd. S. 170) befinden sich folgende thatsächliche Unrichtigkeiten:

1. S. 172 heisst es, ich hätte in meiner Arbeit die Annahme aufgestellt, dass ein „Krankheitsstoff" den Pilzen inhärire; im Gegentheil habe ich jedoch daselbst durch eine vier Seiten lange Deduction nachgewiesen, dass diese Annahme unmöglich ist.

2. Anstatt cmm. (Cubikmillimeter) bringt das Referat an drei Stellen C.-Ctm. (Cubikcentimeter), was sinnstörend wirkt. Die Anmerkung gegen meine Berechnungsart der Generationszahl ist aus dem gleichen Grunde hinfällig.

3. Das Referat lässt das wichtigste, weil entscheidende Ergebniss meiner Versuche vollständig unberücksichtigt, welches darin besteht, dass ich schliesslich ni cht nur in vereinzelten Fällen sondern bei jedem einzelnen Versuche den Milzbrand mit den veränderten Heupilzen, d. h. also auf ektogenem Wege zu erzeugen im Stande war.

Dr. Hans Buchner.

Bemerkung zu vorstehender „Berichtigung".

Indem ich vorstehende Bemerkung des Herrn Dr. H. Buchner wörtlich aufnehme, glaube ich den besten Beweis zu liefern, dass ich fern jeder Animosität, gern bereit bin, thatsächliche Irrthümer zu berichtigen. Ich acceptire die in Punkt 1 und 2 angeführten. Was die Generationen-Rechnung Buchner's betrifft, so kann ich sie indess auch jetzt nicht annehmen, da dieselbe nur zulässig wäre, wenn man auch die Anzahl der Individuen jeder einzelnen Generation kennte.

Was endlich die letzte Bemerkung betrifft, so kann ich eigentlich nicht anerkennen, dass sie in das Bereich thatsächlicher Berichtigung gehört. So weit ich Buchner's Arbeit verstehe, und ich muss allerdings leider gestehen, dass mir dies stellenweise nicht leicht geworden, wurde thatsächlich in jedem Umzüchtungsversuch nur immer ein Thier, nach der Ansicht B's., milzbrandkrank, während diejenigen, welche mehr oder weniger erhalten hatten, freiblieben, oder Erscheinungen darboten, welche von Milzbrand sicherlich verschieden. Dass dieser Umstand doch wohl weiterer Erklärung bedarf, liegt auf der Hand. So sehr ich wünsche und hoffe, dass B's. Entdeckung sich bewähre, kann ich doch auch nicht

zugestehen, dass wirklich in jedem einzelnen Falle der Milzbrand mit
den veränderten Heupilzen, also auf ektogenem Wege erzeugt
worden sei. Wie stände es z. B. mit dieser Schlussfolgerung, wenn gerade bei
einem oder dem andern Thiere, welches mit den veränderten Heupilzen geimpft
war, eine Einschleppung einer minimalsten Menge von Anthrax-Bacillen stattgefunden hätte? Dann wäre es freilich kein Wunder, wenn nun fortan diese Thiere
wirklichen Milzbrand producirten. Indess ich will nicht sagen, dass dies der Fall
war, sondern nur, dass derselbe möglich ist, weshalb die obige Schlussfolgerung
keine absolut zwingende genannt werden kann.   Klebs.

XVII.

Eudiometrisch-toxikologische Untersuchungen.

Von

G. Valentin,
Prof. in Bern.

Zwölfte Abtheilung.

Pilocarpin.

0,290 Grm. salzsauren Pilocarpins wurden in 50,0 Grm. destillirten Wassers gelöst, so dass das Ganze 50,290 Grm. wog und
0,58 pCt. der Verbindung enthielt. 55 Grade oder Tropfen der ge-
brauchten Pravaz'schen Spritze gaben 1,006 Grm. und führten daher
5,8 Mgrm. des Giftes. Ein Tropfen entsprach 0,018 Grm. und 0,000104
Grm. oder ungefähr ¹/₁₀ Mgrm. der Pilocarpinverbindung.

Fünfundsechszigste Versuchsreihe.

Körpergewicht des Frosches	= 31,85 Grm.
Rauminhalt desselben	= 30,00 C.-Ctm.
Eigenschwere	= 1,06 Grm.
Zu Gebote stehende Behälterluft	= 301,07—30,00
	= 271,07 C.-Ctm.

Der Gaswechsel des gesunden Froschmännchens wurde für 6
Stunden am ersten und 5³/₄ Stunden an dem zweiten Tage untersucht. Ich spritzte hierauf 55 Tropfen der Lösung, die also 5,8 Mgrm.
des Giftes enthielten, in die Bauchhöhle des Thieres und setzte es
unmittelbar darauf für 5¹/₂ Stunden in den Behälter ein. Es dauerte
ungefähr eine halbe Stunde, bis die Haut eine etwas reichlichere
Menge einer weissen, schaumigen Flüssigkeit absonderte. Diese nahm
von ungefähr einer Stunde an nicht mehr merklich zu. Als ich das
Quecksilber zur Ueberfüllung der Gasprobe in das Eudiometer goss,
richtete sich der Frosch auf den gestreckten Hinterbeinen auf, eine
reflectorische Starrkrampferscheinung, welche der mechanische Reiz
des Quecksilberstrahls oft hervorruft. Erschütterungen hatten früher
Nichts der Art geliefert. Das aus dem Behälter genommene Thier

Da die Menge des verzehrten Sauerstoffes geringer, das Sauerstoffverhältniss hingegen grösser ausfiel, so sieht man, dass die Kohlen-
säureausscheidung immer noch relativ vorherrschte, jedoch weniger,
als in den vorangegangenen 18½ Stunden.
Die Stickstoffberechnungen liefern:

Versuchs-Nummer.	Zustand.	Dauer des Aufenthaltes in dem Behälter in Stunden.	Unterschied der Normalvolumina der Behälterluft am Anfange und am Ende in C.-Ctm.:		
			Berechnet.	Gefunden.	Unterschied.
344	Gesund.	5	— 4,98	— 6,26	— 1,28
345	Desgl.	5⅔	— 8,65	+ 0,92	+9,67
346	Mit 11,5 Mgrm. salz-sauern Pilocarpins vergiftet.	5½	— 7,49	— 0,10	— 7,30
347	Sich erholend.	18½	+ 0,28	— 0,01	— 0,38
348	Desgl.	5½	— 5,38	+ 3,00	+ 8,38

Die Unterschiede, welche nach der Vergiftung auftreten, weichen
hier nach entgegengesetzten Seiten so sehr ab, dass sich kein sicherer
Schluss aus den verzeichneten Zahlen bei der grossen Vervielfältigung der Beobachtungsfehler machen lässt.

Siebenundsechszigste Versuchsreihe.

Körpergewicht des Frosches . . . . = 38,36 Grm.
Rauminhalt desselben . . . . = 36,50 C.-Ctm.
Eigenschwere . . . . = 1,05 Grm.
Zu Gebote stehende Behälterluft . . . . = 301,07—36,50
                                        = 264,57 C.-Ctm.

Da die zwei vorangehenden Versuchsreihen bei niederer Luft-
wärme angestellt wurden, so wählte ich eine Zimmerwärme von 13⁰
bis 18⁰ für die folgenden Beobachtungen.

Das Froschmännchen wurde zuerst je 5½ Stunden an zwei auf-
einander folgenden Tagen auf seinen Gaswechsel in gesundem Zustande geprüft. Ich spritzte ihm dann 110 Tropfen der Lösung, die
11,6 Mgrm. salzsauren Pilocarpins enthielten, in die Bauchhöhle und
setzte es unmittelbar darauf in den Behälter für 5½ Stunden ein.
Eine schwache Hautabsonderung zeigte sich erst in der letzten Stunde.
Das herausgenommene Thier zog die Beine von selbst an und konnte
langsam kriechen, nicht aber springen. Nachdem es von Neuem
für 18½ Stunden eingesetzt worden, hatte es sich fast vollständig
erholt. Es unterschied sich nicht im geringsten von einem vollkommen gesunden Thiere, nachdem es noch 5⅚ Stunden eingeschlossen
gewesen.

Die Grundwerthe waren:

Versuchs-Nummer.	Zustand.	Dauer des Aufenthalfes in dem Behälter in Stunden.	Auf 0° C. zurückgeführter Barometerstand in Millim.	Wärme in Celsiusgraden: am Anfange.	am Ende.	Endunterschied der Quecksilber-höhe der Druckröhre in Millim.
349	Gesund.	5½	710,14	7°,3	13°,0	— 1,6
350	Desgl.	5½	702,67	12°,0	17°,0	+ 2,6
351	Mit 11,6 Mgrm. salz-sauern Pilocarpins vergiftet.	5½	706,70	15°,0	15°,5	— 2,0
352	Sich erholend.	18½	706,76 und 704,80	15°,0	11°,0	— 7,2
353	Vollständig erholt.	5⅚	704,80	13°,0	17°,0	— 8,4

Die Gasanalysen gaben:

Versuchs-Nummer.	Zustand.	Dauer des Aufenthaltes in dem Behälter in Stunden.	Volumenprocente der Endluft: Kohlensäure.	Sauerstoff.	Volumenproc. des verzehrten Sauerstoffes.	Volumen des aufgenommenen Sauerstoffes, das der Kohlensäure = 1.
349	Gesund.	5½	1,93	15,82	5,14	2,66
350	Desgl.	5½	6,35	13,50	7,96	1,25
351	Mit 11,6 Mgrm. salz-sauern Pilocarpins vergiftet.	5½	6,52	15,50	5,44	0,83
352	Sich erholend.	18½	6,28	11,03	9,97	1,59
353	Vollständig erholt.	5⅚	7,80	13,32	7,64	0,98

Man berechnet hiernach:

Versuchs-Nummer.	Zustand.	Dauer des Aufenthaltes in dem Behälter in Stunden.	Normalvolumen der Behälterluft in C.-Ctm.: am Anfange.	am Ende.	Auf ein Kilogramm und 1 Stunde kommende Menge in Grammen: Ausgeschiedene Kohlensäure.	Verzehrter Sauerstoff.	Gewicht des aufgenommenen Sauerstoffes, das der Kohlensäure = 1
349	Gesund.	5½	238,29	231,98	0,042	0,090	2,14
350	Desgl.	5½	230,83	226,38	0,135	0,121	0,80
351	Mit 11,6 Mgrm. salz-sauren Pilocarpins vergiftet.	5½	229,04	227,86	0,140	0,080	0,57
352	Sich erholend.	18½	229,04	230,17	0,040	0,046	1,15
353	Vollständig erholt.	5⅚	230,50	223,43	0,154	0,119	0,77

Der Frosch war in einem kalten Zimmer, das nur 1° über Null zeigte, bis unmittelbar vor dem Einsetzen in den Behälter aufbewahrt worden. Dieses ist wahrscheinlich der Grund, weshalb er ein Drittheil der Kohlensäure in No. 349 deren in No. 350, wo er vorher in einer Wärme von 10° bis 17° C. verweilt hatte, aushauchte. Die 11,6 Mgrm. salzsauern Pilocarpins erhöhten noch etwas die den Einheiten des Körpergewichts und der Zeit entsprechende Menge der Kohlensäure selbst in Vergleich mit der reichlichen Aushauchung, welche das gesunde Thier an dem zweiten Tage dargeboten hatte. Da weniger Sauerstoff aufgenommen wurde, als sogar durch den schwächeren Gaswechsel des ersten Tages, so zeigte sich auch ein bedeutend kleineres Sauerstoffverhältniss während der ersten $5\frac{1}{2}$ Stunden nach der Vergiftung, wie im gesunden Zustande. Obgleich der nachfolgende $18\frac{1}{2}$-stündige Aufenthalt in dem geschlossenen Raume den Gaswechsel, wie gewöhnlich, herabsetzte, so blieb doch die Menge der Kohlensäure in Vergleich zu früheren Versuchen ziemlich hoch. Das Sauerstoffverhältniss stieg auf das Doppelte und das Thier erholte sich dabei fast vollständig. Die darauf folgenden $5\frac{5}{6}$ Stunden, während deren die vollkommene Rückkehr zur Gesundheit stattfand, lieferten einen noch grösseren Kohlensäurewerth für die Einheiten des Körpergewichts und der Zeit, als die ersten $5\frac{1}{2}$ Stunden nach der Vergiftung. Die Aufnahme des Sauerstoffes wuchs ebenfalls, jedoch in geringerem Maasse, so dass das Sauerstoffverhältniss kleiner, als in den vorhergehenden $18\frac{1}{2}$ Stunden, aber grösser als in den ersten $5\frac{1}{2}$ Stunden nach der Einverleibung des Pilocarpins ausfiel.

Die Stickstoffberechnungen geben:

Versuchs-Nummer.	Zustand.	Dauer des Aufenthaltes in dem Behälter in Stunden.	Unterschied der Normalvolumina der Behälterluft am Anfange und am Ende in C.-Ctm.:		
			Berechnet.	Gefunden.	Unterschied.
349	Gesund.	$5\frac{1}{2}$	− 7,42	− 6,31	+ 1,11
350	Desgl.	$5\frac{1}{2}$	− 3,78	− 4,45	− 0,67
351	Mit 11,6 Mgrm. salzsauern Pilocarpins vergiftet.	$5\frac{1}{2}$	+ 2,51	− 1,18	− 3,69
352	Sich erholend.	$18\frac{1}{2}$	− 8,51	+ 1,13	+ 7,38
353	Vollständig erholt.	$5\frac{5}{6}$	+ 0,36	− 7,06	− 7,42

Keiner der Unterschiede zwischen Rechnung und Erfahrung gestattet ganz sichere Schlüsse über Veränderungen des Stickstoffes wegen der grossen Vervielfältigung der möglichen Beobachtungsfehler.

Achtundsechszigste Versuchsreihe.

Körpergewicht des Frosches . . . . . . $= 38,47$ Grm.

Rauminhalt desselben . . . . $= 36,40$ C.-Ctm.

Eigenschwere . . . . $= 1,06$ Grm.

Zu Gebote stehende Behälterluft . . . . $= 301,07 − 36,40$

$= 264,67$ C.-Ctm.

Ich nahm zu dieser Versuchsreihe denselben Frosch, der für die unmittelbar vorangehende gebraucht worden. Das Thier wurde wiederum, ehe die Versuchsreihe begann, gewogen und sein Rauminhalt gemessen. Der Unterschied von + 0,11 Grm. und — 0,10 C.-Ctm., den die gegenwärtige Versuchsreihe in Vergleich zu der vorigen ergab, kann von der Verschiedenheit der Wassermenge, welche der äusseren Körperoberfläche anhaftete, dem Urine, der in der Harnblase, dem Kothe, welcher im Darm enthalten war, und dem die Nacht über eingesogenen Wasser der unmittelbaren Umgebung, sowie von Beobachtungsfehlern herrühren. Sie sind für unsere Betrachtungen unwesentlich ihrer verhältnissmässigen Kleinheit wegen.

Ich untersuchte den Gaswechsel des wiederum scheinbar gesunden Frosches für $5\frac{2}{3}$ Stunden des ersten und $5\frac{1}{2}$ Stunden des zweiten Tages, spritzte ihm am dritten Tage 110 Tropfen der salzsauern Pilocarpinlösung, die 11,6 Mgrm. enthielten, in die Bauchhöhle und setzte ihn für $6\frac{1}{2}$ Stunden in den Behälter. Er lieferte keine sichtliche Menge einer alkalischen schaumigen Hautabsonderung während dieses Zeitabschnittes und konnte herausgenommen ziemlich hoch springen. Das Pilocarpin hatte also schwächer, als das erste Mal, gewirkt. Von Neuem für $17\frac{1}{2}$ Stunden bald darauf eingesetzt, erschien er hernach träger als früher, vermochte jedoch schon in ziemlich hohen Sätzen zu springen. Von Neuem für $5\frac{1}{2}$ Stunden in den Behälter gebracht, verhielt er sich unmittelbar darauf, wie ein lebhafter gesunder Frosch.

Die Grundwerthe waren:

Versuchs-Nummer.	Zustand.	Dauer des Aufenthalts in dem Behälter in Stunden.	Auf 0° C. zurückgeführter Barometerstand in Millim.	Wärme in Celsiusgraden:		Endunterschied der Quecksilberhöhe der Druckröhre in Millim.
				am Anfange.	am Ende.	
354	Gesund.	$5\frac{2}{3}$	701,26	14°,5	17°,3	— 8,0
355	Desgl.	$5\frac{1}{2}$	708,16	16°,0	17°,0	— 2,6
356	Mit 11,6 Mgrm. salzsauern Pilocarpins vergiftet.	$6\frac{1}{2}$	716,44	14°,3	13°,0	— 7,0
357	In Erholung begriffen.	$17\frac{1}{2}$	716,44 und 714,33	12°,3	10°,8	+ 9,2
358	Vollkommen erholt.	$5\frac{1}{2}$	714,33	12°,2	14°,2	+ 0,4

Die Gasbestimmungen lieferten:

Versuchs-Nummer.	Zustand.	Dauer des Aufenthaltes in dem Behälter in Stunden.	Volumenprocente der Endluft:		Volumenproc. des verzehrten Sauerstoffes.	Volumen des aufgenommenen Sauerstoffes, das der Kohlensäure = 1.
			Kohlensäure.	Sauerstoff.		
354	Gesund.	$5^2/_3$	6,00	13,87	7,09	1,32
355	Desgl.	$5^1/_2$	2,70	15,70	5,26	1,95
356	Mit 11,6 Mgrm. salzsauern Pilocarpins vergiftet.	$6^1/_2$	1,49	15,00	5,96	4,00
357	In Erholung begriffen.	$17^1/_2$	3,92	15,90	5,06	1,29
358	Vollständig erholt.	$5^1/_2$	4,67	18,08	2,88	0,62

Es berechnet sich hiernach:

Versuchs-Nummer.	Zustand.	Dauer des Aufenthaltes in dem Behälter in Stunden.	Normalvolumen der Behälterluft in C.-Ctm.:		Auf ein Kilogramm und 1 Stunde kommende Menge in Grammen:		Gewicht des aufgenommenen Sauerstoffes, das der Kohlensäure = 1.
			am Anfange.	am Ende.	Ausgeschiedene Kohlensäure.	Verzehrter Sauerstoff.	
354	Gesund.	$5^3/_3$	227,99	222,24	0,121	0,112	0,93
355	Desgl.	$5^1/_2$	228,52	226,60	0,057	0,084	1,48
356	Mit 11,6 Mgrm. salzsauern Pilocarpins vergiftet.	$6^1/_2$	233,08	232,13	0,027	0,081	3,00
357	In Erholung begriffen.	$17^1/_2$	235,20	239,17	0,028	0,024	0,86
358	Vollständig erholt.	$5^1/_2$	234,04	232,62	0,102	0,047	0,46

Das gesunde Thier zeigte hier einen schwächeren Gaswechsel
an dem zweiten, als an dem ersten Tage, obgleich die durchschnitt-
liche Wärme 15 ^{0},9 C. an diesem und 16 ^{0},5 C. an jenem betrug. Die
11,6 Mgrm. salzsauren Pilocarpins wirkten eben so schwach und un-
zureichend wie die 5,8 Mgrm. der fünfundsechszigsten Versuchsreihe.
Die Ergebnisse, welche die Untersuchung der Veränderung der umgebenden Luft lieferte, waren im Wesentlichen die gleichen. Man
hatte auch hier eine bedeutende Abnahme der Kohlensäureausschei-
dung und abermals eine mit dem letzten an dem gesunden Thiere
angestellten Versuche beinahe genau übereinstimmende Sauerstoff-
aufnahme für das Kilogramm Körpergewicht und die Stunde während der ersten $6^1/_2$ Stunden nach der Vergiftung. Wenn der unmittelbar darauf folgende Aufenthalt von $17^1/_2$ Stunden in dem geschlossenen Behälter auch hier etwas mehr Kohlensäure für jene
Einheiten lieferte, als der vorhergehende Zeitabschnitt, so heisst
dieses, dass sich wiederum die Entbindung der Kohlensäure später
vergrösserte. Die Aufnahme des Sauerstoffes sank dabei. Endlich
erhöhte sich die Ausscheidung der Kohlensäure in den nachfolgenden

5 1/2 Stunden eben so beträchtlich, wie in dem entsprechenden Zeitraum der fünfundsechszigsten Versuchsreihe. Ein geringeres Sauerstoffverhältniss zeigte sich in beiden Fällen. Diese bis in das Einzelne gehende Uebereinstimmung dürfte auf keinem Zufalle, sondern auf einer bestimmten gesetzmässigen Wirkung beruhen. Die Berechnung der Stickstoffverhältnisse lehrt:

Versuchs-Nummer.	Zustand.	Dauer des Aufenthaltes in dem Behälter in Stunden.	Unterschied der Normalvolumina der Behälterluft am Anfange und am Ende in C.-Ctm.:		
			Berechnet.	Gefunden.	Unterschied.
354	Gesund.	5 2/3	— 2,45	— 5,75	— 3,30
355	Desgl.	5 1/2	— 5,89	— 1,92	— 3,97
356	Mit 11,6 Mgrm. salz-sauern Pilocarpins vergiftet.	6 1/2	— 10,45	— 0,95	— 9,50
357	Sich erholend.	17 1/2	— 2,63	+ 3,97	+ 6,60
358	Vollständig erholt	5 1/2	+ 3,49	— 1,42	— 4,91

Diese Stickstoffberechnungen führen nur für No. 358, also den letzten Zeitraum, zu demselben Ergebnisse, wie der entsprechende Versuch der fünfundsechszigsten Reihe. Der Schluss, dass eine Aufnahme von Stickstoff in No. 356 und eine Ausscheidung in No. 357 stattgefunden, bleibt wegen der grossen Vervielfältigung der Beobachtungsfehler zweifelhaft.

Neunundsechszigste Versuchsreihe.

Körpergewicht des Frosches . . . . . . = 48,63 Grm.

Rauminhalt desselben . . . . = 45,40 C.-Ctm.

Eigenschwere . . . . = 1,07 Grm.

Zu Gebote stehende Behälterluft . . . . = 301,07—45,40

= 255,67.

Das Wasser, welches den Frosch umgab, war acht Tage vorher des Nachts vollständig gefroren und es hatten sich auch dabei wahrscheinlich Eisschollen in dem erstarrten Thiere gebildet. Das vorsichtige, allmähliche Aufthauen führte es zum Leben zurück. Als sein Gaswechsel am ersten Tage 5 1/2 Stunden geprüft wurde, hatte man vorher den Frosch aus Wasser, dessen Wärme nicht weit von 0 ° C. entfernt war, genommen. Er blieb dann über Nacht in einem des Tags geheizten Zimmer und wurde für 5 5/6 Stunden am folgenden Tage eingesetzt. Nachdem er wiederum in dem erwärmten Zimmer über Nacht verweilt hatte, spritzte ich ihm 110 Tropfen der Lösung des salzsauern Pilocarpins in die Unterleibshöhle und brachte ihn unmittelbar darauf in den Behälter für 5 1/2 Stunden. Er sonderte keine merkliche Flüssigkeitsmenge während dieser Zeit ab,

XVIII.

Ueber einige Wirkungen des salzsauren Oxaläthylin.

Von

Dr. Hugo Schulz,
Privatdocent.

(Aus dem pharmakologischen Institut der Universitat Bonn.)

Ein doppeltes Interesse ist es, welches mir die nachfolgenden Versuche darzubieten scheinen. Erstens betreffen sie einen neuen, synthetisch dargestellten Körper von der Beschaffenheit eines Alkaloides. Alles was auf diesem Gebiete die Verbindung herstellen hilft zwischen dem, was wir von den natürlichen Pflanzenbasen bereits wissen und dem, was die aus der Hand des Chemikers durch Synthese hervorgegangenen, ähnlich wirkenden Atomcomplexe leisten, führt uns der Kenntniss näher, die wir über das feinere Verhalten der genannten Körper im Organismus zu erlangen suchen. Ferner aber weisen meine Versuche in einem neuen Beispiel hin auf die, von Binz zuerst berührte, wichtige Rolle, die das Chlor in manchen narkotischen Verbindungen spielt.[1] Sie zeigen, wie die Vertretung nur eines Wasserstoffatomes durch Chlor derselben Verbindung, ohne ihren allgemeinen chemischen Charakter wesentlich zu alteriren, sofort in toxischer Hinsicht einen völlig veränderten Ausdruck verleiht.

Im Jahre 1875 veröffentlichte Binz im IV. Bande dieses Archivs eine Reihe von Untersuchungen, die von Hertz unter seiner Leitung vorgenommen, das Studium der Eigenschaften des Chloroxaläthylin zum Vorwurf hatten. Die dabei erzielten Resultate sind späterhin von Harnack bestätigt, derselbe macht ausserdem noch auf die Identität der Wirkung aufmerksam, die zwischen dem Chloroxaläthylin, dem Spartëin und dem Lobelin besteht.

Durch die Zuvorkommenheit des Herrn Prof. Wallach bin ich in den Stand gesetzt worden, eine Quantität des chlorfreien Productes, des Oxaläthylin, an Thieren zu prüfen. Die dabei erzielten

---

[1) Dieses Archiv. Bd. XIII. S. 159.

Ergebnisse sind schon an sich recht interessant zu nennen, wenn
man die Wirkung dieser Base auf das Froschherz ins Auge fasst,
sie gewinnen aber an Prägnanz, wenn man sie, mit Rücksicht auf
ihre Gesammtwirkung beim Warmblüter, in Vergleich setzt zu den
Erscheinungen, welche das Chlor enthaltende Chloroxaläthylin in
dieser Richtung hervorruft.

Stricker ist es zuerst gelungen, unter Wallach's Leitung
das Oxaläthylin in folgender Weise darzustellen:

10 Grm. jodwasserstoffsaures Chloroxaläthylin wurden mit 4,5
—5,0 Grm. Jodwasserstoffsäure (specifisches Gewicht = 1.825) und
0,8 Grm. amorphen Phosphors im verschlossenen Rohr 8—9 Stunden
lang auf 170°—180° erhitzt. Die Ausbeute an constant siedender
Basis betrug 78—80 pCt. Die mit derselben nach dem Verfahren
von Carius vorgenommene Prüfung auf Chlor ergab nicht einmal
eine Trübung des mit Wasser versetzten Reactionsproductes. Ueber
die Eigenschaften der so erhaltenen Base gibt Stricker an, dass
dieselbe constant bei 212,5°—213° siedet und im frischen Zustand
eine wasserhelle, ölige Flüssigkeit darstellt, die bei längerem Stehen
im Sonnenlichte sich schwach gelblich färbt. Der Geruch derselben
ist stark narkotisch, wenn auch weniger intensiv als der des Mono-
chlorproductes. Der Körper brennt leicht mit bläulicher Flamme,
ohne die für Chlor charakteristische grüne Färbung. In Wasser löst
er sich leicht, zum Unterschiede vom Chloroxaläthylin, welches in
kaltem Wasser leichter als in warmem löslich ist, ferner wird derselbe von Alkohol und Chloroform aufgenommen. Ein weiterer Unterschied zwischen dem Oxaläthylin und dem Chloroxaläthylin besteht
in dem verschiedenen specifischen Gewicht; die chlorfreie Base ist
leichter als Wasser (spec. Gew. 0,9820), die chlorhaltige schwerer
(spec. Gew. 1.1420). Die Elementaranalyse führte für das Oxaläthylin zur Formel $C_6H_{10}N_2$, während bekanntlich dem Chloroxaläthylin die Formel $C_6H_9ClN_2$ zukommt.

Neutralisirt man eine wässrige Lösung von Oxaläthylin mit Salzsäure, so scheidet sich beim Verdunsten unter dem Exsiccator eine
weisse krystallinische Masse ab. Dieselbe ist stark hygroskopisch,
sublimationsfähig und erstarrt nach dem Schmelzen zu einem krystallinischen Aggregat. Die Analyse ergab, dass man es mit dem
salzsauren Salz des Oxaläthylin zu thun hatte: $C_6H_{10}N_2.HCl$. Lösungen dieses Salzes (1:10 Wasser) dienten mir zu meinen Versuchen, dieselben reagirten völlig neutral.

I. Allgemeine Wirkung des salzsauren Oxaläthylins - auf Kaltblüter.

Versuch I.

2 h 44 m   Eine grosse, frischgefangene Rana esculenta erhält 0,0034 Grm. der Substanz in 0,5 Wasser subcutan unter die Rückenhaut.

2 h 46 m   Respiration 80 in der Minute.

3 h 02 m   Nochmals 0,0034 Grm. subcutan.

3 h 08 m   Reagirt weniger lebhaft, wenn angestossen; bleibt beim Anfassen still sitzen. Kneifen der Zehen löst kräftige Sprungbewegungen aus.

3 h 15 m   Zieht jetzt, wenn man die Zehen kneift, nur die Extremität langsam an den Körper. Corneareflex erfolgt bei Berührung prompt.

3 h 18 m   Respiration stark beschleunigt aber flach. Das Thier macht einen deutlich benommenen Eindruck. Nach einiger Zeit springt es spontan weg und verhält sich von da ab wieder ganz normal.

4 h 14 m   0,034 Grm. Oxaläthylin subcutan.

4 h 20 m   Reagirt beim Anfassen mit Sprüngen.

4 h 45 m   Nachdem das Thier die letzten 25 Minuten ganz ruhig dagesessen, lässt es sich flach auf den Tisch legen, es zeigen sich folgende Veränderungen:

Die hinteren Extremitäten sind völlig gelähmt, bleiben langausgestreckt liegen, während das Thier vergeblich Versuche macht, auf den Vorderbeinen weiter zu kriechen. Erschütterung des Tisches erregt keine Reflexbewegungen, dagegen genügt ein sanftes Anfassen der Zehen, an den Hinterbeinen, um Krämpfe in beiden Extremitäten, auch der nicht berührten, auszulösen. Dieselben bestehen in lebhaften, jedoch in ihrem Auftreten und ihrer Reihenfolge unregelmässigen Zuckungen der einzelnen Muskelgruppen. Legt man das Thier auf den Rücken, so macht es spontan schwache Versuche, sich aus dieser Lage zu befreien. Die Hinterbeine bleiben dabei unausgesetzt regungslos liegen.

4 h 55 m   Herz blossgelegt. 56 Contractionen in der Minute. Auch jetzt noch genügt leise Berührung der Zehen, um die eben geschilderten Muskelkrämpfe auszulösen.

‹5 h 23 m   Die Muskelkrämpfe dauern fort.

5 h 28 m   Durchschneidung des Halsmarks. Gleich darauf verschwindet die Reaction auf tactile Reize in den hinteren Extremitäten. Starkes Quetschen der Zehen ruft nur geringe fibrilläre Zuckungen in der Umgegend der gequetschten Stelle hervor.

Versuch II. Grosse Rana esculenta.

10 h 07 m   0,05 Oxaläthylin subcutan.

10 h 26 m   Respiration fortgesetzt gleichmässig, das Thier reagirt auf Anfassen prompt durch Springen.

10 h 40 m 0,05 Oxaläthylin. Bald darauf fällt das Thier flach auf den Bauch, liegt reactionslos mit geschlossenen Augen da, lässt sich auf den Rücken legen. Kneifen der Zehen erregt nur ganz geringe Zuckungen, die Respiration steht still.

10 h 43 m Das Herz wird blossgelegt mit Schonung des Pericards. Die Reaction auf diesen Eingriff ist gering, es treten nur unbedeutende krampfartige Bewegungen in den Hinterbeinen auf. Die Zahl der Herzschläge ist 60 in der Minute, kräftige Ventrikelcontractionen. Kneifen der Zehen erregt Zuckungen aber immer erst nach einem kleinen Zeitintervall.

10 h 47 m Die Respiration beginnt wieder, 30 in der Minute, jedoch nur schwach. Einmal spontane Zuckung der Hinterbeine.

10 h 50 m Herz 52 Contractionen in der Minute.

10 h 52 m Kurze spontane Zuckung der Beine.

11 h 00 m Herz 48 Schläge. Respiration 49 in der Minute.

11 h 07 m Spontane Zuckungen in der Bauchmuskulatur.

11 h 09 m Wiederholtes Zucken der Muskel von Kehle und Bauch. Kneifen der Zehen erregt kurze Krämpfe der Extremitäten. Herz 40 Schläge.

11 h 15 m Herz 32 Schläge, Respiration 28 in der Minute.

11 h 21 m Die Zuckungen der einzelnen Muskelgruppen dauern an mit kurzen Unterbrechungen. Dieselben treten jetzt besonders deutlich und zahlreich an den Adductoren auf. Dabei ist die Reflexerregbarkeit stark herabgesetzt, heftiges Quetschen der Zehen löst nur ganz schwache Bewegungen aus. Herz 24 in der Minute, Respiration ist Null.

10 h 30 m Pupillen stark dilatirt, Corneareflex Null. Das Durchschneiden des inzwischen freigelegten Ischiadicus dexter ruft kaum merkliche Zuckung hervor.

11 h 40 m Herzschlag 24 in der Minute.

11 h 58 m Spontane schwache Zuckungen der Arme.

12 h 03 m Herzschlag 28 in der Minute, sehr schwach.

12 h 55 m Herzschlag 12 in der Minute.

6 h 00 m Abends contrahiren sich nur noch die Atrien (24 mal in der Minute), der Ventrikel steht ganz still, ist hellroth gefärbt.

Fassen wir das Gesammtbild, welches beide Versuche zeigen, in einen Rahmen zusammen, so sehen wir, wie das salzsaure Oxaläthylin auf Frösche in folgender Weise einwirkt: Es treten zuerst Lähmungserscheinungen im motorischen System auf, nach Anwendung kleinerer allmählich steigender Dosen deutlich an den Hinterbeinen beginnend und von da aus aufsteigend. Die Reflexerregbarkeit ist nach kleinen Gaben anfänglich in eigenthümlicher Weise gesteigert, so dass, während die Lähmung der Beinmuskel schon ziemlich weit gediehen ist, ein leises Berühren der Zehen genügt, um partielle Muskelcontractionen hervorzurufen. Nach grösseren Dosen sind schon stärkere Reize nöthig, um diese eigenthümlichen Muskelzuck-

sich um eine additionelle Wirkung beider Stoffe, des Atropin und des Oxaläthylin handele.

Versuch VII. Muscarin und Oxaläthylin.

2 grosse Esculentae, mit frisch dargestellter Muscarinlösung behandelt.

A.	B.
4 h 45 m Herz gefenstert. Steht in Diastole still.	Herz gefenstert. Steht in Diastole still.

4 h 45 m Herz gefenstert. Steht in Diastole still.

4 h 47 m 0,05 Oxaläthyl. Gleich darauf 2 schwache Contractionen, dann wieder Ruhe.

4 h 51 m Herz 28 in der Minute. Nur die Ventrikel contrahiren sich, die Atrien bleiben bewegungslos.

4 h 55 m Herz steht wieder still. Gleich darauf 0,05 Oxaläthylin, welche Dosis von sofortigem Auftreten neuer Herzcontractionen begleitet wird. Herz 16.

4 h 58 m Herzstillstand.

4 h 59 m Ganz schwache Andeutungen von Ventrikelbewegung, durch den sich bewegenden Lichtreflex auf der Ventrikelaussenfläche sichtbar.

5 h 02 m 0,1 Oxaläthylin. Gleich darauf Herz 24. Nur Ventrikelarbeit. Die Contractionen werden ausgiebiger, so dass die Farbe des Ventrikels bei der Systole wieder deutlich heller wird.

5 h 04 m Herz 40. Starke Ventrikelarbeit, auch die Vorhöfe fangen an sich zu bewegen. Es macht indess den Eindruck, als ob die Atrien nur passiv thätig seien, bei jeder Ventrikelsystole werden sie stark aufgetrieben, um bei der folgenden Diastole ebenso stark wieder zu collabiren. Von einer ihnen eigenen Thätigkeit ist nichts sichtbar.

5 h 08 m Herz 48. Diese Zahl der Herzschläge bleibt 15 Minuten lang constant.

5 h 28 m Herz 44.

5 h 33 m   „   40. Die Arbeit wird schwächer.

5 h 38 m   „   32.

5 h 43 m   „   28.

5 h 53 m   „   24.

6 h 00 m Nur der Ventrikel contrahirt sich noch mit wellenförmigen, von der Basis zur Spitze laufenden Bewegungen, zuweilen deutliche Buckel auf seiner Oberfläche bildend.

0,1 Oxaläthylin.
5 schwache Herzschläge, dann wieder still.

6 h 03 m Herz 24, Bewegungsmodus wie 6 h 00.

0,1 Oxaläthylin.

6 h 06 m		Herz macht 3 Schläge, dann still um gleich darauf mit unregelmässigen Einzelschlägen bei wurmförmiger Herzbewegung zu beginnen. Zahl 32.
6 h 08 m Herz 28.		Nach noch einmal wiederholtem plötzlichem Stillstand setzt die Herzarbeit wieder ein, die Systole ist kräftig, das Tempo unregelmässig. Zahl 20.
6 h 13 m	„ 24.	Herz 27. Starke Systole.
6 h 18 m	„ 20.	Herz 36.

Die Versuche mit Atropin und Muscarin habe ich noch mehrmals mit gleichem Erfolge wiederholt, eine Mittheilung derselben ist überflüssig, da sie alle im Wesentlichen das gleiche Bild geben.

Jedenfalls aber lehrt der eben angeführte Versuch, dass das Oxaläthylin im Stande ist, die Muscarinwirkung aufzuheben, auch wenn die letztere (wie bei B) schon über eine Stunde angedauert hat.

Dieses Verhalten des Oxaläthylin spricht deutlich für die Beziehungen desselben zum Herzvagus. Die gewaltige Tetanisirung, welche der letztere durch Muscarin erleidet, wird durch die lähmende Kraft des Oxaläthylin aufgehoben, so dass der Herzmuskel seine Thätigkeit wieder beginnen kann. Die besonders vortretende, starke systolische Contraction des Ventrikels unter dem Einflusse des Oxaläthylin gleicht durchaus der, welche wir auch durch Atropin hervorzurufen im Stande sind; nur ist die Dosis Oxaläthylin, welche nöthig ist um dauernd den Muscarinstillstand zu überwinden, eine grössere wie die des Atropin zum gleichen Zweck.

Vergleichen wir nun die Wirkungen des Oxaläthylin auf den Kaltblüter mit denen des Chloroxaläthylin unter Zugrundelegung der von Hertz gemachten Beobachtungen:

Hinsichtlich des Allgemeinverhaltens der Thiere finden wir, dass beide Stoffe narkotisirende Kraft haben. Jedoch zeigt sich folgender Unterschied:

Die Lähmung der sensiblen Nerven kommt beim Chloroxaläthylin viel schneller und intensiver zu Stande wie bei der chlorfreien Verbindung; bei letzterer sahen wir vielmehr eine Art von Hyperästhesie auftreten, die sich dadurch manifestirt, dass das vergiftete Thier auf ganz sanfte Berührung der Zehen mit partiellen Muskelzuckungen antwortet, entsprechend der bereits vorgeschrittenen Lähmung der motorischen Nerven, die es nicht mehr zu einer ausgeprägten Allgemeinzuckung der ganzen Extremität gelangen lässt. Auch die spontan auftretenden Contractionen in einzelnen Muskelgruppen, wie sie nach grösseren Dosen von Oxaläthylin sich zeigen, lassen sich auf eine bestehende Hyperästhesie der sensiblen Nerven, oder wenn man will, auf einen Reizzustand ihrer Centren in der Medulla zurückführen.

In Beziehung auf das Verhalten des Herzens unter dem Einfluss beider Gifte ist dieses in beiden Fällen dasselbe. Die antagonistische Wirkung zwischen dem Chloroxaläthylin und dem Muscarin zeigt sich auch bei der Anwendung der chlorfreien Base. Ich will hier noch hinzufügen, dass es mir mit dem Oxaläthylin ebenso gelungen ist, durch blosses Aufträufeln von 2 Tropfen einer 6 proc. Lösung an Stelle des Muscarinstillstandes ausgiebige Contractionen hervorzurufen, wie Hertz dasselbe beim Chloroxaläthylin wahrgenommen hat.

Mit Recht weist Harnack auf die Aehnlichkeit hin, die das Chloroxaläthylin (nicht das Oxaläthylin, wie H. schreibt, obwohl beim Froschherzen für diesen Körper dasselbe gilt, wie für die chlorhaltige Verbindung) mit dem von Fick darauf hin geprüften Spartein in Bezug auf die Herzaffection besitzt. Den Antagonismus zwischen Spartein und Muscarin hat Fick gleichfalls beobachtet, jedoch scheint auch das Spartein schon in viel kleinerer Dosis dasselbe zu leisten, wie unsere Aethylinverbindungen in grösseren Gaben.

III. Allgemeine Wirkung des salzsauren Oxaläthylin auf Warmblüter.

Die Versuche am Warmblüter (Katze) ergaben einen auffallenden Unterschied in dem Verhalten der chlorfreien Base zu dem der chlorhaltigen. Von drei, mit gleichem Resultate angestellten Beobachtungen, in welchen das Oxaläthylin allein gegeben wurde, möge hier eine folgen:

Versuch VIII.

10 h 37 m Eine mittelgrosse Katze erhält 0,2 Oxaläthylin subcutan.

10 h 41 m Unregelmässige, etwas beschleunigte Respiration.

10 h 45 m Wiederholte Leckbewegungen, das Thier kauert sich zusammen.

10 h 50 m Wechselt beständig die Lage. Von Zeit zu Zeit Zuckungen in der Rückenhaut. Respiration sehr beschleunigt, unregelmässig, von wiederholtem tiefem Aufathmen unterbrochen. Zuweilen Würgebewegungen.

11 h 10 m Pupillen weit, reagiren träge bei plötzlichem Lichteinfall und contrahiren sich nur zur Hälfte, während bei einem normalen Controlthier unter der gleichen Bedingung die Pupille ad maximum sich verengt.

11 h 35 m Pupillen immer noch weit. Die Würgebewegungen haben aufgehört, das Thier hat sich etwas erholt, versucht beim Anfassen zu entfliehen.

11 h 45 m 0,2 Oxaläthylin. Gleich darauf zusammengekauert, den Kopf auf die Seite gelegt.

11 h 52 m Das Thier springt plötzlich auf, rennt umher, dann treten
nach einem Moment der Ruhe Krämpfe in Kopf- und Nacken-
musculatur auf, die sich zu ausgeprägtem Opisthotonus steigern. Das Thier geifert etwas und rennt, nachdem die, dem
Opisthotonus folgenden allgemeinen tonischen Krämpfe nach-
gelassen, heulend im Zimmer umher.

12 h 00 m Die Speichelsecretion hat aufgehört. Das Thier liegt flach auf
dem Bauche da mit jagender Respiration.

12 h 10 m bis 12 h 45 m Bald somnolent daliegend, bald heulend im
Zimmer umherlaufend. Die Bewegungen sind unsicher und
taumelnd, das Thier rennt gegen die Wände an, die Pupillen
fortgesetzt stark dilatirt.

2 h 30 m Das Thier hat sich wieder etwas erholt. Athmung noch immer
rasch, Pupille weit, Krämpfe treten nicht mehr auf. Das
Thier zittert, kriecht unsicher umher und legt sich dann in
einen Winkel hin.

5 h 30 m Von jetzt ab sind die Bewegungen wieder sicherer, wenn auch
noch langsam. Die dilatirte Pupille reagirt noch schwach
auf Lichteinfall.

Am anderen Tage verhielt sich das Thier wieder normal, die Mydriasis bestand nicht mehr.

Vergleicht man das, im eben geschilderten Versuche Mitgetheilte
mit den von Hertz gleichfalls an Katzen gemachten Beobachtungen
so liegt der Unterschied der Wirkungsweise von Oxaläthylin und
Chloroxaläthylin auf der Hand. Während wir Krämpfe, allgemeine
Erregung mit nur vorübergehender Betäubung und Mydriasis auftreten
sahen, heisst es bei Hertz: „Das Thier sitzt soporös da" nach Injection von 0,1 Chloroxaläthylin (Vers. 14). — „Die Katze fällt wie
schlaftrunken um", nach 0,2 Chloroxaläthylin (Vers. 15). — „Das
Thier sitzt schläfrig da mit gesenktem Kopf", nach 0,3 Chloroxaläthylin (Vers. 16). Nirgends also eine Spur von Erregung wie in unserem Falle.

Was ferner die Mydriasis anlangt, so bemerkte Hertz dieselbe
erst dann, wenn der Tod bereits im Anzuge war (Vers. 15 und 16),
auch ist die Annahme einer etwaigen mydriatischen Kraft des Chloroxaläthylin bereits von Binz rectificirt (a. a. O. S. 349).

Durch Hrn. Prof. Wallach erhielt ich frisch dargestelltes Chloroxaläthylin, welches ich dazu benutzte, um durch eigenen Versuch
mich von der Differenz der Wirkung von chlorhaltiger und chlorfreier
Basis zu überzeugen. Die Dosen wurden, um das Vergiftungsbild
gleich mehr in die Augen fallend zu machen, von Anfang an höher
gewählt, die Versuchsthiere unter gleiche Bedingungen gesetzt. Zur
leichteren Orientirung des Lesers möge ein derartiger, vergleichender
Versuch hier seine Stelle finden:

Versuch IX. Oxaläthylin und Chloroxaläthylin.

Zwei mittelgrosse Katzen, vom selben Wurf, O 800 Grm., C 870 Grm. schwer.

O.	C.
9 h 45 m 0,4 Oxaläthylin subcutan.	0,4 Chloroxaläthylin subcutan.
9 h 52 m Geifert etwas, jagende Respiration.	
9 h 55 m Pupille mittelweit, träge bei Lichtwechsel reagirend. Das Thier schreit, ist unruhig.	Pupille normal eng, Athmung ruhig und gleichmässig.
10 h 00 m	Taumelt, fällt auf die Seite, richtet sich aber wieder auf und geht weiter.
10 h 02 m Die Speichelsecretion, welche anfänglich bestand, ist ganz geschwunden. Heftige allgemeine klonisch-tonische Krämpfe, am Nacken beginnend, ungefähr $^1/_2$ Minute lang dauernd. Dann liegt das Thier leise heulend auf dem Bauch. Pupillen ad maximum dilatirt.	Taumelnder Gang. Starke Speichelabsonderung.
10 h 05 m	Brechbewegungen, während welcher dicker schaumiger Speichel aus dem Munde fliesst.
10 h 10 m Liegt still da, jagende Athmung, zuweilen wie im Traum aufheulend.	Läuft, wenn gescheucht, wieder ziemlich sicher umher.
10 h 12 m Reagirt nur durch einmaliges Auffahren und Heulen auf C.'s Versuche.	Versucht mit O. zu spielen.
10 h 17 m Unruhig im Zimmer umherlaufend, rennt gegen die Wände, heult. Fortgesetzt jagende Respiration. Gleichgiltig beim Anfassen.	Beständig starke Speichelsecretion. Bissig beim Anfassen, Pupille normal.
10 h 20 m Kurzer, schnell vorübergehender, allgemeiner Krampfanfall.	
10 h 25 m Wird im heftigsten Krampf hin- und hergeschleudert mit vorgestreckten Krallen. Macht den Eindruck der grössten Wuth. Es folgen 3 Paroxysmen der Art rasch aufeinander mit kurzen Ruhepausen.	Sitzt ruhig in einer Ecke, lässt den Kopf hängen, Athmung 50—60 in der Minute.
10 h 29 m Wiederholte Krampfanfälle, während deren das Thier hoch in die Luft geschleudert wird. — Die Mundhöhle erscheint trocken.	Liegt jetzt auf dem Bauche, reagirt aber auf Anstossen.
10 h 35 m Unter wiederholten Krämpfen tritt der Tod ein.	Liegt flach auf dem Bauche, macht dann wieder Versuche zu gehen.

Brusthöhle geöffnet. Die Vorhöfe contrahirten sich noch etwa 3 Minuten lang. Der Herz-

muskel blieb 12 Minuten lang reizbar, dann stand das Herz in Diastole still.

11 h 20 m Hat fortgesetzt still dagelegen.
Die Pupillen reagiren prompt.

12 h 30 m Hat sich wieder etwas erholt,
die Speichelsecretion besteht
noch fort.

Das Thier wurde dann zur weiteren Beobachtung in seinen Stall zu-
rückgebracht, die Pupillen blieben fortgesetzt normal, Fresslust stellte sich,
wenn auch schwach, erst am folgenden Tage wieder ein.

Die sämmtlichen Erscheinungen zusammengefasst, welche das Oxaläthylin in unseren Versuchen am thierischen Organismus zeigte, geben
uns die ausgeprägteste Aehnlichkeit mit den Veränderungen, wie wir
sie vom Atropin zu sehen gewohnt sind. Allerdings bedurften wir
wesentlich höherer Gaben des Giftes um das zu erreichen, was das
genannte Alkaloid schon in kleiner Menge bewirkt, dann aber hatten
wir auch das vollkommene Bild der Atropinvergiftung mit ihren charakteristischen Eigenthümlichkeiten. Beim Warmblüter sehen wir
den durch allgemeine Erregung gekennzeichneten Atropinrausch auftreten, die Pupille wird aufs Aeusserste dilatirt, die Rachenhöhle
durch Lähmung der Speicheldrüsennerven trocken. Letzterer scheint
übrigens ein kurzdauerndes Stadium der Reizung voranzugehen, wir
sahen, dass gleich nach der Application des Giftes vermehrte Salivation auftrat, gleichwohl macht die Erregung rasch der Lähmung
Platz, die Speichelsecretion hört ganz auf.

Ein weiterer Parallelismus zwischen Oxaläthylin und Atropin
zeigte sich in dem Verhalten des Froschherzens, ohne und mit gleich
bestehender Muscarinwirkung. Der Unterschied liegt auch hier in
der höheren Gabe, die vom Oxaläthylin nothwendig war, um die ge-
wünschten Effecte hervorzurufen.

Während wir in Beziehung auf die Herzwirkung des Oxaläthylin
bei Fröschen denselben Befund erzielten, den Hertz mit Chloroxaläthylin erhielt, sehen wir in dem Verhalten beider Körper dem Organismus des Warmblüters gegenüber den bedeutenden Unterschied.
Es fragt sich, woher rührt derselbe?

Aus den Untersuchungen von Hertz geht hervor, dass das Chloroxaläthylin im Körper ziemlich rasch zersetzt wird. Er injicirte 0,57
Grm. der Verbindung auf einmal, sammelte den Harn, und es gelang
Wallach nur, nach passender Behandlung desselben, durch den Geruch die Anwesenheit der Base im Harn nachzuweisen. Nun aber
ist die Differenz im Geruch der chlorhaltigen und der chlorfreien
Verbindung nicht der Art, dass es sich, zumal bei minimalen Mengen

während der Behandlungszeit, zu einem regelmässigen und soliden Leben veranlasste, und so muss Keyes selbst zugeben, dass hier kein Fall von reiner Quecksilberwirkung vorliegt. — Drängt sich uns da nicht von selbst der Einwand auf, dass es beide Male überhaupt nur jene günstigen Aussenverhältnisse waren, die den hervorgehobenen Erfolg bewirkten, während vielleicht das Quecksilber in so geringen Mengen einfach indifferent den Körper passirte? Andere Einwürfe, die übrigens auch schon Liègeois von französischen Autoren gemacht worden sind, beziehen sich darauf, dass absolut nichts über das Verhältniss der täglichen Zufuhr zu den Ausgaben mitgetheilt wird, Dinge, die doch ohne Zweifel hier von der grössten Bedeutung gewesen wären. Der gewichtigste Einwand ist indess der, welcher gegen die Richtigkeit und Zuverlässigkeit der von Keyes angewandten Methode erhoben werden kann. Er selbst weiss dies sehr wohl zu würdigen und gesteht ohne Weiteres zu, dass die mit dem Hématimètre gewonnenen Resultate keinen Anspruch auf absolute Genauigkeit machen können. Denn bei der unendlich grossen Zahl und der ausserordentlichen Feinheit der Objecte, mit denen wir es bei der Blutzählung zu thun haben, ist es nichts Seltenes, dass, wenn wir in einem Tropfen mehrere Male zählen, Differenzen bis ca. 200000 resultiren können. Es folgt daraus, dass man, um wenigstens annähernd richtige Zahlen zu erhalten, in einem Tropfen mehrere Zählungen vornehmen muss (Keyes nahm stets 5—10), aus denen das arythmetische Mittel zu berechnen ist. Ausserdem ist, was das Thier selbst anbetrifft, sehr wesentlich auf die Zeit, in der wir zählen, zu achten, da begreiflicher Weise z. B. vor und nach der Verdauung die Blutmischung eine verschiedene ist. Keyes kommt schliesslich zu der Ueberzeugung, dass die Blutzählung mit dem Hématimètre, wenn sie mit den nöthigen Vorsichtsmaassregeln und unter Beachtung aller genannten Verhältnisse sorgfältig ausgeführt wird, ein relativ genaues Resultat ergibt, welches einen positiven Werth besitzt. Wir können im Allgemeinen diesen Ausführungen beistimmen, da uns eine hinlänglich grosse Erfahrung darüber zu Gebote steht, welche uns lehrte, dass der Hématimètre, wenn man sich damit eingearbeitet hat, in diesem eben angegebenen Sinne ein verwerthbarer Apparat ist.

In Erwägung aller dieser in Bezug auf den uns hier beschäftigenden Gegenstand auseinandergesetzten Ausführungen, würde ein unparteiisches Urtheil, wie ich glaube, dahin'ausfallen, dass die hier in Frage kommenden Behauptungen einerseits nicht widerlegt, andererseits aber auch nicht hinreichend begründet worden sind. Nun

ist aber die Sache nach jeder Richtung hin von nicht zu unter-
schätzender Wichtigkeit: „Sind die Behauptungen richtig, so haben
sie ein ganz besonderes Interesse für die Pharmakologie, Therapie
und Toxikologie, zumal wenn man sie vergleicht mit dem, was in
dieser Beziehung von anderen Metallen (Eisen, Antimon, Arsen, in
gewissem Sinne auch Phosphor) bekannt ist, und der Praktiker wird
sie gewiss nicht unbeachtet von sich weisen können, wie ja denn
auch Keyes bereits folgerichtig von einem „Tonic Treatment
of Syphilis" spricht und schreibt. Sind sie aber unrichtig, oder
auch nur in beschränktem Maasse richtig, so liegt in der fortgesetzten Einführung kleiner Gaben Quecksilbers in den Organismus
die Gefahr einer chronischen Intoxication, die zu vermeiden eben so
sehr Aufgabe des Arztes ist, wie die Heilung der syphilitischen Affection." — Die Aufhellung und Richtigstellung dieser Fragen und
Zweifel wurde durch die von der medicinischen Facultät zu Göttingen für das Jahr 1879 gestellte Preisaufgabe verlangt, deren Wortlaut folgender ist:

„Die neueren auf Experimente sich stützenden Angaben über
den günstigen Einfluss, welchen längere Zeit fortgesetzte Einführung
kleiner Dosen von Quecksilberpräparaten auf die Blutmischung und
Ernährung, auch bei Gesunden, angeblich äussert, sollen durch Versuche an Thieren, unter genauer Berücksichtigung der Nahrungszu-
fuhr, des Körpergewichts und der Körperausgaben, einer eingehenden
Prüfung unterzogen werden."

Bei der experimentellen Behandlung dieser Aufgabe wandten
wir nicht das von Keyes gebrauchte Hydrargyrum jodatum flavum,
sondern Hydrargyrum bichloratum corrosivum an. Um eben die Wirkung des Quecksilbers möglichst rein zu verfolgen, musste die Verbindung mit Jod nothwendig vermieden werden. Wir stellten zunächst durch Vorversuche Folgendes fest:

„1. Wir fanden, dass sich zur fortgesetzten Einführung von
sämmtlichen Präparaten des Quecksilbers für den hier geforderten
Zweck das Quecksilberchlorid am besten eignete.

2. Versuche, in welchen das Chlorid einerseits als Quecksilber-
chloridchlornatrium, andererseits als Quecksilberalbuminat in wässriger Lösung subcutan injicirt wurde, zeigten, dass die subcutane Injection für eine länger fortgesetzte Untersuchung zu verwerfen war,
weil beide Präparate locale Reizungen mit nachfolgenden Entzündungen zur Folge hatten, unter deren Einfluss die Thiere erheblich
an Körpergewicht abnahmen und selbst tiefere Erkrankungen davon-
trugen.

21*

Von den Versuchsthieren habe ich einige, nachdem sie ungefähr 3 Monate lang mit ca. 0,05 Sublimat (0,0005 pro die) gefüttert waren, secirt, um mich zu vergewissern, welches Verhalten die verschiedenen Organe bei dem Quecksilbergebrauch darbieten. Der Befund war im Wesentlichen der folgende:

Makroskopisch fiel nur eine starke Verfettung der Leber auf, sonst erwies sich Alles bis auf die folgenden Veränderungen normal. Die Magenwandung war durchaus intact. Der Herzmuskel war blass, mikroskopisch zeigte sich bei ihm eine gleichmässige trübe Schwellung, dagegen waren weder Verfettung noch irgend welche Veränderungen am interstitiellen Bindegewebe nachweisbar. In der Niere sah man an sehr vielen Stellen trübe Schwellung, dabei waren die Epithelien der verschiedenen Harnkanälchen wohl erhalten und ihre Kerne gut zu erkennen. Die Milz bot keine nachweisbaren Veränderungen dar. Die Leber war stark verfettet, das Fett selbst erschien zum grösseren Theil in feinen Körnchen, zum Theil auch in grossen Fetttropfen bis über 3,3 Mikromillimeter.

Selbst bei den Thieren, die während der Quecksilbercur in der vorher beschriebenen Weise erkrankten, ergaben sich aus dem Sectionsbefund keine Anhaltspunkte einer tieferen Erkrankung.

Wie Liègeois haben wir den Einfluss des Sublimats in kleinen Dosen auch noch bei trächtigen Thieren verfolgt. Zu dem Zwecke wurde ein ausgewachsenes weibliches Kaninchen zunächst mehrere Wochen lang jeden Tag mit 1 C.-Ctm. der Quecksilberchloridchlornatriumlösung gefüttert, dabei wie die anderen Versuchsthiere in Bezug auf seine Nahrung u. s. w. gehalten. Darauf wurde es mit einem männlichen Thier zusammengelassen; es wurde trächtig und erhielt während der Gravidität täglich dieselbe Dosis Sublimat wie vorher. Zur richtigen Zeit warf es sechs vollkommen ausgebildete, lebensfähige Junge. Leider hatte es, wie dies auch unter durchaus gewöhnlichen Verhältnissen zuweilen zu geschehen pflegt, für seine Brut kein Nest bereitet, sondern die Jungen im Kasten an verschiedenen Stellen zur Welt gebracht. Da es sich auch in dem künstlich hergestellten Lager nicht hinreichend um seine Jungen kümmerte, so gingen sie am zweiten Tage sämmtlich zu Grunde. Die Section ergab durchaus keine Anhaltspunkte für pathologische Processe; im Magen wurden Ueberreste geronnener Milch gefunden, ein sicheres Zeichen, dass sie gesogen, und dass der Magensaft bereits seine Wirkung ausgeübt hatte.

Zur weiteren Ergänzung des Resultats meiner Versuche lasse ich hier von zwei Versuchsthieren Tabellen folgen, welche die Zeit von ungefähr einem Vierteljahr umfassen. Zur näheren Erläuterung erlaube ich mir zu bemerken:

„In der Rubrik „Zahl der Blutkörperchen" bedeutet die Abtheilung „Gefunden" die unter dem Mikroskop erhaltene Zahl, während „Berechnet" das Product derselben, mit 31000 multiplicirt, darstellt. Ferner ist bei der Rubrik „Hämoglobingehalt" die Zahl in Col. II (nach Quincke) der Hämoglobingehalt des untersuchten Blutes, wenn der Gehalt des normalen Blutes = 100 gesetzt wird, die Zahl in Col. III der absolute Hämoglobingehalt desselben."

Als Endresultat unserer Versuche an Kaninchen müssen wir nach dem Vorstehenden im Allgemeinen eine Bestätigung der von Keyes und Liégeois aufgestellten Behauptungen constatiren.

Tabelle von Kaninchen:

I. Ausgewachsenes männliches Kaninchen.

Futter: 50,0 Grm. Kleie, 50,0 Grm. Hafer, 100 C.-Ctm. Wasser.

Datum. 1878.		Gewicht des Thieres in Grm.	Zahl der Blutkörperchen:		Hämoglobingehalt:		
			Gefunden.	Berechnet.	Col. II.	Col. III.	
Novbr.	25	2360,0			—		
„	26	2420,0		7378000		—	5 Uhr gezählt.
„	28	2420,0			—		
„	29	2420,0			102,0	14,28	2 Uhr auf Hämoglobin untersucht.
„	30	2420,0		7750000	—		5 Uhr gezählt.
Decbr.	3	2470,0		7595000		—	6 Uhr gezählt.
„	4	2430,0				—	
„	5	2450,0			96,0	13,44	12 Uhr auf Hämoglob. untersucht.
„	6	2470,0		7409000		—	5 Uhr gezählt.
„	9	2470,0			—		
„	10	2490,0			102,0	14,28	2 Uhr auf Hämoglob. untersucht.
„	11	2500,0				—	
„	12	2530,0		7719000	—		4 Uhr gezählt.
„	13	2540,0			102,0	14,28	3 Uhr auf Hämogl. untersucht.
„	14	2540,0			—		
„	16	2680,0			—		
„	17	2590,0		7967000		—	3 Uhr gezählt.
„	19	2590,0			—		
„	20	2590,0			108,0	15,12	12 Uhr auf Hämogl. untersucht.
„	21	2620,0		8091000	—		2 Uhr gezählt.
„	23	2650,0			108,0	15,12	12 Uhr auf Hämogl. untersucht.
„	24	2660,0				—	
„	27	2680,0		8029000	—		4 Uhr gezählt.
„	30	2650,0			108,0	15,12	4 Uhr auf Hämogl. untersucht.
„	31	2660,0	279	8649000	—		12 Uhr gezählt.
1879. Jan.	2				—		
„	4	2650,0			108,0	15,12	12 Uhr auf Hämogl. untersucht.
„	6				—		

Datum. 1879.		Gewicht des Thieres in Grm.	Zahl der Blutkörperchen:		Hämoglobingehalt:		
			Gefunden.	Berechnet.	Col. II.	Col. III.	
Jan.	7	2680,0			—	—	Von heute an täglich 1 C.-Ctm. der limatlösung.
„	8	2660,0	8866000		—	—	4 Uhr gezählt.
„	9	2690,0			—	—	
„	13				114,0	15,96	4 Uhr auf Hämogl. untersucht.
„	14	2680,0			—		
„	16	2710,0	8897000		—	—	1/34 Uhr gezählt.
„	17	2720,0			—		
„	18	2730,0			114,0	15,96	4 Uhr auf Hämogl. untersucht.
„	20	2770,0			—	—	Es tritt an beiden Ohren eine e
„	21	2770,0			—	—	Ctm. lange und 3 Ctm. breite
„	23	2780,0			—	—	tuirende Geschwulst auf, beide O
„	24	2780,0			—	—	fühlen sich sehr heiss an. In F
„	27	2790,0			—	—	dessen werden für die nächste Zei
„	28	2760,0			—	—	Untersuchungen d. Blutes aufgege
„	29	2750,0			—	—	Hat wenig gefressen.
„	31	2640,0			—	—	Hat wenig gefressen.
Febr.	3	2660,0			—	—	Hat 30,0 Grm. Hafer gefressen.
„	4	2670,0			—	—	Hat 40,0 Grm. Hafer gefressen.
„	6	2750,0			—	—	Hat Alles gefressen.
„	7	2750,0			—	—	
„	10	2760,0			—		
„	11	2770,0			08,0	15,12	2 Uhr auf Hämogl. untersucht.
„	13	2750,0			—		
„	14	2830,0	8060000		—	—	5 Uhr gezählt.
„	17	2700,0			—	—	Hat keinen Hafer gefressen. 2 Uhr Hämogl. untersucht.
„	18	2700,0			96,	13,44	Hat wenig gefressen.
„	20	2820,0			—	—	Hat Alles gefressen.
„	21	2830,0			—	—	
„	22	2790,0			—	—	3 Uhr gezählt.
„	24	2750,0			102,0	14,28	5 Uhr auf Hämogl. untersucht.
„	25	2710,0			—	—	
„	27	2760,0	8463000		—	—	4 Uhr gezählt.
„	28	2760,0	8711000		—	—	4 Uhr gezählt.
März	3	2800,0			108,0	15,12	4 Uhr auf Hämogl. untersucht.
„	4	2750,0	9145000		—	—	4 Uhr gezählt.
„	6	2730,0			114,0	5,96	1/25 Uhr auf Hämogl. untersucht.
„	7				—	—	
„	8	2730,0			—		
„	10	2720,0	9610000		—	—	1/26 Uhr gezählt.
„	11	2720,0			—		
„	12				126,0	7,64	1/23 Uhr auf Hämogl. untersucht.
„	13	2720,0			—		
„	14	2730,0	9393000		—		1/26 Uhr gezählt.
„	17	2730,0			—		
„	18	2710,0			126,0		1/24 Uhr auf Hämogl. untersucht.
„	20	2750,0			—		
„	21	2770,0	9455000		—		5 Uhr gezählt.
„	24	2680,0			—	7,64	
„	25	2700,0			120,0		5 Uhr auf Hämogl. untersucht.
„	27	2780,0	9331000		—		1/25 Uhr gezählt.

II. Männliches ausgewachsenes Kaninchen (Controlthier):

Futter: 50,0 Grm. Kleie, 80,0 Grm. Hafer, 100 C.-Ctm. Wasser.

Datum 1878.		Gewicht des Thieres in Grm.	Zahl der Blutkörperchen: Gefunden.	Berechnet.	Hämoglobingehalt: Col. II.	Col. III.	
Decbr.	2	2630,0				—	
	3	2580,0				—	
	4	2680,0	8680000			—	5 Uhr gezählt.
	5	2560,0				—.	
	6	2550,0	8618000			—	5 Uhr gezählt.
	9	2580,0				—	
	10	2610,0			102,0	14,28	12 Uhr auf Hämoglobin untersuch
	11	2610,0				—	
	12	2620,0	8339000			—	3 Uhr gezählt.
	13	2620,0				—	
	14	2640,0			102,0	14,28	2 Uhr auf Hämogl. untersucht.
	16	2700,0				—	
	17	2680,0	8494000			—	4 Uhr gezählt.
	19	2720,0				—	
	20	2670,0			96,0	13,44	12 Uhr auf Hämoglob. untersucht.
	21	2680,0				—	
	23	2790,0	8742000			—	5 Uhr gezählt.
	24	2740,0				—	
	27				102,0	14,28	12 Uhr auf Hämogl. untersucht.
	28	2780,0				—	
	29	2790,0	8525000			—	6 Uhr gezählt.
	30	2790,0			—	—	
	31	2770,0			02,	14,28	2 Uhr auf Hämogl. untersucht.
1879.							
Jan.	2				—	—	
„	4	2800,0			102,0	14,28	4 Uhr auf Hämogl. untersucht.
„	6	2810,0	8215000			—	5 Uhr gezählt.
„	7	2810,0				—	
„	9	2830,0				—	
„	13	2850,0			108,0	15,12	4 Uhr auf Hämoglob. untersucht.
„	14	2800,0				—	
„	16	2820,0				—	
„	17	2840,0	8339000			—	4 Uhr gezählt.
„	18	2830,0				—	
„	20	2890,0				—	
„	21	2880,0			102,0	14,28	4 Uhr auf Hämogl. untersucht.
„	22	2840,0				—	
„	23					—	
„	24	2680,0	8277000			—	5 Uhr gezählt.
„	27	2890,0				—	
„	28	2860,0			102,0	4,2	4 Uhr auf Hämogl. untersucht.
„	29	2920,0				—	
„	30	2860,0	8370000			—	¹/₂4 Uhr gezählt.
„	31	2800,0			102,0	4,2	4 Uhr auf Hämogl. untersucht.
Febr.	3	2830,0			—	—	
„	4	2860,0	8959000			—	6 Uhr gezählt.
„	6	2830,0	—		—	—	
„	7	2830;0	—		102,0	4,2	4 Uhr auf Hämogl. untersucht.
„	10	2800,0	—			—	
„	11	2830,0	8494000		—		6 Uhr gezählt.
„	13	2800,0	—			—	
„	14	2850,0	—		114,0		4 Uhr auf Hämogl. untersucht.

Febr.	17	2800,0	—			Hat wenig gefressen.
„	18	2700,0	—			$^1/_25$ Uhr gezählt.
„	19		285			4 Uhr auf Hämogl. untersucht.
„	20	2810,0	—			
„	21	2860,0	—			
„	24	2830,0	268			5 Uhr gezählt.
„	25	2780,0	—			Hat wenig gefressen.
„	26		—			Hat wenig gefressen. $^1/_23$ Uhr auf Hämoglobin untersucht.
„	27	2690,0	—			Hat wenig gefressen.
„	28	2700,0	—			Hat wenig gefressen.
März	3	2780,0	255			$^1/_25$ Uhr gezählt. Alles gefressen.
„	4	2780,0	—			
„	6	2760,0	—			$^1/_25$ Uhr auf Hämogl. untersucht.
„	7	2750,0	—			
„	10	2760,0	—			
„	11	2740,0	274			$^1/_26$ Uhr gezählt.
„	13	2870,0	—			$^1/_25$ Uhr auf Hämogl. untersucht.
„	14	2770,0	—			
„	17	2750,0	284			5 Uhr gezählt.
„	18	2740,0	—			
„	20	2750,0	—			$^1/_25$ Uhr auf Hämogl. untersucht.
„	21	2770,0	—	—	—	
„	22		290	8990000	—	3 Uhr gezählt.
„	24	2780,0	—	—	—	
„	25	2820,0	—	—	104,0	$^1/_25$ Uhr auf Hämogl. untersucht.
„	27	2620,0	281	8711000	—	4 Uhr gezählt

II. Versuche an anderen Pflanzenfressern:

Hämmel und Ziegen.

Da bei den Kaninchen aus den angeführten Gründen die genaue Berücksichtigung der Körperausgaben nicht durchzuführen war, hoffte ich bei grösseren Pflanzenfressern besser zum Ziele zu gelangen und machte deshalb zuerst den Versuch, zwei gleichalterige Hämmel auf Stickstoffgleichgewicht zu bringen. Leider aber ertrugen diese Thiere die absolut nothwendige Gefangenschaft und die damit verknüpften Unzuträglichkeiten so schlecht und kamen so sehr in ihrer Ernährung herunter, dass sie als vollkommen ungeeignet für unseren Zweck aufgegeben werden mussten. Aehnliche Versuche an zwei von demselben Mutterthiere stammenden einjährigen Ziegen führten zunächst zu einem besseren Resultate. Beide Thiere, die ein Gewicht von 16000,0 Grm. hatten, gewöhnten sich nach einigen Wochen an den Aufenthalt in ihren Behältern, und es gelang, sie bei einem täglichen Futter von 400,0 Grm. Heu, 400,0 Grm. Kleie und 500 C.-Ctm. Wasser auf Stickstoffgleichgewicht zu bringen. Die Harnuntersuchung bezog sich bei ihnen vorzüglich auf den Gehalt an Harnstoff und Hippursäure, zu deren Bestimmung wir die Methode von Ernst Schulze und Max Märcker[1]) benutzten.

„Der alkalische Harn wird zuerst mit Salpetersäure zur Vertreibung der Kohlensäure schwach angesäuert, sodann mit gebrannter Magnesia neutralisirt und zur Vertreibung von Ammoniak einige Minuten gekocht. Nach dem Abkühlen erfolgt ein Zusatz von salpetersaurer Eisenlösung unter möglichster Vermeidung eines Ueberschusses zur Ausfällung der Hippursäure; nach dem Abfiltriren eines aliquoten Theils wird Barytwasser zugefügt, und im Filtrat von dem entstandenen Niederschlag der Harnstoff mit salpetersaurer Quecksilberlösung titrirt."

„Zur Hippursäurebestimmung wird der durch Eindampfen concentrirte Harn mit sehr starker Salzsäure versetzt, und die ausgeschiedene Säure nach mehreren Tagen auf einem gewogenen Filter abfiltrirt. Da die Hippursäure in Wasser nicht ganz unlöslich ist, so wird entsprechend den Löslichkeitsverhältnissen für je 6 C.-Ctm. Filtrat und Waschwasser je 0,01 Grm. der bei 90° C. getrockneten Säure hinzuaddirt."

Zu einem befriedigenden Resultate führten indess auch diese Versuche nicht, da bei einer längeren Darreichung von Quecksilberpräparaten beide Thiere sich so schlecht befanden und in dem Maasse an Gewicht abnahmen, dass ein weiteres Experimentiren mit ihnen keine brauchbaren Resultate in Aussicht stellte.

III. Versuche an Hühnern.

Das hinter unseren Erwartungen zurückstehende Ergebniss der bisherigen Versuche an pflanzenfressenden Säugethieren veranlasste uns zu entsprechenden Experimenten an Vögeln. Wir durften a priori hier, wenn die Angaben der ausländischen Autoren sich bestätigten, um so mehr darauf rechnen, allen Anforderungen der Preisaufgabe in Bezug auf die Untersuchung der Körperausgaben nachzukommen, als diese bei Hühnern, die wir zu den Versuchen auswählten, nur die verhältnissmässig leicht auszuführende Bestimmung der Harnsäure erforderte. Dieselbe wurde nach Fr. Hoffmann[2]) in folgender Weise ausgeführt:

---

1) Ueber Stickstoffbestimmung im Harn der Wiederkäuer. Zeitschrift f. Biologie. VII. Bd. S. 49 ff.

2) Ueber den Uebergang von freier Säure durch das alkalische Blut in den Harn. Zeitschrift f. Biologie. III. Bd. 1871.

„Die Harnsäure wurde in der Weise bestimmt, dass eine abge-
wogene Menge des feuchten Kothes in viel Wasser aufgeschlemmt,
und unter Erwärmung auf 30 ⁰ C. tropfenweise eine sehr verdünnte
Natronlauge zugesetzt wurde. Die entstehende alkalische Reaction
schwindet, so lange als sich Harnsäure oder die sauren Salze lösen.
Beim bleibenden Eintreten einer ganz schwachen Bräunung des Cur-
cumapapieres hellt sich die vorher neutrale Flüssigkeit auf. Alle
Harnsäure ist gelöst ohne eine Spur von Eiweiss, wenn die Natronlauge nicht überschüssig zugesetzt war. Die alkalische Lösung wurde
nun gemessen, filtrirt und in einem bestimmten Bruchtheile die Harnsäure durch Fällen mit Salzsäure bestimmt.

Drei ausgewachsene ältere Hähne wurden in je einem Bauer
zunächst mit Gerste, grobkörnigem Sand und Wasser ad libitum gefüttert, und dann, nachdem die für jedes Thier nothwendige tägliche
Futtermenge bestimmt war, während einer längeren Zeit bei demselben Futter gehalten. Der stärkste Hahn verweigerte nach einiger
Zeit das Fressen und verlor an Gewicht, später aber nahm er dasselbe Futter ganz regelmässig und wurde immer stärker und schwerer.
Er wurde weder mit Quecksilber gefüttert, noch mit Untersuchung
des Blutes belästigt.

Von den beiden anderen Hähnen erhielt der eine täglich 1 C.-Ctm.
der Sublimatlösung, und bei ihm wie bei dem dritten wurden regelmässig Zählungen der Blutkörperchen vorgenommen. Der Versuch,
den Hämoglobingehalt nach Quincke zu bestimmen, liess sich nicht
durchführen, weil das Blut in den engen Röhren so rasch gerann,
dass es sich nicht mehr mit der Ammoniaklösung mischen liess. Bei
diesen beiden Thieren liess sich Folgendes nachweisen:

Das Quecksilberthier (es erhielt im Ganzen 0,021 Sublimat) nahm
an Gewicht weder ab noch zu (es kam von 2240,0 auf 2200,0 Grm.),
ebenso verhielt sich auch das Controlthier (1850,0 bis 1790,0 Grm.).
Quantitative Analysen der täglich ausgeschiedenen Harnsäure, welche
zu verschiedenen Malen nach der vorher beschriebenen Methode ausgeführt wurden, ergaben stets annähernd die gleichen Resultate, und
zwar bei beiden Hähnen. Die Zahl der Blutkörperchen nahm allerdings bei dem Quecksilberthier allmählich zu (von 4247000 bis 5270000),
aber dies geschah in ebenso hohem Maasse bei dem Controlthier (von
5394000 bis 6510000).

Wenn wir nun den Gedanken wohl von uns weisen dürfen, dass
die zum Zweck der Blutzählung beigebrachten sehr kleinen Stich-
wunden den Thieren in ihrem Gedeihen hinderlich gewesen sind, so
können wir mit Recht annehmen, dass bei unserem Hahn das Queck-

silber nicht tonisch gewirkt hat, allerdings kann auch ebensowenig von einem schädlichen Einfluss desselben hier die Rede sein. Da wir auch hier keine augenfällige Differenz bei unseren Versuchsthieren constatiren konnten und andererseits, wie bekannt, Hühner sehr lange fortgesetzte Gefangenschaft nicht ohne Nachtheil ertragen, wendeten wir uns zu anderen Versuchsthieren.

Tabelle von Hähnen:

I. Ausgewachsener älterer Hahn.

Futter: 100,0 Grm. Gerste, Wasser ad libitum.

Datum. 1879.		Gewicht des Thieres in Grm.	Zahl der Blutkörperchen:		Bemerkungen.
			Ge-funden.	Be-rechnet.	
Jan.	24	2240,0	—	—	
„	27	2240,0	—	—	
„	28	2180,0	137	4247000	6 Uhr gezählt.
„	29	2170,0	—	—	
„	30	2190,0	—	—	
„	31	2190,0	156	4836000	5 Uhr gezählt.
Febr.	3	2220,0	—	—	
„	4	2200,0	—	—	
	5		152	4712000	5 Uhr gezählt.
„	6	2230,0	—	—	
„	7	2240,0	130	4030000	4 Uhr gezählt.
„	10	2300,0	141	4371000	4 Uhr gezählt.
„	11	2300,0	—	—	
„	13	2320,0	—	—	Von heute an täglich 1 C.-Ctm. der Sublimatlösung.
„	14	2320,0	159	4929000	6 Uhr gezählt.
„	16	2400,0	—	—	
„	18	2420,0	158	4898000	1/26 Uhr gezählt.
„	20	2380,0	—	—	
„	21	2420,0	160	4960000	2 Uhr gezählt.
„	24	2320,0	—	—	
„	25	2320,0	165	5115000	5 Uhr gezählt.
„	27	2320,0	—	—	
„	28	2350,0	168	5208000	4 Uhr gezählt.
März	3	2320,0	—	—	
„	4	2350,0	178	5518000	5 Uhr gezählt.
„	6	2360,0	—	—	
„	7	2300,0	170	5270000	5 Uhr gezählt.
„	8	2350,0	—	—	
„	10	2200,0	—	—	Hat wenig gefressen.
„	11	2300,0	172	5332000	5 Uhr gezählt.
„	13	2230,0	164	5084000	5 Uhr gezählt.
„	14	2300,0	—	—	
„	17	2250,0	169	5239000	6 Uhr gezählt.
„	18	2240,0	—	—	
	19		171	5301000	5 Uhr gezählt.
„	20	2220,0	—	—	Hat nicht Alles gefressen.
„	21	2230,0	161	4991000	6 Uhr gezählt.
„	24	2230,0	—	—	
„	25	2180,0	180	5580000	6 Uhr gezählt.
„	27	2200,0	170	5270000	1/26 Uhr gezählt.

II. Ausgewachsener älterer Hahn (Controlthier).

Futter: 80,0 Grm. Gerste, Wasser ad libitum.

Datum. 1879.		Gewicht des Thieres in Grm.	Zahl der Blutkörperchen:		Bemerkungen.
			Gefunden.	Berechnet.	
Jan.	17	1850,0	—	—	
„	18	1900,0	—	—	
„	20	1890,0	—	—	
„	22	1900,0	—	—	
„	23	1940,0	174	5394000	$^1/_25$ Uhr gezählt.
„	24	1930,0	—	—	
„	27	1980,0	—	—	
„	28	1900,0	—	—	
„	29	1950,0	162	5022000	4 Uhr gezählt.
„	30	1960,0	—	—	
„	31	1950,0	—	—	Hat heute nur 46,0 Grm. Gerste gefressen.
Febr.	3	1870,0	174	5394000	$^1/_24$ Uhr gezählt.
„	4	1900,0	—	—	
„	6	1920,0	171	5301000	4 Uhr gezählt.
„	7	1930,0	—	—	
„	10	1970,0	—	—	
„	11	1950,0	164	5084000	5 Uhr gezählt.
„	13	1950,0	—	—	
„	14	1920,0	161	4991000	6 Uhr gezählt.
„	17	1900,0	—	—	
„	18	1950,0	170	5270000	5 Uhr gezählt.
„	20	1950,0	—	—	
„	21	1970,0	194	6014000	$^1/_24$ Uhr gezählt.
„	24	1890,0	—	—	
„	25	1870,0	171	5301000	$^1/_25$ Uhr gezählt.
„	27	1870,0	—	—	
„	28	1870,0	189	5859000	3 Uhr gezählt.
März	3	1850,0	—	—	
„	4	1890,0	222	6882000	5 Uhr gezählt.
„	6	1900,0	—	—	
„	7	1880,0	242	7502000	5 Uhr gezählt.
„	8	1880,0	—	—	
„	11	1860,0	240	7440000	4 Uhr gezählt.
„	13	1870,0	237	7347000	$^1/_25$ Uhr gezählt.
„	14	1850,0	—	—	
„	17	1870,0	192	5952000	$^1/_26$ Uhr gezählt.
„	18	1870,0	—	—	
„	19		204	6324000	4 Uhr gezählt.
„	20	1900,0	—	—	
„	21	1850,0	225	6975000	4 Uhr gezählt.
„	24	1770,0	—	—	
„	25	1790,0	210	6510000	$^1/_25$ Uhr gezählt.

B. Versuche an Fleischfressern:

Versuche an Hunden.

Da die Versuche an Pflanzenfressern in ihren Resultaten zur Anstellung weiterer Experimente an denselben Thieren nicht gerade ermunterten, mussten wir um so mehr daran denken, die kleinen

Gaben von Quecksilber bei Fleischfressern zu probiren. Denn die Richtigkeit der Resultate, welche Liégeois und Keyes bei Menschen erzielten, vorausgesetzt, durften wir hoffen, gerade bei diesen Thieren Aehnliches zu erreichen. Am vortheilhaftesten würde es gewesen sein, an Omnivoren die beabsichtigten Versuche anzustellen, leider aber liess sich dies nicht ausführen. Selbst wenn die Anschaffung von Versuchsthieren dieser Art zu ermöglichen gewesen wäre, so würden wir doch nicht in der Lage gewesen sein, die geeignetsten Thiere, Exemplare von Sus scrofa, in den nöthigen Ställen und unter den nöthigen Cautelen unterzubringen und zu verpflegen, ganz abgesehen davon, dass die tägliche Untersuchung der Körperausgaben und des Blutes so vielseitige Hülfe und Assistenz erfordert haben würde, wie sie mir nicht zu Gebote gestanden hätte.

Aus diesen Gründen musste ich mich darauf beschränken, die Versuche an Hunden anzustellen. Dazu war ich auch deshalb genöthigt, weil Katzen, wie bekannt, sich ohne Nachtheil für ihr physiologisches Verhalten nicht so lange in Behältern gefangen halten lassen.

Wie bei den Kaninchen haben wir auch bei Hunden männliche und weibliche Thiere zu unseren Versuchen herangezogen und dabei auch noch den Einfluss des Alters berücksichtigt, indem wir ausgewachsene, männliche, zweijährige Hunde und ferner fünfjährige Hündinnen mit entsprechenden Controlthieren zu unseren Experimenten auswählten. Sämmtliche Thiere wurden nun zuerst einige Zeit mit Pferdefleisch, welches möglichst von Sehnen befreit war, und mit Speck gefüttert, um sie auf Stickstoffgleichgewicht zu bringen; die Quantitäten waren nach den von Voit für ähnliche Untersuchungen angegebenen Futtermengen entsprechend dem Körpergewicht berechnet. Es erhielt z. B. ein 21000,0 Grm. schwerer Hund (Hund I der Tabelle) 400,0 Grm. Fleisch, 100,0 Grm. Speck und 300 C.-Ctm. Wasser als tägliche Nahrung. Dabei gelang es, in kurzer Zeit das gewünschte Stickstoffgleichgewicht herzustellen, und konnten wir dann sofort mit der Quecksilbercur beginnen, indem wir ihm für den Anfang jeden Tag 1 C.-Ctm. der Quecksilberlösung unter das Futter mischten. Im Ganzen erhielt der erwähnte Hund folgende Dosen:

Vom 1. Oct.—1. Nov. 1878 pro die 1 C.-Ctm. = 0,0005 in Sa. 0,016,
Vom 2. Nov. 1878—6. Jan. 1879 pro die 2 C.-Ctm. = 0,001 in Sa. 0,066,
Vom 7. Jan.—14. Febr. 1879 pro die 3 C.-Ctm. = 0,0015 in Sa. 0,0585,
Vom 15. Febr.—30. Sept. 1879 pro die 4 C.-Ctm. = 0,002 in Sa. 0,496,
S. S. 0,6365 Grm. Sublimat.

entsprechend; sie sind mit einer grossen Anzahl feinster Körnchen erfüllt, die sich in Osmiumsäure schwarz färben.

Niere: Glomeruli mit den gesammten Gefässen durchaus intact. Die geraden Kanälchen sind in einem Zustand hochgradiger Verfettung derart, dass sie sich schon makroskopisch auf mit Osmiumsäure behandelten Schnitten, besonders solchen, die aus der Uebergangszone zwischen Rinde und Mark gewonnen waren, als deutlich sichtbare schwarze Streifen documentiren. In den gewundenen Kanälchen sind nur ausnahmsweise Fettklümpchen vorhanden, in den Sammelröhren gar nicht.

In Milz und Darm keine auffallenden pathologischen Veränderungen nachweisbar.

Wir versuchten endlich auch bei Hunden, die Behauptungen Liègeois', betreffend die Wirkung kleiner Dosen Sublimats auf kräftige Thiere und deren Jungen, einer genauen Prüfung zu unterwerfen. Zu dem Zweck haben wir eine eben erst belegte Hündin vom 4. Februar 1879 mit Quecksilber gefüttert und zwar:

Vom 4—18. Febr. 1879 pro die 1 C.-Ctm. der Lösung = 0,0005
in Summa 0,0075,
Vom 19. Febr.—17. Mai 1879 pro die 3 C.-Ctm. = 0,0015 in Sa. 0,044,
Vom 18. Mai—30. Sept. 1879 pro die 10 C.-Ctm. = 0,005 in Sa. 0,68,
S. S. 0,7315 Grm. Sublimat.

Das Thier hat zur rechten Zeit (am 10. März) drei ausgewachsene Junge geworfen, die während das Mutterthier sein Quecksilber weiter erhielt, anfangs sehr gut gediehen. Vom 16. Mai an wurden sie von der Alten abgesondert und sollte eins von ihnen mit Quecksilber gefüttert werden, während die beiden anderen zu Controlthieren bestimmt waren. Wir begannen damit, dem einen Hunde täglich 1 C.-Ctm. unserer Lösung zu geben, indess starb dieser bereits nach drei Tagen. Ein anderer, welcher vom 24. Mai ab täglich ½ C.-Ctm. erhielt ging gleichfalls bald darauf zu Grunde, und so mussten wir den Versuch aufgeben. Die Section dieser Thiere ergab keine bemerkenswerthen Veränderungen. Das Mutterthier haben wir dann am 1. October 1879 getödtet, und die Organe einer mikroskopischen Untersuchung unterworfen, deren Resultat hier folgt:

Herz: Die Muskelfasern intact, eine interstitielle Verfettung ist in geringem Maasse vorhanden.

Leber: Die Leberzellen erscheinen ausserordentlich stark mit Fetttröpfchen erfüllt.

Niere: Von der Verfettung sind in hervorragendster Weise die geraden Kanälchen betroffen, alles Uebrige ist vollkommen intact.

Milz und Darm der Norm entsprechend.

Bereits bei dieser Hündin hatten wir verhältnissmässig grosse Dosen angewandt (ca. 4 Monate lang täglich 0,005), und doch hatte sich das Thier stets gut befunden, und nie war das geringste Symptom einer acuten Intoxication aufgetreten. Ausserdem aber haben wir von vorn herein mit einem erwachsenen männlichen Hunde experimentirt, allein zu dem Zweck um festzustellen, wie weit man in der Dosirung gehen dürfe, ohne diese „tonische“ Wirkung zu verlieren. Das Thier erhielt täglich:

Vom 26. Febr.—2. März 1879 pro die 4 C.-Ctm. = 0,002 in Sa. 0,01,

Vom 3. März—7. März 1879 pro die 8 C.-Ctm. = 0,004 in Sa. 0,02,

Vom 8. März—11. März 1879 pro die 12 C.-Ctm. = 0,006 in Sa. 0,024,

Vom 12. März—30. Sept. 1879 pro die 20 C.-Ctm. = 0,01 in Sa. 2,03,

S. S. 2,084 Grm. Sublimat.

Wider alles Erwarten vertrug der Hund diese grosse Dosen ausserordentlich gut. Seine Munterkeit und Lebendigkeit verlor er bis zu seinem Tode nicht und nahm sein Futter, welches ihm auf das Reichlichste zugemessen wurde, bis zuletzt mit der grössten Begier. Zu wiederholten Malen haben wir seinen Urin auf Eiweiss und Zucker untersucht, aber nie die geringste Spur nachweisen können. Wir tödteten ihn am 30. September 1879 und haben auch bei ihm die mikroskopische Untersuchung der wichtigsten Organe ausgeführt:

Herz: Muskelfasern von absoluter Integrität, interstitielle Verfettung ist vorhanden, doch nicht so hochgradig wie bei Hund I der Tabelle.

Leber: In den Zellen reichliche Fetttröpfchen angesammelt.

Niere: Wiederum starke Verfettung der geraden Kanälchen.

Alles Uebrige normal.

Soweit gehen unsere Experimente mit Hunden. Wir haben es aber schliesslich noch für nöthig gehalten, auch in Bezug auf die mikroskopische Untersuchung eine Controle auszuüben, und deshalb vollkommen gesunde Hunde getödtet und zum Vergleich herangezogen. Als constanten Befund können wir Folgendes anführen:

Am Herzen findet sich auch normal interstitielle Fettanhäufung, allerdings nicht sehr verbreitet und nicht reichlich, an manchen Stellen fehlt sie ganz.

Die Leberzellen sind häufig mit Fetttröpfchen erfüllt, nur nicht in so grosser Menge wie bei den Quecksilberhunden.

Die Nieren zeigen auch Verfettung der geraden Harnkanälchen, aber bei weitem nicht so ausgebreitet wie bei den Quecksilberhunden.

Datum. 1878.		Gewicht des Hundes in Grm.	Harn-menge in C.-Ctm.	Spec. Gewicht.	Reaction.	Eiweiss.	Zucker.	Harnstoff in pCt.	in Grm.	l'hosphorsäure in pCt.	in Grm.
Novbr.	29	23020,0	450	1030	sauer	0	0	6,0	27,0	0,3	1,35
„	30	23170,0	420	1026	„	„	„	5,4	22,68	0,3	1,26
Decbr.	3	23250,0	300	1030	„	„	„	6,0	18,0	0,3	0,9
„	5	23300,0	400	1029	„	„	„	5,8	23,2	0,35	1,4
„	6	23250,0	560	1025	„	„	„	5,3	29,68	0,35	1,96
„	9	22850,0	685	1025	„	„	„	5,3	36,305	0,3	2,055
„	10	23070,0	245	1024	„	„	„	4,9	12,005	0,3	0,735
„	13	23040,0	340	1025	„	„	„	5,0	17,0	0,35	1,19
„	16	23050,0	470	1031	„	„	„	6,1	28,67	0,4	1,88
„	17	22770,0	—	—	—	—	—	—	—	—	—
„	19	23000,0	415	1023	„	„	„	4,8	19,92	0,35	1,4525
„	20	23170,0	370	1030	„	„	„	6,2	22,94	0,45	1,665
„	24	23050,0	450	1041,5	„	„	„	8,0	36,0	0,5	2,25
„	27	22970,0	555	1026	„	„	„	5,2	28,86	0,37	2,0535
„	28	23180,0	350	1025	„	„	„	5,4	18,9	0,45	1,575
„	30	23300,0	500	1022,5	„	„	„	4,6	23,0	0,37	1,85
„	31	23350,0	350	1024,5	„	„	„	5,6	19,6	0,43	1,505
1879.											
Januar	2	23580,0	290	1020	„	„	„	4,0	11,6	0,37	1,037
„	3	23470,0	525	1027,5	„	„	„	6,1	32,025	0,48	2,52
„	6	23650,0	400	1031	„	„	„	7,1	28,4	0,47	1,88
„	7	23720,0	470	1023	„	„	„	5,1	23,97	0,35	1,645
„	9	23620,0	560	1026,5	„	„	„	5,4	30,24	0,4	2,24
„	10	23850,0	260	1025	„	„	„	5,8	15,08	0,4	1,04
„	13	23990,0	520	1027	„	„	„	6,3	32,76	0,4	2,08
„	14	23930,0	570	1025	„	„	„	6,0	34,2	0,42	2,394
„	16	24150,0	365	1023	„	„	„	5,4	19,71	0,35	1,2775
„	17	24200,0	470	1030	„	„	„	6,6	31,02	0,42	1,974
„	20	24590,0	370	1021	„	„	„	5,1	18,87	0,35	1,295
„	21	24370,0	510	1030	„	„	„	7,3	37,23	0,4	2,04
„	22	24770,0	—	—	—	—	—	—	—	—	—
„	23	24900,0	300	1030	„	„	„	6,5	19,5	0,42	1,26
„	24	24790,0	620	1029	„	„	„	7,0	43,4	0,45	2,79
„	27	24800,0	500	1028	„	„	„	6,6	33,0	0,4	2,0
„	28	25170,0	475	1027,5	„	„	„	6,0	28,5	0,35	1,6625
„	29	25300,0	—	—	—	—	—	—	—	—	—
„	30	25260,0	560	1026,5	„	„	„	6,3	35,28	0,4	2,24
„	31	25400,0	380	1026,5	„	„	„	6,1	23,18	0,35	1,33
Febr.	3	25420,0	510	1028	„	„	„	6,6	33,66	0,4	2,04
„	4	25560,0	390	1027,5	„	„	„	6,8	26,52	0,4	1,56
„	6	25400,0	380	1018	„	„	„	4,0	15,2	0,3	1,14
„	7	25500,0	580	1028,5	„	„	„	6,3	36,54	0,45	2,61
„	10	25990,0	460	1023,5	„	„	„	6,1	28,06	0,38	1,748
„	11	26070,0	—	—	—	—	—	—	—	—	—
„	12	—	—	—	—	—	—	—	—	—	—
„	13	26350,0	350	1022	„	„	„	5,4	18,9	0,35	1,225
„	14	26300,0	560	1025	„	„	„	5,8	32,48	0,36	2,016
„	15	—	—	—	—	—	—	—	—	—	—
„	17	26520,0	510	1025,5	„	„	„	5,6	28,56	0,35	1,785
„	18	26330,0	360	1028,5	„	„	„	6,3	22,68	0,4	1,44
„	20	26440,0	310	1022	„	„	„	5,0	15,5	0,3	0,93
„	21	26620,0	700	1024,5	„	„	„	5,8	40,6	0,35	2,45

Chlorpatrium		Zahl der Blutkörperchen:		Hämoglobin-gehalt		Bemerkungen.
in pCt.	in Grm.	Ge-funden.	Be-rechnet.	Col. II.	Col. III.	
0,1	0,45	—	—	—	—	
0,1	0,42	347	10757000	—	—	4 Uhr gezählt.
0,1	0,3	339	10509000	—	—	3 Uhr gezählt.
0,12	0,48	—	—	126,0	17,64	2 Uhr auf Hämogl. untersucht.
0,1	0,56	337	10447000	—	—	3 Uhr gezählt.
—	—	—	—	—	—	130,0 Grm. Koth gelassen.
—	—	—	—	126,0	17,64	2 Uhr auf Hämogl. untersucht.
—	—	—	—	—	—	
—	—	—	—	132,0	18,48	1 Uhr auf Hämogl. untersucht.
—	—	344	10664000	—	—	6 Uhr gezählt.
—	—	—	—	138,0	19,32	4 Uhr auf Hämogl. untersucht.
0,12	0,444	—	—	—	—	
0,25	1,125	348	10788000	—	—	4 Uhr gezählt.
0,08	0,444	—	—	138,0	19,32	4 Uhr auf Hämogl. untersucht.
0,07	0,245	—	—	—	—	
0,06	0,3	361	11191000	—	—	5 Uhr gezählt.
0,08	0,28	—	—	—	—	
0,07	0,203	—	—	138,0	19,32	12 Uhr auf Hämogl. untersucht.
0,1	0,525	—	—	—	—	
0,14	0,56	376	11656000	—	—	Tags vorher 50,0 Grm. Koth gelassen. 4 Uhr gezählt.
0,07	0,329	—	—	—	—	73,0 Grm. Koth gelassen. Von heute an 3 C.-Ctm. der Sublimatlösung pro die.
0,11	0,616	—	—	138,0	19,32	4 Uhr auf Hämogl. untersucht.
0,1	0,26	—	—	—	—	
0,1	0,52	—	—	—	—	
0,08	0,456	388	12028000	—	—	4 Uhr gezählt.
0,08	0,292	—	—	—	—	
0,07	0,329	—	—	138,0	19,32	3 Uhr auf Hämogl. untersucht.
0,08	0,296	—	—	—	—	
0,1	0,51	—	—	—	—	
—	—	395	12245000	—	—	5 Uhr gezählt.
0,12	0,36	—	—	—	—	130 Grm. Koth gelassen.
0,22	1,364	—	—	138,0	19,32	4 Uhr auf Hämogl. untersucht.
0,19	0,955	—	—	—	—	
0,25	1,1875	—	—	138,0	19,32	4 Uhr auf Hämogl. untersucht.
—	—	370	11470000	—	—	5 Uhr gezählt.
0,15	0,84	—	—	—	—	
0,2	0,76	—	—	132,0	18,48	4 Uhr auf Hämogl. untersucht.
0,15	0,765	—	—	—	—	80,0 Grm. Koth gelassen.
0,2	0,78	387	11997000	—	—	6 Uhr gezählt.
0,15	0,57	—	—	—	—	
0,12	0,696	—	—	138,0	19,32	4 Uhr auf Hämogl. untersucht.
0,1	0,46	—	—	—	—	
—	—	—	—	—	—	
—	—	383	11873000	—	—	4 Uhr gezählt.
0,1	0,35	—	—	—	—	
0,1	0,56	—	—	138,0	19,32	4 Uhr auf Hämogl. untersucht.
—	—	—	—	—	—	Von heute an täglich 4 C.-Ctm. der Sublimatlösung.
0,12	0,612	398	12338000	—	—	4 Uhr gezählt.
0,1	0,36	—	—	—	—	
0,1	0,31	—	—	132,0	18,48	4 Uhr auf Hämogl. untersucht.
0,1	0,7	—	—	—	—	135,0 Grm. Koth gelassen.

Datum. 1879.		Gewicht des Hundes in Grm.	Harn- menge in C.-Ctm.	Spec. Gewicht.	Reaction.	Eiweiss.	Zucker.	Harnstoff		Phosphorsäure	
								in pCt.	in Grm.	in pCt.	in Grm
Februar	24	26430,0	370	1023,5	sauer	0	0	5,1	18,87	0,33	1,221
"	25	26720,0	600	1027	"	"	"	5,8	34,8	0,4	2,4
=	26	—	—	—	—	—	—	—	—	—	—
"	27	26790,0	480	1026	"	"	"	6,8	28,8	0,4	1,92
"	28	27000,0	425	1026,5	"	"	"	6,4	27,2	0,4	1,7
März	3	27050,0	510	1022	"	"	"	5,7	29,07	0,35	1,785
"	4	27220,0	—	—	—	—	—	—	—	—	—
"	6	27230,0	—	—	—	—	—	—	—	—	—
"	7	27400,0	750	1025	"	"	"	6,2	46,5	0,4	3,0
"	8	27300,0	300	1027	"	"	"	6,0	18,0	0,4	1,2
"	10	27400,0	275	1021	"	"	"	5,7	15,675	0,3	0,825
"	11	27700,0	660	1027	"	"	"	6,4	42,24	0,4	2,64
"	13	27600,0	275	1028	"	"	"	6,4	17,6	0,4	1,1
"	17	27880,0	380	1022	"	"	"	5,0	19,0	0,35	1,33
"	19	—	—	—	—	—	—	—	—	—	—
"	20	27570,0	690	1028	"	"	"	5,7	39,33	0,4	2,76
"	21	27900,0	410	1027	"	"	"	6,0	24,6	0,4	1,64
"	24	27540,0	515	1025	"	"	"	5,0	25,75	0,4	2,06
"	25	27550,0	525	1024,5	"	"	"	5,7	29,925	0,36	1,89
"	26	—	—	—	—	—	—	—	—	—	—
"	27	27570,0	570	1027	"	"	"	6,2	35,34	0,42	2,394
Juli	3	30400,0	535	1053	"	"	"	11,0	58,85	0,5	2,675
"	7	30400,0	390	1052	"	"	"	11,0	42,9	0,53	2,067
"	10	30440,0	410	1053	"	"	"	9,0	36,9	0,62	2,542
"	15	30450,0	540	1034	"	"	"	7,4	39,96		
"	18	30500,0	560	1046	"	"	"	8,4	47,04	0,45	2,5
"	21	30800,0	410	1050	"	"	"	9,6	39,36	0,5	2,05
August	8	30900,0	370	1050	"	"	"	9,4	34,78	0,5	1,85
"	15	30450,0	520	1046	"	"	"	10,0	52,0	0,45	2,34
"	18	30120,0	460	1049	"	"	"	8,7	40,02	0,5	2,3
Septbr.	24	27620,0	320	1048	"	"	"	8,8	28,16	0,5	1,6
"	25	27640,0	250	1052,5	"	"	"	10,7	26,75	0,5	1,05
"	26	27880,0	470	1047,5	"	"	"	8,2	38,54	0,5	2,35
"	30	28120,0	290	1045	"	"	"	9,8	28,42	0,5	1,45

II. Grosse
Futter: 300,0 Grm. Fleisch,

Datum. 1878.		Gewicht der Hündin in Grm.	Harn- menge in C.-Ctm.	Spec. Gewicht.	Reaction.	Eiweiss.	Zucker.	Harnstoff		Phosphorsäure	
								in pCt.	in Grm.	in pCt.	in Grm.
Decbr.	3	14730,0	—	—	—	—	—	—	—	—	—
"	4	—	—	—	—	—	—	—	—	—	—
"	5	14560,0	—	—	—	—	—	—	—	—	—
"	9	15190,0	—	—	—	—	—	—	—	—	—
"	10	14560,0	—	—	—	—	—	—	—	—	—

Chlornatrium		Zahl der Blutkörperchen:		Hämoglobin gehalt:		Bemerkungen.
in pCt.	in Grm.	Ge-funden.	Be-rechnet.	Col. II.	Col. III.	
0,15	0,555	—	—	—	—	
0,1	0,6	394	12214000	—	—	¹/₂4 Uhr gezählt.
—	—	—	—	132,0	18,48	2 Uhr auf Hämogl. untersucht.
0,12	0,576	—	—	—	—	
0,1	0,425	—	—	—	—	
0,1	0,51	385	11935000	—	—	¹/₂6 Uhr gezählt.
—	—	—	—	132,0	18,48	4 Uhr auf Hämogl. untersucht.
0,12	0,9	—	—	—	—	
0,1	0,3	—	—	—	—	
0,15	0,4125	—	—	—	—	
0,12	0,792	380	11780000	—	—	6 Uhr gezählt.
0,2	0,55	—	—	138,0	19,32	80,0 Grm. Koth gelassen. 4 Uhr auf Hämogl. untersucht.
0,1	0,38	386	11966000	—	—	4 Uhr gezählt.
—	—	—	—	138,0	19,32	4 Uhr auf Hämogl. untersucht.
0,15	1,035	—	—	—	—	
0,17	0,697	391	12121000	—	—	¹/₂6 Uhr gezählt.
0,12	0,618	—	—	138,0	19,32	160,0 Grm. Koth gelassen. 5 Uhr auf Hämogl. untersucht.
0,1	0,525	—	—	—	—	
—	—	385	11935000	—	—	4 Uhr gezählt.
0,12	0,684	—.	—	—	—	
1,0	5,35	—	—	—	—	
1,6	6,56	—	—	—	—	
—	—	401	12431000	—	—	6 Uhr gezählt.
1,5	8,4	—	—	—	—	
2,0	8,2	385	11935000	—	—	4 Uhr gezählt.
2,0	7,4	—	—	138,0	19,32	¹/₂6 Uhr auf Hämogl. untersucht.
1,8	9,36	—	—	—	—	
2,4	11,04	—	—	—	—	Der Hund leidet 14 Tage an intensivem Durchfall.
2,2	7,04	333	10323000	—	—	Stuhlgang noch immer nicht hart. 6 Uhr gezählt.
2,0	5,0	—	—	108,0	15,12	3 Uhr auf Hämogl. untersucht.
1,5	7,05	336	10416000	—	—	4 Uhr gezählt.
1,6	4,64	330	10230000	—	—	Gestern dünnen Koth gelassen. 4 Uhr gezählt.

alte Hündin.

75,0 Grm. Speck, 225 C.-Ctm. Wasser.

Chlornatrium		Zahl der Blutkörperchen:		Hämoglobin-gehalt:		Bemerkungen.
in pCt.	in Grm.	Ge-funden.	Be-rechnet.	Col. II.	Col. III.	
—	—	—	—	—	—	Hat vor d. Wiegen 24 Stunden gehungert.
—	—	—	—	108,0	15,12	12 Uhr auf Hämogl. untersucht.
—	—	258	8928000	—	—	5 Uhr gezählt.
—	—	—	—	108,0	15,12	Kein Urin gelassen. 2 Uhr auf Hämogl. untersucht.
—	—	—	—	—	—	Mehr als 1 Liter Harn gelassen.

XX.

I.
Bemerkungen über die Methode der Mastdarmtemperatur-Bestimmung bei Thieren und über einige mit diesen in Zusammenhang stehende Fragen.

(Mittheilungen aus dem Institute für allgemeine Pathologie und Pharmakologie zu Klausenburg.)

Von

Prof. A. Högyes.

(Hierzu Tafel VII.)

Bei der experimentellen Untersuchung der physiologischen und pathologischen Verhältnisse der thierischen Wärme zur Beurtheilung des zeitweiligen Zustandes der gesammten Körpertemperatur ist die am häufigsten angewandte und am leichtesten ausführbare Methode, die Bestimmung der Mastdarmtemperatur. Möge die Bestimmung selbst immerhin leicht sein, so ist dennoch der Werth der erhaltenen Data und die Verwerthung derselben beim Lösen einzelner Fragen, keine leichte Aufgabe, da die Umstände bei den Versuchen, unter welchen die Bestimmung zu geschehen pflegt, complicirt sind, und in den meisten Fällen nicht entschieden werden kann, wie viel Antheil an dem erhaltenen Erfolge der Messmethode und wie viel dem zu untersuchen beabsichtigten Versuchseingriff zuzuschreiben ist.

Dass man in die Befunde der Messung der Mastdarmtemperatur bei Thieren nicht ohne Weiteres das grösste Vertrauen setzen kann, wird Jeder leicht einsehen, der längere Zeit hindurch mit solchen Untersuchungen beschäftigt ist, bei welchen er diese Angaben benöthigt.

Es ist bereits Legallois[1]) aufgefallen, dass, als er seine Kaninchen zum Behufe des Experimentirens auf das Kaninchenbrett spannte, deren Temperatur zu sinken begann. Brodie[2]) unter-

---

1) Oeuvres de C Legallois. T. II. Paris 1824.
2) Philosoph. Transact. 1811. I. p. 36—49.

suchte experimentell, um wie viel Kaninchen durch das Fixiren abkühlen, und fand, dass im Allgemeinen das Thier um so mehr abkühlt, je kleiner und jünger dasselbe ist. Er beobachtete auch
zuerst, dass fixirte Thiere durch fortgesetzte Temperaturabkühlung
zu Grunde gehen können. Kussmaul und Tenner[1]) haben ebenfalls beobachtet, dass das auf den Rücken fixirte Kaninchen abkühlt,
und zwar um so mehr, je stärker es fixirt ist und dass diese Abkühlung bei 11° C. äusserer Temperatur in einer Stunde bis auf
2° C. steigt. Aehnliche Beobachtungen berichten Fleischer[2]),
Horváth[3]), Riegel[4]), Manassein[5]). In der neuesten Zeit haben
Adamkievicz[6]) und Böhm[7]) den Verlauf der nach der Fixirung
eintretenden Abkühlung studirt, und zwar Adamkievicz bei Kaninchen einige Stunden lang nach der Fixirung; Böhm aber bei
Katzen bis zum, während des Verlaufes der Abkühlung, eintretenden
Tode. Diese Untersuchungen zeigen, dass die Mastdarmtemperatur
der auf das Kaninchenbrett von Czermak fixirten Kaninchen und
Katzen, gleich nach der Fixirung zu sinken beginnt, und dass man
während des typischen Verlaufes der Abkühlung bis zu dem Eintritt
des Todes drei Stadien unterscheiden kann. In dem Stadium des
ersten Temperaturabfalles, welches nach dem Fixiren 1 bis
3 Stunden lang währt, sinkt die Mastdarmtemperatur rasch, besonders in der ersten Hälfte der Abkühlung. Nach einer gewissen Zeit
aber hört dies Sinken auf und es folgt ein Stadium constanter
Temperatur, welches bei der Katze 5—12 Stunden dauert und in
welchem neben einigen Zehntelgrad-Schwankungen die Temperatur
auf demselben Niveau bleibt. Im Endstadium sinkt abermals die
Temperatur rasch bis zum Tode, der manchmal erst bei 25° C. ein-
trifft. —. Nach meiner Beobachtung gleicht beim Kaninchen der
typische Abfall der Temperatur dem 2. und 3. Stadium. Bei der
regelmässigen Abkühlung der fixirten Thiere sind die einzelnen Stadien betreffs der Dauer des Umfanges und der Schwankung bei der
Abkühlung bei den einzelnen Thieren sehr verschieden, und zwar je
nach der Grösse, der Ernährung und des Misshandeltwerdens des

1) Moleschott, Untersuchungen u. s. w. 1. Bd. I. H. S. 105. 1856.
2) Die Wirkung der Blausäure auf die Eigenwärme der Säugethiere. Pflüger's
Archiv. 1869. II. Jahrg. S. 434.
3) Zur Physiologie der thierischen Wärme. Centralbl. f. d. medic. Wissensch.
1870. No. 35.
4) Virchow's Archiv. Bd. II. LII. H. — Pflüger's Archiv. Bd. IV. S. 399.
5) Pflüger's Archiv. Bd. IV. S. 283.
6) Archiv f. Anat. u. Physiol. 1875. No. 1. S. 90.
7) Dieses Archiv. 1878. S. 379.

Schweisssecretion experimentell studieren kann, so werden dieselben wahrscheinlich bei der Entscheidung von vielen zur thierischen Wärme gehörigen Fragen in Anspruch genommen werden. Der Nachtheil bei beiden Thieren ist der, dass das Experimentiren mit denselben unbequem ist und dass dieselben uns nicht in so grosser Anzahl zur Verfügung stehen, als die Kaninchen. Meiner Ansicht nach *könnte man unter Beachtung der später zu berichtenden Cautelen jede die thierische Wärme betreffende Untersuchung mit dem Kaninchen beginnen und dann auf die übrigen Thiere ausbreiten.*

In Betreff des zweiten Punktes, nämlich *in welcher Höhe des Mastdarmes die Temperaturmessung gemacht werden soll,* ist Folgendes als Richtschnur vor Augen zu halten.

Der Grad der Mastdarmtemperatur hängt ebenso wie der jeder andern Gegend von folgenden drei Factoren ab: 1. wie viel Localwärme erzeugt wird? 2. wie viel Wärme dahin kommt von einem andern Orte (auf dem Wege der Circulation oder von den Nachbarorganen durch Hinleitung)? 3. davon, wie viel Wärme verloren geht durch Ableitung und Ausstrahlung? — Die Localwärmeerzeugung kann bei dem Zustandekommen der Mastdarmtemperatur kaum in Betracht kommen, obwohl auch dieses Gewebe wie jedes andere Wärme erzeugt, die ganze Masse des Mastdarmgewebes ist gering, an dem Verdauungsprocess nimmt dasselbe kaum Antheil, lebhafte secernirende Drüsen besitzt es auch nicht, und auch die Bewegungen sind träger als die des höher liegenden Darmstückes, — wir begehen daher keinen grossen Fehler, wenn wir behaupten, dass die eigene Wärmeerzeugung des Mastdarmes einen sehr kleinen Quotienten der im Mastdarm gefundenen Temperatur bildet, besonders bei Kaninchen, wo die ganze Function des dünnwandigen Mastdarmes einfach in der Weiterbeförderung der trockenen Kothknollen besteht. So spielen bei der Entwicklung der Mastdarmtemperatur, besonders die unter 2. und 3. angeführten Factoren eine Rolle, und zwar in verschiedenen Höhen des Mastdarmes, in verschiedenen Graden. In der Afteröffnung und auch noch weiterhin bis zum Beckeneingang messen wir eigentlich die Temperatur der um den Mastdarm herum befindlichen Gefässe, deren Blutgehalt, ebenso wie der der subcutanen Gefässe, sehr veränderlich ist nach dem verschiedenen Zustande der äusseren Temperatur und des vasomotorischen Nervensystems; es ist demnach *die Temperatur des ausserhalb des Beckens liegenden Mastdarmtheiles sehr schwankend und zugleich die niedrigste, da in Folge der peripheren Lage dieses Theiles hier die Abkühlung durch Ableitung und Ausstrahlung am grössten ist.*

Zu dem Beckentheile des Mastdarmes gelangt durch die Zweige der Aorta abdominalis von den wärmsten Körpertheilen und durch die Becken- und Hüftvenen von den peripheren kälteren Regionen das Blut, so dass wir eigentlich in dem Beckentheile des Mastdarmes die gemeinsame Temperatur dieser beiden Blutarten messen. Als nicht unbedeutender Quotient kommen wahrscheinlich bei dieser Messung noch die das Becken umgebenden Muskeln in Betracht, durch directe Leitung, besonders wenn dieselben lebhafter arbeiten. — Die Beckenhöhle ist gegen die Abkühlung gut geschützt, nach oben verliert sie keine Wärme, da die Bauchregionen noch wärmer sind; ringsherum, besonders zu beiden Seiten, wird sie von einem mit dicken Muskelschichten bedeckten Knochenkanal umgeben; die untere Oeffnung ist von verhältnissmässig kleiner Fläche, welche durch die nicht so sehr dünne Schichte des Perinealgewebes vor der Abkühlung geschützt ist; aufgezogene Schenkel hindern noch mehr die Abkühlung. Dieser von allen Seiten geschützte Zustand erklärt die ziemliche Beständigkeit der Temperatur in diesen Theilen.

Die Mastdarmtemperatur in der Bauchhöhle ist auch nicht seine eigene Temperatur, sondern die der Bauchhöhle selbst, welche das Resultat zahlreicher Factoren ist. Die Temperatur ist, wie Claude Bernard durch seine thermoelektrischen Messungen zeigt, in den zwei grossen Gefässen der Bauchhöhle, der Bauchaorta und der Vena cava ascendens, in der über den Gefässen der Niere gelegenen Gegend, gleichmässig; von da aufwärts in den Venen und abwärts in den Arterien steigt die Temperatur; die höchste Temperatur des Blutes ist in der Vena cava ascendens an der Einmündungsstelle der Lebervenen. Von diesen beiden verschiedenen Temperaturen wird in der Bauchhöhle eine gemeinsame Temperatur gebildet, zu welcher noch als grösserer oder kleinerer Quotient die Wärme der Milz, Leber, des Darmes, der Muskeln der Bauchhöhle, besonders während der Function, hinzutreten. Diese gemeinsame Bauchhöhlentemperatur messen wir in verschiedenen Höhen des Bauchhöhlen-Mastdarmtheiles; es ist dieselbe noch höher, als die der Beckenhöhle, da hier die Abkühlung durch noch dickere Schichten verhindert wird; sie ist aber nicht so beständig, vielleicht deshalb, weil die zeitweise Function des Darmes und der Leber hier grössere Schwankungen zu Stande bringt als dort. Am höchsten ist die Mastdarmtemperatur in dem dem Zwerchfell zunächst liegenden Theile, von da auswärts nimmt die Temperatur langsam ab, da sie gegen die Beckenhöhle hin weniger geschützt ist vor Abkühlung.

Wenn wir die Temperatur in dem Bauchhöhlentheile des Mastdarmes (und zwar so hoch als möglich) messen würden, so würden wir ohne Zweifel die besten Data für die gesammte Körpertemperatur erhalten. Es ist dieses auch schon von Mehreren versucht worden (Samuel[1] u. s. w.). Wie schon bemerkt, ist dieses bei Vögeln leicht ausführbar. Bei Hunden und Katzen, natürlich nur kleinen, ist dieses bei nicht fixirten Becken kaum ohne Gefahr für den Thermometer ausführbar. Beim Kaninchen ist diese an Stelle der systematischen Temperaturmessung nicht anempfehlbar, da oft die Einführung des Thermometers durch die stagnirenden Kothmassen unmöglich wird; weiterhin auch deshalb, weil die beiden hinteren Extremitäten ausgespannt und somit von den Inguinalgegenden des Bauches entfernt werden müssen, um die Einführung des Thermometers in eine Tiefe von 12—15 Ctm. möglich zu machen — und wie wir weiter unten sehen werden, bringt dieses allein auch schon eine gewisse Abkühlung zu Stande.

In dem ausserhalb der Beckenhöhle liegenden Mastdarmtheile (beim Kaninchen bis zu 2 Ctm. den Thermometer einführend) ist die Temperaturmessung unsicher, nicht nur deshalb, weil hier die vasomotorischen Einflüsse eine grössere Rolle spielen, sondern da hier auch die von Billroth angenommene störende Wirkung der Sphincteren zur Geltung gelangen kann. Der Vortheil dieser Temperaturmessung besteht darin, dass dieselbe auch an freien Thieren ohne grössere Kraftanstrengung vorgenommen werden kann (besonders an Hunden, weniger an Katzen und noch weniger an Kaninchen).

Am zweckmässigsten scheint für die Temperaturmessung der Beckentheil des Mastdarmes zu sein. Einerseits ist hier die Temperatur nicht so veränderlich, wie in den äusseren Theilen, und andererseits stösst die Einführung des Thermometers nicht auf so viel Hindernisse, wie bei der Messung in dem in der Bauchhöhle sich befindenden Mastdarmtheile. Die Differenz zwischen der in diesem Theile gefundenen Temperatur und der in dem Bauchhöhlentheile gefundenen beträgt zwar bisweilen 0,5° C., es ist aber nach den Beobachtungen von Adamkievicz diese niedere Temperatur in den verschiedenen Theilen dieses Mastdarmabschnittes nicht so grossen Differenzen unterworfen, wie die der Bauchhöhle.

Es wäre am meisten anempfehlbar, auf dem Wege der Convention zu bestimmen, dass sowohl bei physiologischen als auch pathologischen Experimenten diese Becken-Mastdarmtemperatur gemessen werde und zwar möge man natürlich auch immer angeben, in welcher Tiefe dieselbe gemessen wurde.

---

[1] Entstehung des Fiebers u. s. w.

*Bei·Kaninchen könnte man als Regel annehmen, dass bei regel-
mässiger Haltung des Beckens der Thermometer so lange vorgeschoben
werde, bis er auf ein Hinderniss stösst, was nämlich bedeutet, dass*
*derselbe an dem Promontorium angelangt ist, ungefähr an der Bifur-
cationsstelle der Gefässe, welche Gegend bei einem Kaninchen von
gewöhnlicher Grösse etwa 5—7 Ctm. tief, von der Afteröffnung an,
liegt.*

*Was die dritte Frage anbelangt, nämlich in welchen Fällen die
Temperatur an freien und in welchen an fixirten Thieren gemessen
werden soll und besonders nach welcher Methode,* da könnten wir
a priori annehmen, dass die Bestimmung der Mastdarmtemperatur
an dem freien Thiere das am meisten der Wahrheit entsprechende
Resultat giebt. In praxi verhält sich die Sache aber anders. Unter
den gewöhnlich zu Experimenten benutzten Thieren ist blos der Hund
dasjenige Thier, welches bei zweckmässiger Behandlung das Einführen des Thermometers in eine Tiefe von 1—2 Ctm. ruhig erträgt.
Bei Katzen und besonders bei Kaninchen kann davon gar nicht die
Rede sein, denn das Einführen des Thermometers verursacht bei denselben immer mehr oder weniger Unruhe, welche in den meisten
Fällen die Bestimmung der Temperatur unmöglich macht. Bei ganz
freien Thieren aber kann man ausserdem auch in dem besten Falle
nur die ausserhalb der Beckenhöhle liegende Mastdarmtemperatur
messen, welche Stelle aber nach dem oben Gesagten zu diesem
Zwecke am unzweckmässigsten ist. Sobald wir das Becken, wenn
auch nur mit der Hand, fixiren, so treten dadurch abnorme Verhältnisse ein, welche entweder durch die erzeugte Unruhe oder ebenso
auf die Temperatur störend einwirken, als würde das Thier mittelst
der bei weitem regelmässigeren Instrumente fixirt. — Weiterhin ist
diese Methode nur bei Kaninchen anwendbar, deren Becken auch mit
einer Hand 8—10 Minuten hindurch fixirt werden kann; bei grösseren
Hunden und Katzen ist natürlich die Fixirung mit freier Hand nicht
möglich. Selbst beim Kaninchen wird oft die Beobachtung gestört
durch die Unruhe des Thieres während der Fixirung mit der Hand.

Das Fixiren mit der freien Hand wird dort angewandt, wo man
in längeren Zeitabschnitten die Temperatur bestimmen will und zwar
ihrer schnellen und einfachen Ausführungsmethode halber. Zur Vermeidung der zu Stande kommenden Unruhe haben wir, aus mehrfachen Temperaturmessungen an Kaninchen schliessend, folgendes
Verfahren für zweckmässig gefunden.

Ueber den Kopf des zu messenden Thieres wird eine Mütze, aus
schwarzer Wachsleinwand verfertigt, gezogen, so dass die Augen ge-

schlossen und vom Lichte nicht berührt werden. Die Mütze ist so
verfertigt, dass dieselbe, nach dem Aufziehen über den Kopf, hinter
den Ohren schnell zusammengeheftet werden kann und auch das
Athmen des Thieres nicht beeinträchtigt. Durch das Bedecken der
Augen gelangt das Thier plötzlich in jenes Stadium der Orientirungs-
Unfähigkeit, welches Czermak[1] „Hypnotismus" und Preyer[2]
„Katalepsie", in Folge des Schrecks entstanden, nennt. Das Thier
rührt sich nicht vom Platze, man kann ruhig mit ihm umgehen,
kann es an den Rand des Tisches stellen, mit der linken Hand das
Becken fixiren und mit der rechten Hand das Thermometer bis zum
Promontorium einführen und dort so lange halten, bis die Quecksilbersäule des Thermometers keine Steigerung mehr zeigt. Wie die
Untersuchungen von Adamkievicz[3] zeigen, sinkt die Temperatur
in diesem hypnotischen Zustande schon blos in Folge der Ruhe um
ein Bedeutendes. In sechs Versuchen, bei welchen er die Temperatur
während 5—10 Minuten beobachtete, fand er, dass 39,2° C. mittlere
Mastdarmtemperatur während 83,6 Minuten mittlerer Abkühlungszeit
auf 37,5° C. gesunken ist, also im Durchschnitt um 1,7° C.; nach
dieser Zeit aber schwankte sie noch geraume Zeit um 37,9° C. mittlerer Temperatur herum. Die Abkühlung ist hier gerade so wie bei
den fixirten Thieren im ersten Stadium der Abkühlung am schnell-
sten. In der ersten Hälfte der 83,6 Minuten ist die Abkühlung dreimal so schnell als in der zweiten, so dass von der mittleren Abkühlung 1,7° C. auf die ersten 41,8 Minuten 1,10° C. und auf die
zweiten 41,8 Minuten 0,62° C. fällt. Unter solchen Verhältnissen ist
es sehr einleuchtend, dass man selbst bei dieser in Rede stehenden
Temperaturbestimmungsart sehr abweichende Resultate erhalten kann,
einfach nur dadurch, dass man in dem einen Falle den Temperatur-
grad um einige Minuten später abliest, als in dem andern. Wenn
wir daher den Fehler vermeiden wollen, *so müssen wir beim Constatiren eines jeden Temperaturbefundes auch das Stadium der Abkühlung
genau bestimmen, das heisst wir müssen genau aufzeichnen, wie viel
Zeit von dem Momente des „Hypnotisirens" bis zum Momente, wo wir
die Temperatur ablesen, verstrichen.* Wenn wir diese Data haben, so
können wir die Anfangstemperatur annähernd ausrechnen und die
erhaltenen Daten verhältnissmässig corrigiren. Wenn wir nach
. Adamkievicz die Zahlen, welche den Grad der Abkühlung be-

---

1) Pflüger's Archiv f. d. ges. Phys. Bd. VII. S. 107.
2) Ueber die Wirkung der Angst bei Thieren. Centralbl. f. d. med. Wissensch.
1873. No. 12.
3) l. c. S. 84.

zeichnen mit der Zahl, welche die Abkühlungszeit ausdrückt, dividiren, so erhalten wir einen Quotienten, welcher für die ganze oben erwähnte mittlere Abkühlungszeit 0,021 beträgt; davon fällt auf die erste Hälfte der Abkühlung 0,027, auf die zweite 0,008. Wenn wir nun mit diesen Zahlen die Zahl der Minuten der Abkühlungszeit multipliciren, so erhalten wir annähernd den Werth der Abkühlungstemperatur für die auf diese Art zur Ruhe gebrachten Thiere. Wenn wir zum Beispiel bei einer nach dieser Methode gemachten Temperaturmessung finden, dass nach 20 Minuten, vom Beginne des Hypnotisirens gerechnet, das Quecksilber im Thermometer bei 38,5° C. stehen bleibt, so können wir daraus den wahrscheinlichen Grad der Anfangstemperatur ausrechnen. Wenn die Abkühlungszeit hier 20 Min. ist, so multipliciren wir sie mit dem auf die erste Hälfte der Abkühlungszeit sich beziehenden Quotienten 0,027 und addiren das so erhaltene Resultat zum früheren Befunde 38,5 + 0,54 = 39,04. — Diese Berechnung ist ganz natürlich nur annähernd und bedingt immer ähnliche Versuchsverhältnisse; ihre Richtigkeit hängt von der Richtigkeit des Wärmequotienten ab, der von Adamkievicz aus 6 Beobachtungen berechnet wurde; durch wiederholte grössere Mengen von Bestimmungen kann diese Berechnung noch bedeutend richtiger gemacht werden.

Das Thier durch Hypnotisiren in künstlichen Ruhestand zu versetzen, könnten wir zweckmässig benützen zur Bestimmung der womöglich unter denselben Verhältnissen auftretenden Mastdarm temperatur. Da aber das Thier aus dieser scheinbaren Ruhe bei einer jeden stärkeren Einwirkung erwacht und den Thermometer in Gefahr bringt, so kann diese Messmethode nur in solchen Fällen angewendet werden, wo bloss in seltenen Zwischenräumen und bloss die einmalige Bestimmung des Temperaturbefundes benöthigt wird, wie z. B. wenn wir untersuchen wollen, welche Veränderungen die Infectionsstoffe, subcutan injicirt, im Verlaufe der Temperatur hervorbringen. Dort aber, wo man die Wirkung einer Vivisection auf die Mastdarmtemperatur ununterbrochen in kurzen Zwischenräumen untersuchen muss, ist diese Methode nicht zweckmässig. Aus diesem Grunde muss das Thier fixirt werden. Da wir aber auf diese Art noch weniger im Stande sind, die durch die gezwungene Ruhe hervorgebrachte Abkühlung zu vermeiden, so müssen wir uns bestreben, eine solche Methode zu erfinden, welche womöglich vor der Abkühlung schützt.

Die Forscher haben sich bis jetzt auf zweierlei Art bestrebt, die mit der Fixirung versehene Abkühlung und mit dieser innig

zusammenhängende Experimentalfehler zu vermeiden. Sie haben
entweder das Thier, an welchem Experimente gemacht werden
sollten, mit schlecht wärmeleitenden Stoffen umgeben (Brodie, Kussmaul und Tenner, Naumann und Ranque etc.), oder sie brachten
dasselbe in eine ihrer Körpertemperatur nahe liegende Temperatur-
atmosphäre, in Wärmekasten; oder endlich wechselten sie die Fixirungsmethoden und suchten, bei welcher wohl die Abkühlung eine
geringere sei (Falck, Tiegel, Manassein, Fleischer etc.).

Die Bedeckung mit schlechten Wärmeleitern, z. B. mit Watte,
schützt ohne Zweifel vor der Abkühlung (aber nicht vor dem infolge
der längeren Fixirung eintretenden Tode) und gerade das ist der
Fehler, dass sie noch zu sehr schützt, denn infolge der Bedeckung
wird die normale Abkühlung ins Stocken gebracht, die Wärme-
anhäufung kann eine so grosse sein, dass der Mastdarm eine ganz
fieberhafte Temperatur zeigt (40—41 ° C.) und wir besitzen kein
Maass dafür, diese Abkühlung nur insofern zu verhindern, damit sie
auf der normalen Höhe bleibe; den umgebenden Luftkreis aber auf
dem entsprechenden Höhengrade zu erhalten, ist viel zu schwer, als
dass man hoffen könnte, dass dasselbe als allgemeine Experimental-
methode bei den Mastdarmtemperaturmessungen in Usus kommen könne.

Die Abkühlung kann ohne Zweifel durch die verschiedenen
Arten der Fixirungen modificirt werden; eine Methode aber, welche
auf dem Wege der Convention acceptirt werden kann, muss eine
solche sein, dass sie neben der Mastdarmtemperaturmessung möglicherweise geeignet sei für alle jene Experimental-Veränderungen,
die beim Studium der thierischen Wärme vorkommen können, da
wir ferner sehen, dass bei dem fixirten Thiere nicht nur die Mastdarmtemperatur geringer wird, sondern mit dieser zugleich auch die
Blutcirculation und die Athmung langsamer wird, so ist es wünschenswerth, dass die Methode der Fixirung eine solche sei, welche neben
der Mastdarmtemperaturmessung auch die auf die Blutcirculation und
Athmung bezüglichen Vivisectionen gestatte.

Gegenwärtig wird vielleicht am gewöhnlichsten diejenige Fixirungsmethode für Kaninchen gebraucht, welche Czermak [1]) in
Anwendung brachte. Bei derselben ist aber die Abkühlung sehr
bedeutend. Wenn das Thier auf dem Rücken oder auf dem Bauch

---

[1]) Beschreibung einiger Vorrichtungen zu physiologischen Zwecken. I. Der
Kaninchenkopfhalter. Sitzungsber. d. math.-naturw. Classe der kaiserl. Akad. der
Wissensch. in Wien. Bd. 59. 2. Abth. S. 235. 1869. — Kleinere Mittheilungen aus
dem phys. Institute in Pest. Zur Befestigung der Kaninchen f. Vivisectionen. Sitzber.
u. s. w. Bd. 35. S. 415. 1859.

befestigt wird und zwar mit fixirtem Kopfe, so kann die Mastdarmtemperatur bei geringer äusserer Temperatur 12—24 Stunden bis
auf 25° C. abgekühlt werden und das Thier geht zu Grunde. Ist
aber der Kopf freigelassen, so ist die Abkühlung nicht so bedeutend
und das Thier kann längere Zeit hindurch, 2—3 Tage lang, am
Leben bleiben. Die Abkühlung ist hier, wie· es die obigen Versuche
von Adamkievicz zeigen, noch um vieles stürmischer als bei den
hypnotisirten Thieren. In sechs Versuchen, bei welchen er die Temperatur während 5—10 Minuten beobachtete, fand er, dass 39,28° C.
mittlere Mastdarmtemperatur während 114,9 Minuten mittlerer Abkühlungszeit auf 36,33° C. gesunken ist, also im Durchschnitt um
2,91° C., nach dieser Zeit aber schwankte sie noch geraume Zeit
um 36,43° C. mittlerer Temperatur herum. Auf die erste Hälfte der
114,9 Minuten lang dauernden Abkühlungszeit fiel von der ganzen
mittleren Temperatur 2,41° C., wogegen auf die zweite Hälfte bloss
0,55° C. Es ist daher hier in der ersten Hälfte der Abkühlungszeit
die Abkühlung fünfmal schneller als in der zweiten Hälfte. Der
Wärmequotient ist hier für die ganze Zeit 0,026, für die erste Hälfte
der Abkühlung, also für die ersten 77,45 Minuten: 0,043, für die
zweite Hälfte: 0,009.

Man könnte hier auch die oben erwähnten Correctionen anwen-
den zur Constatirung der ursprünglichen Temperatur, man müsste
bloss die Anzahl der Minuten, welche seit dem Beginne des Auf-
bindens bis zum Momente, wo der erste Temperaturbefund bestimmt
wurde, mit dem auf die erste Hälfte fallenden Wärmequotienten
0,043 multipliciren. Da aber nun bei den verschiedenen Thieren
die Fixirung mit verschiedenartigen Misshandlungen verbunden ist,
so kann man deren, die Abkühlung verhindernde oder sogar die
Temperatur erhöhende Wirkung nachträglich nicht berechnen. *Beim
Fixiren auf die Czermak'sche Kaninchenbank könnte auch bis zur Be-
endigung der Fixirung das oben erwähnte Bedecken der Augen in
Anwendung gebracht werden, wobei ohne Zweifel die Fixirung mit
weniger Qual verbunden wäre und die ursprüngliche Mastdarmtemperatur leichter berechnet werden könnte. Bei den auf dem Czermak'schen Brett gemachten Blutcirculations- und Athmungs-Experi-
menten müsste auch die verlangsamende Wirkung des Fixirens auf
die Blutcirculation und Athmung in Betracht genommen werden,
welcher Umstand bei den Untersuchungen bezüglich der Blutcirculation
und Athmung ebenfalls Ursache zu vielen experimentellen Fehlern
geben kann.*

Mehrere Forscher, die verändernde Einwirkung dieser Methode auf die Mastdarmtemperatur einsehend, richteten ihr Bestreben darauf, durch eine zweckmässige Fixirungsmethode diesem Uebel abzuhelfen; aber ihr Bestreben ist nur insofern gelungen, dass man durch ihre Fixirungsmethode zwar einzelne Mastdarmtemperaturbestimmungen mehr oder weniger bequem ausführen kann, aber im Allgemeinen sind dieselben nicht geeignet zum Studium anderer Fragen, besonders der vivisectorischen Einwirkungen. Solche Fixirungsmethoden wurden anempfohlen von Fleischer[1]), Falck[2]), Tiegel[3]) und Manassein[4]). Es ist nicht nöthig, diese Methoden ausführlicher zu beschreiben, sie sind mit Ausnahme der Methode von Falck in der physiologischen Methodik von Gscheidlen[5]) übersichtlich beschrieben.

Bei der Methode von Fleischer sitzt das Thier in seiner natürlichen Stellung, die Abkühlung ist natürlich durch die Bretterwand des Kästchens gehindert; das Becken des Thieres ist nicht fixirt, so dass der Thermometer, wenn er längere Zeit im Mastdarm verbleibt, durch die entstandene Unruhe des Thieres in Gefahr kommt; aus diesem Grunde ist diese Methode auch nicht sehr geeignet zum Studium solcher Gifte, durch deren Wirkung Zuckungen und Tetanus hervorgerufen wird. Abgesehen von allen diesen, so kann man bei dieser Methode ausser subcutanen Injectionen andere Operationen nicht vornehmen. Es ist also diese Methode um nichts brauchbarer als die oben erwähnte Methode der Augenbedeckung.

Nach der Methode von Falck wird das Kaninchen in der Rückenlage zwischen Holzkeile gebunden; bei dieser Fixirung führt er den Thermometer nur so weit in den Mastdarm ein, dass aus dessen Quecksilberbehälter noch ein wenig aussen bleibt. Bei dieser Methode ist die Abkühlung ebenfalls nicht gehemmt; es ist diese Methode ausser für subcutane Injectionen kaum noch geeignet für andere Operationen; bei den mehrmaligen Anbindungen ist die Blutcirculation verschiedenartig gestört. Wenn wir bloss die ausserhalb

---

1) Die Wirkung der Blausäure auf die Eigenwärme der Säugethiere. Pflüger's Archiv. Bd. II. S. 437. 1869.

2) Virchow's Archiv. Bd. 49. S. 428. 1870.

3) Ueber die fiebererregenden Eigenschaften d. Microsporon septicum. 1871.

4) Zur Lehre von den Temperatur-herabsetzenden Mitteln. Pflüger's Archiv. Bd. IV. S. 287. 1871.

5) Physiologische Methodik u. s. w. 1876. I. Liefg. S. 60.

des Beckens liegende Mastdarmtemperatur messen wollen, so bietet uns diese Methode auch keinen Vortheil vor der gewöhnlichen Fixirung, da auch bei letzterer die tetanischen Bewegungen in diesem Theile des Mastdarmes den Thermometer nicht in Gefahr bringen.

Nach der Methode von Tiegel wird das Thier in annähernd natürlicher Stellung fixirt in einem aus fest an den Körper anpassendem Drahtnetz verfertigten Kasten; zur Bestimmung einzelner Temperaturbefunde ist sie genügend, aber zur länger dauernden Temperaturbeobachtung oder zu vivisectorischen experimentellen Veränderungen ist sie ebenfalls nicht geeignet. Sie besitzt demnach kaum irgend einen Vortheil vor der Methode der Augenbedeckung.

Nach der Methode von Manassein werden die Hinterextremitäten des Thieres mit Hülfe von 2—3 Meter langen und 8—13 Ctm. breiten Leinwandstreifen in der natürlichen Stellung an das Becken fixirt. Die Ausführung ist einfach und schnell, das Thier gewöhnt sich bald daran und es ist diese Methode zu einfachen schnellen Temperaturbestimmungen geeignet. Die Behauptung, dass diese theilweise Einwickelung auf die Temperatur nicht verändernd einwirke, ist nicht haltbar. Wie es aus den vom Verfasser mitgetheilten „Schaukel-Experimenten" hervorleuchtet, ist im Ganzen genommen diese Methode auch nicht im Stande, die Abkühlung zu verhindern, aber in geringerem Grade wird die Abkühlung doch behindert, da nach dieser Methode das Thier nicht so schnell abkühlt als nach der „Augenbedeckung". Zur Sicherheit des Thermometers bei vivisectorischen Experimenten, oder bei solchen, die mit stärkeren Muskelzuckungen verbunden sind, ist eine derartige Fixirung des Beckens auch nicht ausreichend. Bei einigen Temperaturmessungen ist diese Methode verbunden mit der oben genannten „Augenbedeckungsmethode" sehr geeignet, inwieweit es unnöthig wird, das Becken mit der Hand zu fixiren, was bei längerem Verweilen des Thermometers und bei grösseren Thieren sehr ermüdend ist.

Ich habe selbst in den vergangenen Jahren bei meinen experimentell-pathologischen Vorträgen und den damit verbundenen Untersuchungen über die pathologischen Veränderungen der thierischen Wärme den Mangel einer solchen Fixirungsmethode empfunden, mittelst welcher der Thermometer längere Zeit hindurch ohne Gefahr in dem Beckentheile des Mastdarmes verbleiben könnte. Diesem Mangel nachzuhelfen, habe ich auf die verschiedenste Art versucht das Becken zu fixiren.

Als zweckentsprechendste Methode zeigt sich eine solche Einrichtung, mit wenig Modification in Bezug der Beckenfixirung, wie
sie Fleischer in seiner schon oben erwähnten Methode zur Befestigung des Halses benützte. Durch diese Methode könnte man
zwar den Mastdarmthermometer auch für länger dauernde Beobachtungen sichern, aber die Abkühlung, die das Thier erleidet, ist
kaum als eine von der bei der Czermak'schen Methode abweichende
zu nennen. Die Ursache davon besteht hauptsächlich darin, dass
die beträchtliche Fleischmassen bildenden Schenkel des Kaninchens
in der naturgemässen Stellung gegen das Hypogastrium aufgezogen
sind und dessen Abkühlung verhindern, — bei dieser Fixirungsmethode
aber ihre naturgemässe Haltung verändern, ich habe desshalb mein
Streben darauf gerichtet, das Becken in der normalen Lage mit
natürlicher Haltung der Schenkel zu fixiren. Nach vielfachen Versuchen kam endlich ein ganz neuer Kaninchenfixirungs-Apparat zu
Stande, dessen Einrichtung folgende ist:

Das eine Ende eines 33 Ctm. langen, 17 Ctm. breiten, 2,5 Ctm.
dicken Brettes aus Eichenholz (s. Fig. 1, Ansicht von oben, 1/3 nat.
Grösse) ist halbkreisförmig ausgesägt, in der Mitte des andern Endes
ist ein 10 Ctm. langer, 3 Ctm. breiter und 1,5 Ctm. dicker Holz-
leisten befestigt. (In der Fig. ist dieser gebrochen.) Auf der Oberfläche des Brettes verlaufen der Länge nach zu beiden Seiten der
Mittellinie, 1 Ctm. entfernt von derselben, 2 Ctm. breite und 1 Ctm.
tiefe Furchen für die untern Theile der vier Extremitäten. Ueber
diesem Grundbrett befinden sich zwei Querleisten, welche in den zu
beiden Seiten des Brettes befindlichen Furchen eingerichteten Eisen-
leisten nach vor- und rückwärts geschoben werden können und durch
die an der rechten Seite des Brettes befindlichen Schrauben befestigt
werden können; die eine Querleiste ist für die hinteren Extremitäten und das Becken (A), die andere (B) für die Fixirung der Vorderextremitäten bestimmt. Ausserdem läuft 1,5
Ctm. einwärts vom Rande des Brettes eine 2 Mm. breite und 3 Mm.
tiefe Furche ringsherum, ebenso auch in der Mitte der Vorderleiste;
dieser entsprechend läuft auch auf der unteren Seite des Brettes
eine Furche. Diese Furchen sind zum Hin- und Herbewegen der den
Czermak'schen oder einfacheren Ranvier'schen Kopfhalter tragenden Eisensäulen bestimmt (Fig. 6). Dieselbe Figur zeigt auch das
Verhältniss der Eisensäulen zum Querschnitt des Brettes.

Den Becken- und hinteren Extremitätenfixirer (Tafel
VII, Fig. 1 A) und dessen Theile zeigen uns Fig. 2, 3 und 4. In
Figur 2 sehen wir den Apparat noch nicht ausgerüstet von rück-

wärts, in Fig. 4 denselben schon zum Experimente ausgerüstet.
Dieser Apparat besteht aus einem Leisten von hartem Holz, der in
der aus der Figur ersichtlichen Form ausgesägt und gefeilt ist; der
halbkreisförmig ausgesägte Theil $a-b$ entspricht den beiden langen Furchen; der flache Eisendraht $c-d$ ist bei c um eine Angel
drehbar und kann bei d ergriffen geöffnet werden, oder auch mittelst
der Drahthafte e geschlossen werden. Durch das vorläufige Oeffnen
von $c-d$ gelangen die Pfoten der Hinterextremitäten des Thieres in
die Oeffnung $a-b$, dann wird $c-d$ über den Fersenbeinen geschlossen und es bleiben dadurch die beiden Hinterextremitäten fixirt. Der
in der Mitte befindiche Holztheil f ist in Form der vordern Becken-
wand ausgehöhlt, rechts und links davon ist ein freier Raum gelassen zur Aufnahme der beiden Schenkel. Die beiden flügelartigen
Theile der Holzleiste biegen sich oberhalb des Schliessungsdrahtes
$c-d$ conisch; die daran sichtbaren Vertiefungen $y-g$ sind zur Aufnahme des Eisenbogen $y'-g'$ (Tafel VII, Fig. 3); die Drahtschliessen
$h-h$ sind zum Schliessen der Eisenbogen da. In der Mitte dieses
Eisenbogens befindet sich eine dünne, durch eine Schraube auf und
ab einstellbare Messingplatte i, welche so gehämmert ist, dass sie
das Becken, auf die vier nach hinten am meisten vorspringenden
Punkte der beiden spinae ossis ilei posteriores und tuber ischiad.
einwirkend, nach f drückt. Die der hintern Wand des Beckens
anpassende Seite des Blattes ist concav, damit durch dasselbe
das os coccygis und der Mastdarm nicht zusammengedrückt werde;
der ganze Bogen ist so angebracht, dass der durch den Schrauben-
druck erzeugte Gegendruck auf die Mitte der Symphysis ossium
pubis fällt.

Auf der Oberfläche der Flügel des Holzleistens befindet sich
wieder ein flacher ein- und auslegbarer Eisenbogen (Tafel VII, Fig. 4),
der unmittelbar vor den spinae ossis ilei posteriores die Lendenwirbel
sammt den Schenkeln in fixirtem Zustande erhält. Während diese
Eisenbogen für die verschieden grossen Thiere in 2—3 verschiedenen
Grössen vorhanden sind, so ist der das Becken befestigende Eisenbogen für Thiere von jeder Grösse verwendbar (Tafel VII, Fig. 3).
Mittelst dieses Apparates nun kann das Becken und die Hinterextremitäten in der natürlichen Haltung fixirt werden ohne Schnüren der
Extremitäten und ohne Modification der natürlichen Abkühlung, nachdem der Körper des Thieres nur an der Stelle der symphysis ossium
pubis mit dem entsprechend grossen Holztheilchen des Fixirungs-
Apparates in Berührung kommt; die Eisenbogen verändern natür-
licherweise, nachdem sie einmal die Körperwärme angenommen, die

natürliche Abkühlung nicht. Man kann den ganzen Beckenfixirungs-
Apparat mittelst der unter die Ränder des Brettes sich erstrecken-
den eisernen Schliesser, deren Construction aus den Zeichnungen
ersichtbar ist, nach vor- und rückwärts schieben und mit Hülfe der
(unter No. 1) auf der rechten Seite sich befindenden Schliesse befestigen.

Die Fixirung der Vorderextremitäten geschieht auf ähnliche Weise, wie die der hintern. In der Tafel VII, Fig. 1 unter B
sehen wir den Apparat in der Ansicht von hinten, in Tafel VII, Fig. 5
von vorne. Es besteht dieser aus einem Querleisten, der nach Art
des Becken- und Hinterextremitäten-Fixirungsappara-
tes nach vor- und rückwärts geschoben und durch die Schraube
No. 2 an das Brett befestigt werden kann; auf dessen mittlerem
etwas erhöhtem Theile befindet sich nach hinten (Tafel VII, Fig. 1 B)
eine Excavation, entsprechend der Form des Brustkorbes (l), nach
vorn aber sind zwei ellenbogenartige Vertiefungen, entsprechend den
beiden Hauptfurchen auf der Fläche des Brettes, welche bestimmt
sind, die in dieselben gelegten Ellenbogen durch den flachen Eisendraht $o—p$, der um die Achse o sich bewegt und durch die Draht-
schliesse p geschlossen werden kann, darin festzuhalten. Ausserdem
kann noch an der Querleiste B ein kleiner Riemen angebracht
werden, welcher über dem Rückgrate zugeschlossen werden kann
und somit der Brustkorb an die Querleiste gedrückt werden kann
ohne Beschwerung der Athmung. Dieser kleine Riemen kann auch
fortbleiben.

Der Umgang mit diesem Apparat ist sehr einfach und schnell.
Das Fixiren des Thieres geschieht folgendermassen: Die beiden
Querleisten A und B werden in nicht befestigtem Zustande zur Mitte
des Brettes hingezogen; die Extremitäten-Befestigungsdrähte cd und
op werden geöffnet. Das Thier, welchem die Augen nach oben
erwähnter Art verbunden sind, wird in natürlicher sitzender Stellung
so auf die Brettfläche gelegt, dass die Querleisten A und B unter
den Bauch des Thieres zu liegen kommen, zwischen den Vorder-
und Hinterextremitäten; es gelangen dann die Extremitäten grösstentheils von selbst in die beiden langen Furchen oder können sehr
leicht in dieselben hineingebracht werden. Jetzt wird die Leiste A
über die beiden Pfoten gezogen und der Befestigungsdraht $c—d$
wird oberhalb der Fersenbeine geschlossen; zur vorläufigen Fixirung
des Beckens wird nun schnell der Eisenbogen k (Tafel VII, Fig. 4)
hinaufgeschoben und durch die Schraube No. 1 der ganze Becken-
fixirungsapparat in eine fixe Stellung gebracht. Darauf wird das

noch offene $o-p$ geschlossen und dadurch die in den Längsfurchen ruhenden Vorderextremitäten in die Oeffnungen $m-n$ der Leiste B befestigt und dadurch die Schraube No. 2 wird der in die gehörige Entfernung vorgerückte Vorderextremitäten-Fixirungsappa-rat in eine fixe Stellung gebracht. Jetzt folgt die definitive Fixi-rung des Beckens, welche in solchen Fällen, wo keine Temperatur-messung vorgenommen wird, auch ausbleiben kann. Dieses wird durch die in Tafel VII, Fig. 3 ersichtbaren Eisenbogen bewerkstelligt, welche in die Furchen $g-g$ (Tafel VII, Fig. 2) gebracht werden, durch die Schliessen $h-h$ geschlossen und durch die Schraube i (Tafel VII, Fig. 3) befestigt werden.

Da die Querleisten A und B sehr leicht hin- und hergeschoben werden können, so kann das Thier auf jeder beliebigen Stelle des Kaninchenbrettes befestigt werden. Zum Zwecke der Mastdarm-temperaturmessung wird es nach rückwärts bis zur halbkreisförmigen Excavation gezogen, wo dann die Afteröffnung frei bleibt und der Thermometer eingeführt werden kann. Tafel VII, Fig. 7 zeigt uns ein auf diese Art in der natürlichen Lage fixirtes Thier in der Seiten-ansicht, mit dem knieförmig gebogenen Thermometer im Mastdarm, der durch einen Draht an einem an der Seite von A befindlichen Nagel befestigt ist und so in dem Mastdarme in einer permanenten Tiefe gehalten wird.

Damit der Kopf bei den verschiedenen Vivisectionen in jeder beliebigen Richtung befestigt werden könne, habe ich zu dem Kanin-chenbrett folgenden Apparat zusammengestellt. Ich habe die, den Czermak'schen oder den um vieles einfacheren und ebenfalls gut an-wendbaren Ranvier'schen Kopfhalter tragende Eisensäule (an Tafel VII, Fig. 7 ist der Ranvier'sche Kopfhalter ersichtlich) so zusammen-gestellt, dass derselbe am Rande des Kaninchenbrettes ringsherum geführt und in jede beliebige Lage gebracht werden kann. Zu diesem Zwecke ist die Eisenstange so gebrochen, dass sie bei x durch eine Schraube befestigt werden kann (siehe Tafel VII, Fig. 6 und 7); bei y ist dieselbe in ein Nussgelenk gebracht, welches an der eisernen Schieberhafte z befestigt ist und an dem Rande des Kaninchenbrettes herumgeführt und befestigt werden kann; dadurch kann nun dem Kopf und Hals jede beliebige Stellung gegeben werden.

Die Befreiung des Thieres ist noch weit rascher und einfacher als das Fixiren desselben. Das Ganze besteht darin, dass zunächst der Kopfhalter ausgehaftet wird; dann werden die beiden Eisenbogen, die zur Befestigung des Beckens dienen und die beiden Extremitäten befestigen, der Eisendrähte geöffnet und zuletzt nach Oeffnung der beiden Schrauben No. 1 und 2 werden die beiden Leisten *A* und *B* zusammengeschoben. Haben wir dieses gethan, so befindet sich das Thier frei, in der natürlichen sitzenden Haltung auf dem Brette und zeigt nach einer solchen einfachen Fixirung nicht die geringsten Spuren von Unbehaglichkeit.

Bei Vivisectionen gebe ich den ganzen Tisch auf ein Gestell, welches hin- und hergeschoben werden kann, vermittelst eines Nussgelenkes, welches in der Mitte der untern Tischfläche befestigt ist. Dadurch nun bin ich im Stande, die Vivisection am Kopfe, Halse, an der Brust, am Rücken und an dem Ohre mit der grössten Bequemlichkeit auszuführen. Das ganze Kaninchenbrett sammt den dazu gehörigen eisernen Nebenapparaten (ausgenommen die Kopfhalter) kommt kaum auf 15 fl. öst. Während.

Die Vortheile dieser Methode, besonders in Hinsicht der Mastdarmtemperaturmessung sind folgende:

1. Das Thier ist nahezu in der normalen sitzenden Lage fixirt und somit ist auch die Abkühlungsfläche regelmässig.

2. Da das Becken vollkommen fixirt ist, so kann der in die Beckenhöhle eingeführte Thermometer eine beliebig lange Zeit ohne alle Gefahr darin verweilen.

3. Die Fixirung geht sehr rasch von Statten. Bei bischen Uebung benöthigt die Fixirung ohne den Kopfhalter $1/2-1$ Minute, mittelst des Kopfhalters von Ranvier höchstens 2 Minuten, mittelst des Czermak'schen schon aber mehr. Die Befreiung der Thiere nimmt noch weniger Zeit in Anspruch.

4. Die Fixirung ist durchaus mit keiner Misshandlung der Thiere verbunden.

5. Da die Schnürung der Extremitäten ganz und gar ausbleibt, so bleibt einerseits die Blutcirculation der Extremitäten ungestört, andererseits bleiben die durch das Schnüren erzeugten Schmerzen sammt ihren Folgen aus.

6. Es ist zwar auch hier nicht möglich, die Abkühlung des Thieres zu verhindern, wie überhaupt bei keiner künstlichen Ruhe, aber die Abkühlung ist bedeutend geringer wie bei den übrigen Fixirungsmethoden, oder wie bei der Bedeckung der Augen. In der auf die erste Periode des primären Temperaturabfalles folgenden zweiten Periode der Temperaturconstanz, welche beliebig lange Zeit dauert, bleibt die Mastdarmtemperatur näher der normalen.

In der folgenden Tabelle habe ich aus 6 Experimenten nach

Adamkievicz [1]) den Verlauf und Werth der Abkühlung bei dieser Fixirungsmethode zusammengestellt und die aus denselben erhaltenen Mittelwerthe mit den von ihm an seinen hypnotisirten und auf dem Czermak'schen Tische fixirten Thieren erhaltenen mittleren Abkühlungswerthen verglichen:

Der Mastdarmtemperaturabfall bei dem in natürlich sitzender Stellung bei freiem Kopfe fixirten Kaninchen 7,5 Ctm. tief gemessen in ano.

1.		2.		3.		4.		5.		6.	
Körpergewicht 1085 Grm. Zimmertemp. 16,5—19° C.		Körpergewicht 1770 Grm. Zimmertemp. 18—16° C.		Körpergewicht 1540 Grm. Zimmertemp. 16—18° C.		Körpergewicht 1690 Grm. Zimmertemp. 15—20° C.		Körpergewicht 1610 Grm. Zimmertemp. 17.5—16° C.		Körpergewicht 1540 Grm. Zimmertemp. 10—20° C.	
Zeit	Mastdarmtemp.	Zeit	Mastdarmtemp.	Zeit	Mastdarmtemp.	Zeit	Mastdarmtemp.	Zeit	Mastdarmtemp.	Zeit	Mastdarmtemp.
h. m.	° C.	h. m.	° C.	h. m.	° C.	h. m.	° C.	h. m.	° C.	h. m.	° C.
4 25	38,2	9 9	38,15	8 40	38,70	9 25	37,50	12 20	39,25	4 4	38,25
35	37,9	15	37,90	45	60	40	00	25	05	5	20
50	37,75	20	55	50	55	45	36,80	30	38,95	10	37,95
5 5	37,60	25	20	55	45	50	37,00	35	80	12	85
15	75	30	36,95	9 0	35	55	30	40	55	14	75
35	70	35	70	5	25	10 0	20	45	35	15	60
50	70	40	45	10	25	5	5	50	25	16	55
6 5	60	45	35	15	20	10	20	55	05	18	40
15	75	10 5	30	20	15	15	30	1 0	37,90	20	25
35	80	10	36,25	25	10	30	40	5	37,85	25	15
50	80	15	35	30	38,05	35	50	10	90	30	00
7 5	90	25	40	45	10	11 20	60	20	85	35	36,80
15	80	45	50	50	15	12 0	60	35	90	40	36,70
		55	45	55	25	1 0	60	45	95	45	75
		11 5	50	10 0	30	3 25	70	55	90	50	80
		10	45	5	30	50	70	2 0	80	55	37,20
		25	40	10	30	4 10	70	15	75	5 0	25
		12 35	45			5 0	70	25	80	25	30
		45	50					30	75	40	25
		1 0	40					40	60	6 0	25
		40	35					50	85	10	30
		50	40					55	80	20	25
		2 5	45					3 0	85	30	30
		25	50					10	80		
		35	60					15	85		
		50	70					45	70		
		3 5	75					50	55		
		30	70					55	45		
		40	75					4 10	55		
		50	70					20	70		
		4 0	65					40	80		
		15	65					45	90		
								50	80		
								5 0	75		

1) a. a. O. S. 91—92.

immer afebriler, schwerer Fall befindet sich gegenwärtig auf der Abtheilung meines Collegen Jakseh.

Unter welchen Umständen nun diese Verbreitung der Keime von
dem Darme aus stattfindet, ist bis jetzt noch keineswegs sicher gestellt. Die Intensität der localen Erkrankung oder die Ulceration
können hierfür nicht allein entscheidend sein, denn sie kommen bei
afebrilen und febrilen Fällen, bei solchen mit und ohne Complica-
tionen oder secundären Veränderungen in anderen Organen vor. Es
müssen deshalb hierfür gewisse Eigenthümlichkeiten der Pilzwuche-
rungen in den Plaques maassgebend sein, welche nur durch sorgfältige Vergleichung dieser Veränderungen in Fällen von verschie-
denartigem Verlauf festgestellt werden können. Ich bin noch nicht
in der Lage, hierzu vollständig abschliessende Beiträge zu liefern,
da mir genauere klinische Beobachtungen der anatomisch untersuchten Fälle nicht zu Gebote standen. Indess lässt sich annehmen,
dass eine massenhafte, in der Zeiteinheit eine dichtere Erfüllung der
Blutmasse mit Bacillenkeimen setzende Verbreitung derselben nur
durch directes Eindringen in die Blutmasse oder auch durch ein
solches in den Peritonealraum stattfinden kann. Wir werden in der
That sehen, dass die schwersten Fälle solche sind, in denen die
Bacillen den Inhalt von Blutgefässen bilden, Fälle in denen gewöhnlich hämorrhagische, zum Theil nachweislich durch Weiterverbreitung
der Bacillen im Gefässsystem bedingte Zustände vorhanden sind.

Was endlich die secundäre Ansiedlung der Bacillen in solchen
Organen betrifft, welchen sie nur durch den Blutstrom zugeführt sein
können, so begegnen wir auch hier einer Bestätigung der directen,
die locale Functionsstörung bedingenden Einwirkung derselben, denn
unsere bisherige Erfahrung hat auf das entschiedenste gezeigt, dass,
wenn eine auffallend hochgradige Störung in einem solchen Organ
stattfindet, man auch mit Sicherheit darauf rechnen kann, in dem-

---

Ursache dieses Fiebermangels seien. Mag dies auch u. A. in seinem Fall eines
Phthisikers zugegeben werden, so kommen doch auch bei den durch furchtbare
Strapazen herabgekommenen Individuen Typhen vor, die sich unter Umständen
gerade durch sehr heftiges Fieber auszeichnen. So verhielt es sich u. A. mit
den Ileotyphen, welche im Anfange des Jahres 1871 in der auf schweizerisches
Gebiet übergetretenen französischen Armee herrschten, wie ich Gelegenheit hatte
in dem von mir geleiteten Barackenlazareth in Weyermanshaus bei Bern zu beobachten. Schwere nervöse und Lungen-Affectionen bestanden hier neben sehr hohem
Fieber, welches durch die Kaltwasserbehandlung nur sehr unvollständig in Schran-
ken gehalten werden konnte Ich möchte annehmen, dass die Höhe der Fieber-
erscheinungen im Wesentlichen dem Grade entspricht, in welchem die Invasion
der Bacillus-Sporen in die Blutbahn erfolgt.

selben die massenhafteste Anhäufung von Bacillen vorzufinden. Die
Voraussetzung dieses schon an und für sich wahrscheinlichen Verhaltens führte uns zu dem ersten Nachweise der Typhusbacillen in
einem secundär erkrankten inneren Organ, dem Gehirn, so dass also
auch in dieser Beziehung die örtliche Verbreitung der Bacillen und
die Krankheitserscheinungen, die letzteren wenigstens in ihren Anfängen, sich decken; es ist natürlich begreiflich, dass die der localen
Bacillenansiedlung nicht selten folgenden Zellanhäufungen und Ex-
sudationen in einem Organe wieder eine andere Reihe von functionellen Störungen herbeiführen können, als diejenigen sind, welche
der ersten Ansiedlung der Bacillen folgen.

So lassen unsere Befunde vermuthen, dass die ersten schweren
nervösen Symptome, die Benommenheit des Kopfes, der Sopor, die
Delirien u. s. w., kurz der ganze sog. Status typhosus wesentlich
der Entwicklung der Bacillen in den Hohlräumen der Pia mater ihren
Ursprung verdanken. Der folgende, leider nur unvollständig aufge-
zeichnete Fall mag dies erläutern.

Tichy, Johann, 16 J. alt, Schlosser, III. int. Abth. Pat. wurde in
bewusstlosem Zustande eingebracht, fieberte und starb bald, bevor eine
bestimmte Diagnose sich feststellen liess, nach 10 tägiger Krankheitsdauer.
Die Section, No. 587, am 11. Juni 1879 vorgenommen, ergab Folgendes:
Auf der Haut Petechien; Lungen gross, blutreich, durch Luft stark ausgedehnt; Herzfleisch kräftig entwickelt, von guter Farbe; im Darm geringe
markige Schwellung der Plaques, im Dickdarm Infiltration einzelner Solitärfollikel mit stellenweise eben beginnender Nekrose; die Milz sehr gross,
frisch geschwellt: 13 Ctm. lang, 6 breit, weich, brüchig, blutreich; starke
parenchymatöse Entartung der Nieren. Das Gehirn derb, blutreich, namentlich die Rinde, die Pia mater besonders in der Scheitelgegend hochgradig
ödematös, sehr blutreich, von frischen Hämorrhagien durchsetzt, namentlich an den Vorderlappen, an der Hirnbasis um die Sylvi'schen Gruben.

Nach Angabe der Aerzte hat die Krankheit 10 Tage gedauert,
während 5 Tagen sei Fieber vorhanden gewesen, dessen Verlauf
einen typhösen Process vermuthen liess, während 4 Tagen dagegen
fehlte die Temperatursteigerung, an einem Tage subnormale Temperatur. Dagegen traten Erscheinungen von Meningitis auf, Bewusst-
losigkeit, Nackencontractur, Strabismus divergens. Der Tod erfolgte
plötzlich durch Lungenödem.

Die tiefe Benommenheit, welche hier während des Lebens vorhanden gewesen war neben sehr geringer Darmaffection, aber bedeutender Milzschwellung liess vermuthen, dass sich in diesem Falle pal-
pable Veränderungen in dem Gehirn oder seinen Häuten finden würden
und wurde deshalb die mikroskopische Untersuchung der Pia mater

Antimycotica an. Ein solcher Fall, in dem sich dieses Verfahren besonders bewährte, soll weiter unten mitgetheilt werden.

Eine weitere Reihe von secundären Processen bei Typh. abd. sind hämorrhagische Vorgänge, von denen die einen bereits in früheren Stadien des Processes auftreten und ihm denselben perniciösen Charakter verleihen können, wie dies bei der Variola, dem Scharlach und wahrscheinlicherweise bei allen mycotischen Processen der Fall ist. Diese Formen treten entweder in mehr diffuser Weise auf, namentlich in der Pia mater und den serösen Häuten, oder in Gestalt capillärer Hämorrhagien, so namentlich im Herzen, in den Nieren, der Haut und den Schleimhäuten des Darmtractus und der Harnwege. In dem letzteren Fall ist der Nachweis der primären Verstopfung durch Pilzmassen unschwer zu führen, während die ausgebreiteten Hämorrhagien auf feinere Veränderungen der Gefässwandungen hinweisen, deren eigentliche Natur noch weiterer Feststellung bedarf.

Noch andere Hämorrhagien können als nekrotisirende bezeichnet werden, indem ausgebreitete Blutstase und rothe Thrombenbildung in den Venen dieselben einleitet und zu völliger Unterbrechung der Ernährung des Theils führt. Hierher gehören die von Eppinger (Klebs, Beitr. z. path. Anat. H. II. 1880) beschriebene hämorrhagische Nekrose der Vagina. Im männlichen Geschlecht kommen dieselben Formen an der entsprechenden Localität vor, machen aber mehr den Eindruck einer nekrotisirenden Posthitis. Die venöse Thrombose aber erstreckt sich über dieses Organ hinaus, so in einem Fall, dessen Präparate mir vorliegen (S.-No. 162 vom 15. X. 1876) über den untern Abschnitt der Harnblasenschleimhaut bis über die Ureterenmündungen hinaus. Die Oberfläche ist hier durchweg dunkel geröthet und mit einer Menge von rundlichen Höckern besetzt, die durch stärkere Blutansammlungen im Gewebe gebildet werden.

Für diese Formen, die schon in der 1. und 2. Woche des Typhus entstehen können, ist es uns noch nicht gelungen, den Nachweis der mycotischen Entstehung zu leisten. Keinesfalls sind sie den Thrombosen der Extremitätenvenen gleichzusetzen, die zu den musculären Affectionen in Beziehung stehen, oft sehr plötzlich eintreten, wenn die wachsartig degenerirten Muskeln zerreissen und einer späteren Zeit des Typhus angehören.

II. Morphologie des Bacillus typhosus.

Noch immer begegnet man nur zu häufig in der medicinischen Literatur der jüngsten Zeit solchen Aeusserungen, wie: die Spaltpilze, welche in Krankheiten vorkommen, unterscheiden sich zu wenig von einander, als dass man ihnen specifische Beziehungen zu bestimmten Krankheitsformen zuschreiben könnte, dieselben seien nicht oder nur unsicher von nicht organisirten Massen oder Gewebsbestandtheilen zu unterscheiden, ganz abgesehen von anderen, noch viel leichtsinnigeren und unkritischen Behauptungen, welche ein sonst tüchtiger, ja in vieler Beziehung sogar hervorragender Naturforscher, wie Carl Vogt, in feuilletonistischen Darstellungen über gewissenhafte und mühsame Arbeit seiner Landsleute sich auszugiessen erlaubt, während Alles, was von fremdem Stamme geleistet wird, als herrlich und gut dargestellt wird. Was derlei Aeusserungen betrifft, so muss man es bedauern, wenn ein solcher mit herrlichen Gaben begünstigter Forscher diese dazu benutzt, um ein gläubiges Laienpublicum irre zu führen, aber man kann es nicht ändern, wenn man nicht in dieselbe Arena geistreicher Spötterei sich begeben will, wo es an jubelndem Beifall so glorreicher That allerdings nicht fehlen wird; ob der Menschheit damit ein Nutzen geleistet und nicht vielleicht ein Schaden, der nach Tausenden von Menschenleben zu zählen ist, die dem durch so geistreiche und machtvolle Worte unterstützten medicinischen Nihilismus auch ferner noch zum Opfer fallen werden, darüber wird ein so geistreicher Mann schwerlich in Zweifel bleiben können, wenn ihm einmal in stiller Stunde der Gedanke kommen sollte, dass er sich wohl nicht im vollen Besitz aller zur Beherrschung dieser Frage nothwendigen Einsicht und Erfahrung befindet, wie ja schon die nunmehr allseitig anerkannte zoologische Thorheit, die Mikrocephalie als atavistische Bildung aufzufassen, die Gefahren darlegt, welche das Beschreiten ganz fremdartigen Gebietes auch in den Naturwissenschaften mit sich führt. Noch viel zu deutlich lebt mir in der Erinnerung der tiefe Eindruck der „Zoologischen Briefe", als dass ich anders als mit aufrichtigem Bedauern ihren einst von mir bewunderten Verfasser solche Scherze treiben sehe, deren Bedeutung allerdings nur dem Fachmann in ihrem vollen Umfange klar werden kann.

Was nun aber die Behauptung vieler jüngerer, tüchtiger, mit der Sache vollkommen vertrauter Forscher betrifft, welche Schwierigkeiten in der Differenzirung pathogener Schistomyceten finden, so vermag ich nur immer und immer wieder mein Erstaunen darüber auszudrücken und kann nicht umhin, in ganz bescheidener Weise die Erklärung dafür in einer nicht genügend intensiven Beschäftigung mit dem Gegenstande zu vermuthen. Mit grosser Ausdauer müssen hier erst die Schwierigkeiten des Objectes überwunden werden, um,

das Verdienst, zuerst auf die nie fehlende perifolliculäre Infiltration
aufmerksam gemacht zu haben, aber man muss noch einen Schritt
weiter gehen und sagen, dass diese letztere Veränderung wiederum
nur das Residuum einer ursprünglich gänzlich diffusen Erkrankung
der Darmschleimhaut darstellt.

Die primäre Erkrankungsstelle des Darmtractus ist bekanntlich
der unterste Abschnitt des Ileum, von der Klappe angefangen verschieden weit nach aufwärts sich erstreckend. Dicht über der Klappe
ist auch die diffuse Infiltration am bekanntesten und ist es hier oftmals gänzlich unmöglich, zu entscheiden, welcher Theil derselben
den Follikeln angehört und welcher Theil nicht, so gleichmässig ist
die ganze Infiltration. Man hat sich dann wohl mit der Ausrede ge-
holfen, dass hier die folliculären Gebilde in besonders grosser Ausdehnung vorkommen, was indess nicht immer der Fall ist. An dieser
Stelle bleiben dann auch im Rückbildungsstadium die Kennzeichen
einer ursprünglich diffusen Veränderung der Darmschleimhaut oft noch
kenntlich.

Ganz ähnliche Verhältnisse bestehen aber auch bei den Veränderungen, welche primär oder secundär in höher gelegenen Abschnitten des Dünndarms auftreten. Auch hier sind es diffuse Erkrankungen der Schleimhaut, welche gewöhnlich nicht ganz continuirlich sich entwickelt haben, sondern von Strecke zu Strecke auftreten,
von relativ oder gänzlich freien Abschnitten unterbrochen. Je weiter
der Process vorschreitet, desto mehr zieht sich die primäre Affection
auf die nähere Umgebung der folliculären Gebilde zurück und endlich bleiben nur die Schwellungen der letzteren in den bekannten
scharf umschriebenen Formen zurück.

Es fragt sich nun, welche Eigenschaften die erste diffuse Erkrankung des Darms bei Ileotyphus kennzeichnen. Ich glaube nach
meinen Erfahrungen folgendes annehmen zu können: Der Process
beginnt mit sehr reichlicher Exsudation einer weisslichen oder durch-
scheinenden, mehr oder weniger getrübten, gallertigen Flüssigkeit,
deren Trübung durch abgestossene Epithelien bedingt ist, also mit
desquamativem Katarrh, wie er alle intensiveren parasitären
Invasionen des Darms begleitet (Trichinose u. A.), ebenso aber
auch bei toxischen Processen vorhanden ist (Arsenik, nach Buhl's
posthumer Arbeit auch bei diabetischem Coma in Folge der Einwirkung von Acetylessigäther). Die Secretionsstörung dürfte auch
nicht wesentlich verschieden sein von derjenigen, welche nach Durchschneidung der Mesenterialnerven auftritt und zu choleriformer Ab-
sonderung führt (Moreau). Es ist nicht unwahrscheinlich, dass die

Epithelabstossung die erste Veränderung darstellt, obwohl sich dieses für den Ileotyphus nicht sicher feststellen lässt, da man selten frische Processe zu Gesicht bekommt, ohne dass gleichzeitig diagnostische Schwierigkeiten vorhanden sind. Anders ist es bei Cholera, bei welcher, wie mir die letzten, hier am Orte miterlebten Epidemien gezeigt haben, zunächst die Epithelien in grossen Massen abgestossen werden und gallertige Klumpen bilden. Die Abstossung führt übrigens nicht zur Entblössung der Schleimhaut, indem offenbar junge Zellen die Stellen der älteren ebenso rasch ausfüllen, wie diese losgelöst werden.

Natürlich handelt es sich hier um eine ganz allgemeine, den verschiedensten Reizungs- und Infectionszuständen gemeinsame Veränderung, aber die Desquamation der Epithelien dürfte den letzteren in höherem Maasse zukommen, als den ersteren. Beim Ileotyphus tritt, wie bemerkt, die weissliche Färbung der Schleimhautoberfläche als weiteres charakteristisches Merkmal hervor, für welches indess das bedingende anatomische Substrat schwer festzustellen ist. Denn es sind nicht sowohl Verfettungen der Epithelzellen, die im mikroskopischen Bilde sich bemerkbar machen, als vielmehr eine etwas stärkere albuminöse Trübung und Körnung des Protoplasma, welche nur in der Massenwirkung sich geltend macht, bei der Betrachtung sehr dünner Substanzschichten nicht mehr so deutlich wahrgenommen werden kann.

Diese Trübung und Desquamation der Epithelien ist nun stets begleitet oder vielleicht gefolgt von diffusen Schwellungen der oberflächlichen Schleimhautschichten, welche am stärksten an der Ileocöcalklappe entwickelt sind, nach oben abnehmend entweder continuirlich sich verbreiten oder streckenweise zu- und abnehmen. Es scheint dieses letztere Verhalten mit der Lagerung der Dünndarmschlingen zusammenzuhängen, in deren tiefst gelegenem Abschnitte sich bereits jetzt die Wirkung der Stagnirung der Inhaltsmassen geltend macht.

Die Follikel treten in diesem Stadium noch nicht als besondere Schwellungen hervor, ja ihre Vertheilung ist sogar schwerer zu verfolgen, indem sie meistens gerade so stark anschwellen, wie ihre Umgebung. Sehr viel weniger charakteristisch erscheint mir, im Gegensatze zu meiner früheren Annahme (Hdb. d. path. Au. I. 1. S. 253) kugelige Schwellung der Follikel und reticuläres Aussehen der Plaques. Es kommen diese Formen der Veränderung wohl in einzelnen frischen Fällen vor, allein, wie mich eine weitere Erfahrung belehrt hat, nicht bei sehr intensiv auftretenden Infectionen.

Die Bildung abgegrenzter folliculärer oder richtiger, perifolliculärer Infiltration, die Plaquesbildung dagegen gehört schon entschieden der Rückbildung des Processes an, die indess noch immer nicht als ein günstiges Moment zu betrachten ist, da hier bekanntlich die Gefahren der Nekrose und Ulceration hinzukommen. Der Infectionsprocess zieht sich auf diese Localitäten zurück, um hier oftmals um so intensiver sich weiter zu entwickeln.

Dieses Verhalten erklärt auch eine Eigenthümlichkeit, welche man bei typhösen Plaques nicht selten bemerkt, nämlich ihre unregelmässige Vertheilung, ihr gruppenweises Auftreten, indem Parthien mit nicht geschwellten Follikeln jene trennen. Die Fortentwicklung des Processes in den Plaques geschieht eben an solchen Stellen, in denen durch die Lagerung des betreffenden Abschnitts und in Folge der jetzt schon mangelhaften Darmperistaltik die Wirkung der Infectionsträger auf die Darmschleimhaut zu einer nachhaltigeren und intensiveren sich gestaltet. —

Betrachten wir nun, wie sich in dieser ganzen Periode, bis zur Bildung der Plaques die Typhusbacillen verhalten, so ergab mir die sorgfältige Vergleichung zahlreicher Einzelfälle folgendes Bild:

In den ersten Anfängen des Processes, mag es sich um eine primäre Invasion der Bacillen oder um eine secundäre Verbreitung derselben von älteren Herden aus handeln, findet man diese Organismen gewöhnlich in grosser Menge in dem der Oberfläche anhaftenden Schleim, nicht selten mit mehreren, hier meist endständigen Sporen; neben kürzeren Stäbchen bis zu 10 μ auch längere fadenartige und dann meist leicht gewundene Gebilde, oft mit zahlreichen Sporen in ihrem Innern.

Die Differentialdiagnose dieser Formen gegenüber den im Darminhalt so häufig vorkommenden Fäulnissorganismen, unter denen stäbchenförmige Gebilde nicht selten, ist, wenn es sich um ein massenhaftes Vorkommen der Typhusbacillen handelt, nicht schwierig, indem die grosse Feinheit der letzteren, sodann die Anwesenheit der Fadenbildungen entscheidende Merkmale darbieten. Immerhin ist es auch hier Sache der Uebung mehr als der Messung, um ein sicheres Urtheil zu gewinnen, da die Differenz in der Breite, welche höchstens ¹/₄ Mikre betragen mag, in der That mittelst unserer gewöhnlichen Messinstrumente (Ocularmikrometer) weniger leicht sicher zu stellen ist als sie durch ein geübtes Auge erkannt wird. Ausserdem kommt auch das Fehlen von Sporen in diesen Fäulnissbacterien in Betracht.

Für die Diagnose der Typhusbacillen ist ferner und am meisten entscheidend ihr Eindringen in das Gewebe, welches ich bei den gröberen

Fäulnissbacterien niemals wahrgenommen habe; und zwar geschieht dieses Eindringen zunächst, wie ich aus mehrfachen Befunden glaube schliessen zu dürfen, auf dem Wege der Lieberkühn'schen Drüsenschläuche, in deren Lumen ich sie in frischen Fällen gewöhnlich angetroffen habe. Niemals erfüllen sie, so weit meine Erfahrung reicht, das Lumen vollständig, sondern befinden sich daselbst bald spärlicher, bald zahlreicher, in grösseren oder kleineren Abständen von einander, nie gruppenweise angehäuft. Nur im untersten Theile, dem Blindsacke des Schlauches, kommen sie bisweilen in grösserer Menge vor, aber wie es scheint z. Th. in der Epithelauskleidung, gewöhnlich auch bereits in dem umgebenden Bindegewebe.

Diese Verhältnisse werden in recht anschaulicher Weise durch die folgende Zeichnung verdeutlicht, welche nach einem frischen,

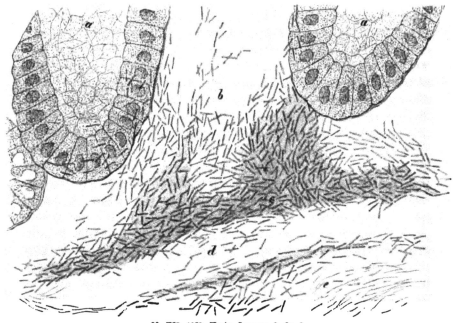

28. XII. 1879. Hartn. Immers. 9. Oc. 3.

mit Essigsäureglycerin behandelten Präparat am 29. Dec. 1879 von meinem damaligen Assistenten, Herrn Dr. Dreischuch, gezeichnet wurde. Leider ist auf der Zeichnung die Section nicht angegeben und so lässt sich nur mit Wahrscheinlichkeit feststellen, dass das Präparat von dem letzten der jenem Datum vorangehenden frischen Typhusfälle herstammt, vom 29. Nov. 1879 (in der Tabelle Bd. XII. S. 235 mit N. 19 bezeichnet, Kromprera Johann, 40 J., S. N. 1151).

gefässe des Darms mit Bacillusmassen, wenigstens in dem Umfange nicht vorhanden, wie sie sich in andern Fällen nachweisen liessen, so in dem nun mitzutheilenden, welcher ausserdem durch seinen foudroyanten Verlauf in kürzester Zeit bemerkenswerth ist. Die Krankengeschichte verdanke ich ebenfalls Herrn Prof. Halla.

Kontnik, Anton, 16 J., Fleischergeselle, am 19. Febr. 1879 eingetreten (2. med. Klinik). Anamnese. Am 15. Febr. traten bei dem Pat. die ersten Krankheitserscheinungen mit Hitzegefühl und Athemnoth auf. Am 17. begab er sich deshalb von seinem Wohnort Zdic mittelst der Eisenbahn nach Smichow (Vorort von Prag), um in ein Krankenhaus einzutreten, musste jedoch von der Station wegen hochgradigster Athemnoth, Hitze und Schwäche nach Hause geschafft werden und wurde von dort am folgenden Tage in das allgemeine Krankenhaus in Prag transportirt. Keine Diarrhoe, geringer Husten ohne Auswurf, Auftreibung des Unterleibs.

Status praesens 18. 2. Nm. Gross, kräftig gebaut, ziemlich fettreich. Cyanose, Oedem des Gesichts, Conjunctiven injicirt. Temp. av. 39,2° C. Sensorium etwas benommen. Zunge dick belegt, feucht, geschwellt. Thorax etwas ausgedehnt, gibt einen auffallend hellen Schall. Zwerchfellstand beiderseits an der 5. Rippe.

Herzdämpfung klein, verschiebt sich auffallend bei Lageveränderung, sowohl nach rechts, als links und nimmt dabei an Breite zu.

Hellvolle Percussion am Thorax, rauhes vesiculäres Athmen.

Unterleib hochgradig aufgetrieben, gespannt, freie Flüssigkeit in den abhängigen Partien. Darmschlingen hochgradig ausgedehnt, namentlich in der Ileocöcalgegend, wo an umschriebener Stelle ein auffallend hoher, klingender Percussionsschall, daselbst Empfindlichkeit gegen Druck.

Harn spärlich, rothbraun, eiweissfrei, enthält massenhaft Indican. Keine Stuhlentleerung.

In der Nacht vom 20. zum 21. 12 Uhr gestorben.

Section 22. 2. Morgens. Kräftig gebauter Körper, Haut cyanotisch, Unterleib stark aufgetrieben, grünlich verfärbt.

Schädeldach asymmetrisch, dünn compact. Dura m. zart, blutreich, im ob. Sichelblutleiter geronnenes Blut. Pia m. zart, am Scheitel trocken, an der Basis mit blutigem Serum durchtränkt. Gehirn schlaff, zäh, ziemlich blutreich, Ventrikel ohne Veränderung.

Unterhautgewebe stellenweise von blutigem Serum durchsetzt, Muskeln verfärbt, in den Jugularvenen schaumiges, flüssiges Blut. Zwerchfell erreicht r. die 4., l. die 5. Rippe. Herzbeutel mässig fettreich, von blutigem Serum durchtränkt. Herz an der Oberfläche fettreich, äusserst schlaff, enthält fast kein Blut. Endocard beiderseits blutig imbibirt, Klappen schlussfähig. Herzfleisch braunroth, ziemlich zäh.

R. Lunge frei, Gewebe lufthaltig, trocken, braunroth. Längs der grossen Gefässe blutig imbibirt. Schleimhaut der Bronchien dunkelviolett gefärbt. L. Lunge ebenso.

Retropharyngeales, wie das Halszellgewebe blutig imbibirt.

Pharynxschleimhaut schwärzlich verfärbt, Oesoph. blass-violett. Aorta von normaler Weite.

Die Lage der Unterleibseingeweide normal, in der Bauchhöhle eine mässige Menge eines flockigen, getrübten Exsudats. Der Darmkanal hochgradig durch Gas gebläht. Dünndarm-Mesenterien emphysematös.

Milz hochgradigst vergrössert, Kapsel prall gespannt, Gewebe breiig zerfliessend, dunkelviolett gefärbt. Pulpa reichlichst. Niere vergrössert, nach Ablösung der Kapsel findet man reichliche, hanfkorngrosse gelbliche Herde an der Oberfläche mit winzigsten Luftbläschen in ihrer Mitte, sonst ist das Gewebe sehr brüchig, gelblich gefärbt. Schleimhaut des Nierenbeckens und der Kelche blass.

Im Magen röthliche, schleimige Flüssigkeit, Schleimhaut des Fundus erweicht, im Pylorustheil blass.

Im Dünndarm gallig gefärbter flüssiger Inhalt. Die untersten Plaques stark geschwellt durch ein starres, einige Millimeter die Schleimhautfläche überragendes, an den Rändern pilzförmig überhängendes Infiltrat, das an der freien Fläche warzig zerklüftet und schwärzlich gefärbt ist. Am Schnitte sieht man, dass dasselbe sich über die Schleimhaut hinaus in das submucöse Gewebe erstreckt, aus einer compacten, mürben, gelblichen, stellenweise schwärzlich gefärbten Masse besteht, in der weder Schleimhaut, noch Submucosa kenntlich bleiben. Von ähnlichen Massen und in gleicher Weise erscheint die Bauhin'sche Klappe verändert, welche als über Finger-dicker schwärzlicher Wulst in das Darmlumen hineinragt. Die übrige Dünndarmschleimhaut ist blass, wässerig glänzend.

Im Dickdarm reichliche Fäces. Die Schleimhaut allenthalben ödematös und blass; die solitären Follikel im unteren Theil des Colon asc. hochgradigst infiltrirt und stellenweise zu grösseren Platten, wie im Dünndarm zusammenfliessend.

Leber vergrössert, Oberfläche glatt, das Gewebe härtlich, brüchig, gleichmässig dunkel graubraun gefärbt. Aus den mit blutig imbibirter Intima versehenen Gefässen entleert sich flüssiges Blut.

Das Unterhautbindegewebe am Scrotum ödematös infiltrirt, um die Hoden blutig imbibirt. Hodensubstanz dunkel gefärbt. In der Harnblase wenig, dunkler Harn.

Wir sehen demnach in diesem Fall einen ungewöhnlich rapiden Verlauf des Processes; die Angabe, dass erst am 15. d. M. die Krankheit mit Hitzegefühl begann, lässt zwar nicht sicher ausschliessen, dass die Localaffection schon früher begonnen habe, allein diese selbst, so mächtig sie auch entwickelt, lässt eine viel längere Dauer kaum annehmen, indem in dem gegenüber anderen Fällen wenig ausgebreiteten Infiltrat der Darmschleimhaut trotz seiner colossalen Entwicklung erst die Anfänge der Nekrose bemerkbar waren. Immerhin wird auch diese Affection älter als 5 Tage sein; im Vergleich mit anderen Fällen, in denen die Dauer sich sicherer feststellen lässt, können wir annehmen, dass diese Veränderung etwa dem Anfang der 2. Woche entspricht.

Als Ursache der fibrinösen Peritonitis, welche unzweifelhaft das Ende beschleunigt hatte, fand sich an den infiltrirten Partien des

gefässen des Darms und der Niere nachzuweisen. Auch eine Bemerkung Billroth's an der oben citirten Stelle deutet darauf hin, dass, wenn es ihm gelang, Organismen in parenchymatösen Emphysemherden vorzufinden, diese der Gruppe der Bakterien oder Stäbchenbakterien Cohn's angehören. B. spricht insbesondere von Makrobakterien, die er in einem Falle, und von kleineren Formen, die er in einem anderen derartigen Falle gefunden; sollte es sich nicht um Bacillen handeln, deren Differential-Diagnose damals noch nicht zu machen war?

Was übrigens diese Gasbildung betrifft, so war in unserem Fall stinkende Fäulniss, also die Bildung von Ammoniak oder Schwefelwasserstoff nicht wahrzunehmen, ob saure Reaction an den emphysematisch veränderten Stellen vorhanden war, ist nicht festgestellt, auch von geringer Bedeutung, da postmortale Veränderung nach Aufhören der Blutcirculation nicht ausgeschlossen werden kann.

Wir gelangen nun zu der Untersuchung des typhös veränderten Darms und der Mesenterialdrüsen, welche über manche der angeregten Fragen weitere Auskunft ergeben.

Schnitte, welche den am stärksten infiltrirten Theilen, der Bauhinischen Klappe und dem untersten Abschnitt des Ileum entnommen sind, besitzen eine bedeutende Breite, zum Theil von 1 Ctm., wovon etwa die Häfte des Höhendurchmessers auf das typhöse Infiltrat kommt. Dieses bildet eine somit mächtige, ziemlich fest zusammenhängende Schicht, die nur an ihrer Oberfläche in geringem Maasse zerklüftet ist.

Die oberflächlichste Schicht zeigt nun alle Vorsprünge und Unebenheiten überzogen und durchsetzt von dichten Mikrokokkenmassen, welche gleichsam jede Zelle incrustiren. Besonders schön sind dieselben in den Lieberkühn'schen Drüsenschläuchen zu erkennen, welche zu grossen kolbigen Gebilden mit etwas engerem Halse angeschwollen sind. Ihr Inneres wird gänzlich von den Mikrokokken erfüllt, welche die zelligen Elemente, von denen übrigens meist nur noch die Kerne gesondert zu erkennen sind, nach innen gegen das Centrum der Höhlung verdrängt haben. Es lässt sich nicht sicher entscheiden, ob die periphere, nur aus Mikrokokken bestehende Zone aus den Basaltheilen der Cylinderepithelien hervorgegangen; doch scheint mir einiges dafür zu sprechen, dass es sich wirklich so verhält und diese Organismen sich vorzugsweise im Innern der Zellen entwickelt haben. Man findet nämlich bisweilen isolirte Mikrokokkenhaufen, welche einen grossen Epithelkern enthalten und der Form nach mehr oder weniger den Cylinderzellen entsprechen. Nur fehlt

jede Andeutung einer Zellmembran nebst Basalschicht und die
Oberfläche erscheint durch die lockerer aneinandergelagerten Kügelchen rauh, oft dadurch ganz regelmässig fein höckrig, dass die oberflächlichsten derselben in geringen und gleichmässigen Abständen
von einander gelagert sind. Solche Zellen gleichen dann den Bürsten-
zellen Max Schultze's.

Die zwischen den Drüsenschläuchen befindlichen Theile des Grund-
gewebes sind mächtig verdickt, jene dadurch ziemlich weit auseinander gerückt und in ihren obersten Partien von Mikrokokken durchsetzt, welche aber nicht bis zur Tiefe der blinden Enden der Drüsenschläuche reichen; übrigens lässt sich hier die Grenze weniger genau
feststellen, es findet vielmehr ein allmählicher Uebergang zu der
zweiten, mycotischen Schicht statt, welche die Hauptmasse des Infiltrats darstellt. In dieser erkennt man zunächst an nicht ganz dünnen
Schnitten nur eine gleichmässig körnige Beschaffenheit. Die ganze
Masse hat im Hämatoxylinalaun eine schwache Gelbfärbung angenommen, in welcher nur stellenweise feine blaue Züge, die oft
verzweigt sind, hervortreten. Erst bei stärkerer Vergrösserung mit
sehr scharf definirenden Systemen erkennt man in der feinkörnigen
Masse hier und da dicht gelagerte, äusserst blasse, zarteste lockige
Fasermassen, ganz entsprechend den Formen des vorigen Falles. An
vielen Stellen ist dies aber auch nicht möglich; dagegen lassen sich
in der körnigen Masse weiche unregelmässig begrenzte Granulationen
unterscheiden, zwischen denen zahlreiche glänzende ovoide Körperchen eingestreut sind. Dass die letzteren nicht Fett sind, lehrt ihre
Unlöslichkeit bei längerem Behandeln mit Alkohol, Schwefel und
Petroläther. Ob sie dagegen als Sporen zu betrachten sind, vermag
ich nicht mit Sicherheit zu entscheiden, doch erscheint mir dieses
nicht unwahrscheinlich. Die zelligen Elemente, von der Grösse der
Lymphkörperchen, welche die Hauptmasse dieses Infiltrats darstellen,
treten nur beim Isoliren als undeutlich begrenzte rundliche Haufen
weicher Körnchen hervor, die nicht immer einen Kern enthalten. Es
besteht demnach hier eine diffuse Zellnekrose, stellenweise sind noch
die wahrscheinlich ebenfalls abgestorbenen Bacillusfäden erkennbar,
sowie überall jene vielleicht als Sporen zu bezeichnenden Gebilde,
alles zusammengehalten durch geringe Massen netzartiger Grundsub-
stanz, welche wohl als folliculär aufzufassen ist. Auch hier treten
stellenweise in grossem Umfange theils frische Blutextravasate auf,
theils findet man grössere braunrothe Kugeln, oft in Haufen bei einander, älteren Blutextravasaten entsprechend.

In dieser Masse treten nun feine blaue Züge auf, die im frischen

Präparat intensiv gefärbt waren, jetzt allerdings meist verblasst sind und nur noch eine schwache blaue Färbung erkennen lassen. Bei stärkerer Vergrösserung liefern sie durchweg die in Fig. 3 u. 4, Tafel IV u. V dargestellten Bilder; es sind Blutgefässe mit überall deutlich erkennbarer homogener Membran, welche gänzlich mit den welligen Fasern des Bacillus typh. gefüllt und durch dieselben oft rosenkranzförmig aufgetrieben erscheinen, wie in Fig. 3 völlig naturgetreu abgebildet ist, wahrscheinlich mit Zeiss Syst. E. Oc. 2 (es ist die Angabe des Systems in der Zeichnung vergessen worden), während Fig. 4, Taf. V ein solches Gefäss mit Zeiss Oel-Immers. $^1/_{12}$ und Oc. 4 gezeichnet darstellt, die naturgetreueste Zeichnung, welche ich mitzutheilen im Stande bin. Besonders glücklich war es in diesem Falle, dass ein Theil des Fadenbüschels aus dem schräg durchschnittenen Gefässe frei hervorragte und sich hier pinselförmig ausbreitete.

Die Muscularis submucosae ist in dem Infiltrat gänzlich aufgegangen, sowie ein guter Theil der Submucosa, indess trennt noch eine, wenn auch schmale Schicht lockerer Bindegewebsfasern dasselbe von der eigentlichen Muskelschicht. Innerhalb derselben sind in mässiger Menge ungewöhnlich grosse, oft etwas eckige, dunkelkörnige Zellen angehäuft, sowie spärliche kurze Stäbchen, welche grösstentheils in jenen liegen und nur durch zufällige Zerstörung derselben frei werden.

Die Muskelschicht und Serosa ist endlich mit gegen die freie Oberfläche immer dichter angehäuften kleinen Rundzellen durchsetzt.

In den Mesenterialdrüsen findet man ähnliche Verhältnisse. Dieselben haben sich durchweg vergrössert, z. Th. sehr bedeutend. An den in Alcohol gut gehärteten Präparaten treten auf der Schnittfläche vielfach runde weissliche, scharf begrenzte Flecke hervor, in denen zerfallene Rundzellen und Sporen die Hauptmasse bilden, wie im Darminfiltrat. An den Rändern dieser Stellen ist das kleinzellige Lymphdrüsengewebe von jenen grossen trüben Elementen durchsetzt, welche in der Submucosa des Darmes vorhanden sind und hier wie dort sich scharf unterscheiden von den Lymphzellen. Fäden nachzuweisen, wie im frischen Präparat, wollte mir am Spirituspräparat nicht gelingen, indem die körnigen Trübungen sich nicht völlig aufhellen liessen.

Fasst man den Befund zusammen, so ergibt sich eine enorme nekrotisirende Zellinfiltration, welche noch Spuren ursprünglicher diffuser Verbreitung der Bacillusfäden erkennen lässt, dagegen finden sich die letzteren in frischerer Entwicklung innerhalb der Blutbahnen. Von der Darmoberfläche ist in die nekrotisirende Masse

eine mächtige Mikrokokkenwucherung eingedrungen, die Schlauchdrüsen enorm dilatirend, die aber mit den Bacillen in keinem Zusammenhange steht. In der Submucosa findet sich Weiterverbreitung
der grossen Typhuszellen (s. Vers. V.), welche als Träger von kurzen
Bacillen fungiren und in der Muscularis entzündliche Wucherung,
welche ich eher von der Mikrokokkenbildung ableiten möchte, wenn
auch ein directer Zusammenhang nicht nachzuweisen; doch ist die
Verbreitung mehr isolirter Kokken nicht auszuschliessen. In den
Lymphdrüsen analoge Veränderung.

Aus diesem Befunde scheint mir klar hervorzugehen, dass die
schweren, rasch zum Tode führenden Erscheinungen der letzten Tage
im Wesentlichen auf zwei Umständen beruhen, einmal der peritoni-
tischen Erkrankung, welche wohl als septische bezeichnet werden
kann und sich auf dem Boden des zur Nekrose führenden Typhuspro-
cesses im Darm entwickelt hat, dann auf der acuten Verbreitung des
Bacillus typhosus in der Blutbahn. Was die ursprüngliche typhöse
Erkrankung des Darmes betrifft, so hat sie zwar an beschränkter
Stelle eine bedeutende Entwicklung erlangt, dieselbe ist aber in ihrem
Verlauf als nicht besonders ungünstig zu betrachten, indem in normaler Weise zellige Elemente die Bacilleninfiltration überwuchert und
in den Hintergrund gedrängt haben. Als ungünstig ist nur die mächtige frische Entwicklung der Bacillen in den Gefässbahnen zu betrachten. Demgemäss muss der Typhus bereits eine längere Dauer
gehabt haben und der Mangel des Zerfalls deutet auf einen leichteren Verlauf hin. Erst die secundäre septische Affection bedingte
die rasch zum Tode führende Steigerung des Krankheitsprocesses.

Pokstefl, Anton, 46 J., Taglöhner, III. int. Klinik (Prof. Eiselt),
aufgenommen 28. Jan. 1879, gestorben 4. Febr. 1879 (Tab. No. 1). Die
kurze über den Krankheitsverlauf erhaltene Notiz lautet folgender Massen:
Der Kranke delirirt bei der Aufnahme, in freien Augenblicken ist er sehr
apathisch. Er lebte in der letzten Zeit in sehr ungünstigen Verhältnissen,
die Nächte brachte er in verschiedenen Ställen zu. Der Anfang der gegen-
wärtigen Krankheit ist schwer zu bestimmen. Der Kranke giebt an, 14
Tage krank zu sein. Die Krankheit soll mit Schwäche, Abgeschlagenheit
und Durchfällen begonnen haben.

Pat. wurde noch am Tage der Aufnahme zur Klinik transferirt.
Sein Aussehn typhös, Fuligo, hochgradiger Meteorismus, bedeutender Milztumor. Stühle reichlich, dünnflüssig, mit etwas Blut gemengt, gehen spontan ab. Diffuser Katarrh der Bronchen. Linsengrosse Roseola am Unterleib. Hochgradiges, etwas remittirendes Fieber. Darmparalyse, die Contouren der ausgedehnten Darmschlingen sind deutlich unter der Bauchwand
sichtbar. In der Nacht hochgradige Delirien.

Am 3. Febr. Schüttelfrost, am 4. Febr. reichliche Miliaria und
Collaps, Tod in der Nacht.

Section am 5. Febr. (7 Stunden nach dem Tode) No. 930: Aeusseres: Der Körper klein, kräftig gebaut, gut genährt. Musculatur starr, dunkelroth, gut entwickelt, Bauchdecken aufgetrieben, an der Oberfläche punktförmige Blutaustretungen.

Aus dem Peritonealcavum entleert sich eine dunkelgelbe, schaumige Flüssigkeit. Unterhautzellgewebe der vordern Bauchwand und des Penis ödematös infiltrirt, von feinsten Luftbläschen durchsetzt, emphysematös. Dabei keine Spur von Fäulniss (Eppinger).

Brust: Zwerchfell steht r. am 5., l. am 6. Rippenknorpel. Die Jugularvenen entleeren theils geronnenes, theils flüssiges Blut. Exostose am oberen Drittel des Sternum.

Beide Lungen durch Luft ausgedehnt; im Herzbeutel braune, schäumige Flüssigkeit. Herz gross, fettreich, Musculatur schlaff, in beiden Höhlen dunkle Blutgerinnsel, Endocard stark imbibirt (blutig).

L. Lunge zart bindegewebig fixirt, prall elastisch, aus den grossen Bronchen entleert sich getrübte Flüssigkeit, Schleimhaut der Br. dunkel violett gefärbt.

R. Lunge ebenfalls durch Luft ausgedehnt, Unterlappen blutreich, ödematös. In den Hauptzweigen der Pulmonalarterien dunkles, flüssiges Blut. Bronchialschleimhaut ebenfalls imbibirt.

Das peritracheale Bindegewebe ebenfalls blutig infiltrirt. Lig. aryepiglotticum ödematös. Schleimhaut des Larynx dunkel-violett gefärbt, an einem Stimmbande ein linsengrosses flaches Geschwür, mit gelblichem Schorf bedeckt. Die Aorta desc. an der Intima gleichfalls blutig imbibirt.

Bauch: Das Mesenterium des Dünndarms stark verdickt durch ödematöse Infiltration und von reichlichsten kleinen Luftbläschen durchsetzt. Ebenso dasjenige des Coecum und Proc. vermiformis.

· Milz sehr gross, mit einer kastaniengrossen Nebenmilz, Pulpa äusserst reichlich, brüchig.

L. Niere etwas vergrössert, Kapsel zart, gut ablösbar; Oberfläche glatt, Gewebe braun, brüchig, durchfeuchtet. R. ebenso.

Im Dickdarm flüssiger, gallig gefärbter Inhalt; im Colon asc. zahlreiche, in der Schleimhaut kleine erbsengrosse Infiltrationen, zum Theil mit kleinen Substanzverlusten im Centrum. Im Coecum dieselben noch reichlicher vorhanden.

Im Dünndarm sehr zahlreiche, an der Klappe gereinigte Geschwüre, weiterhin solche mit an dem Grunde noch festhaftenden Fetzen nekrotischen Gewebes, endlich ganz frische, nur zum Theil nekrotisirende Infiltrate der Plaques und solitären Follikel. Daneben die Schleimhaut diffus geschwellt und weisslich infiltrirt.

Leber vergrössert, mit glatter Oberfläche, Gewebe derb, brüchig, dunkelgelb gefärbt.

Die Harnblase contrahirt, leer, in der Subserosa ödematöse Infiltration mit Luftbläschen. Schleimhaut der Harnblase blass, an der hinteren Wand gefaltet.

Prostata gross, blass. Samenblasen prall gefüllt. Im l. Leistenkanal peritoneale Einstülpung.

Kopf: Dura etwas gespannt, Pia blutreich, wenig getrübt, nur am Scheitel etwas ödematös. In den Sinus flüssiges dunkles Blut.

Gehirnventrikel weit, Plexus dunkel geröthet, Ependym zart, Substanz des Gehirns fest, zäh und blutreich, ebenso Pons; Med. obl. blass.

Die mikroskopische Untersuchung des frischen Präparats ergab die Anwesenheit von Stäbchen in den Darminfiltraten, wie in den Mesenterialdrüsen. Der Fall beweist in ganz unwiderleglicher Weise, dass die geschilderten Emphysembildungen auftreten können, während noch durchaus keine Spuren von Fäulniss vorhanden sind, ja sogar ist es in diesem Falle, der, bei kalter Witterung, sieben Stunden nach dem Tode secirt wurde, bei dem die Muskeln noch todtenstarr waren, höchst wahrscheinlich, dass der Anfang der Emphysembildung im Bindegewebe noch während des Lebens stattgefunden habe. Ein Umstand ist bei dieser Erscheinung noch zu bemerken, auf welchen in anderen Fällen vielleicht nicht so Acht gegeben ist, nämlich die gleichzeitige Anwesenheit von Luftblasen und ödematöser Flüssigkeit an denselben Stellen. Da für diese Oedembildungen in diesem Falle weder locale noch allgemeine andere Gründe vorliegen, so könnte man daran denken, dass es sich um jene Form des Oedems handelt, welches man die Entwicklung niederer Organismen so häufig beglei- ten sieht, z. B. bei der subcutanen Application der Milzbrandbacillen (Klebs), wie bei ihrer secundären Verbreitung, in der Trichinose u. s. w. Leider sind in unserem Falle diese serösen und lufthaltigen Infiltrate nicht mikroskopisch und chemisch untersucht worden. Die trotz mangelnder Fäulniss weit vorgeschrittene Auflösung rother Blutkörperchen und Imbibition der Gefässwandungen lässt indess an- nehmen, dass die Erreger dieser Zersetzungen mit dem Blute circulir- ten und mittelst desselben, zum Theil auch wohl auf dem Lymph- wege (Mesenterium) den Organen zugeführt wurden.

Leider hat sich durch Umfragen bei den behandelnden Aerzten nicht feststellen lassen, ob Aetherinjectionen in diesem Falle ange- wendet wurden, doch ebensowenig ist diese Möglichkeit in Abrede zu stellen, da dieses Mittel auf der betreffenden Abtheilung vielfach angewendet wurde.

––––––––––

Während in den vorstehenden Fällen vorzugsweise solche be- rücksichtigt wurden, in denen die Entwicklung der Typhusbacillen in überaus reichlicher, den Nachweis fördernder Entwicklung vorhan- den waren, will ich nun noch einen solchen mittheilen, in welchem die Darmveränderung relativ arm an diesen Bildungen war; während

am frischen Präparat die weitere Verbreitung derselben in den Mesenterialdrüsen und der Pia mater nachgewiesen wurde.

Ueber diesen Fall, Nr. 19 der Tabelle (l. c.), habe ich keine
klinischen Notizen erhalten. Das Sectionsprotocoll, welches vollständig vorliegt, ergibt indessen in unzweifelhafter Weise, dass auch
dieser Fall als ein frischer, höchstens in der zweiten Woche stehen-
der aufzufassen ist. Ich gebe, um nicht Bekanntes zu wiederholen,
nur einen Auszug aus dem Protocoll:

8.-No. 1151. 30. 11. 79. Krompera, Johann, 40 J., Tischler-
geselle. Körper mittelgross, in der Lungenspitze alte, obsolete Tuber-
culose, Larynx frei. Milz sehr gross, frisch geschwellt, 16 Cm. lang, 12
breit. Im Magen einige hämorrh. Erosionen. Im Dickdarm breiige Fäces,
im Dünndarm die Schleimhaut über der Klappe verdickt und gefaltet, auf
der Höhe der Falten stellenweise bröcklige, gelbe Schorfe, zwischen denselben Substanzverluste; weiter oben verschwindet die diffuse Infiltration
und finden sich bis 1 Meter über der Klappe Infiltrationen sowohl Peyer-
scher Plaques wie Solitärfollikel mit beginnenden Nekrosen, auf den erstern
einzelne kleine Geschwüre. Leber- und Nierenrinde parenchymatös getrübt.
Die Pia meninx überall auch an der Basis ödematös und leicht getrübt.
Hirnsubstanz derb, von mittlerem Blutgehalt.

Von dem Darme ist ein Stück mit kleineren, perifolliculären Infiltraten aufbewahrt, welches nachträglich nochmals von mir untersucht wurde. Es zeigt sich an diesen Infiltraten, an solchen Stellen,
an denen noch keine Nekrose stattgefunden, dass dieselben aus wohl-
erhaltenen zelligen Elementen bestehen, die zum grossen Theil fettig
entartet sind, und zwar kommen kleinere und grössere Zellen daselbst nebeneinander vor. Das zellige Infiltrat erstreckt sich, allmählich schwächer werdend, auch durch die Submucosa und selbst
einen Theil der Muskelhaut. In den dichteren oberflächlichen Partien
desselben finden sich nur sehr ausgedehnte frische Blutaustretungen,
die rothen Blutkörperchen in denselben sind wohlerhalten. Die Blutgefässe dagegen sind daselbst zum Theil ad maximum dilatirt und
mit dunkelbraunrothen Blutmassen erfüllt, welche aus zusammengepressten, bisweilen schon körnig zerfallenen und in ihrer Form
unkenntlich gewordenen Blutkörperchen gefüllt sind. Es besteht also
eine globöse Stase oder rothe Thrombusbildung, welche dazu auf-
forderte, die Ursache dieser Blutstagnation nachzuweisen. In der
That gelang es nun, hier in dem Lumen dieser Gefässe die Bacillen
aufzufinden, welche in den zelligen Theilen des Infiltrats vermisst
wurden. Sie erfüllen hier als äusserst scharf conturirte Fäden gänzlich das erweiterte Lumen. Entweder sind sie, wie in den abgebildeten Fällen, von leicht welliger Anordnung und parallel der Längs-

achse des Gefässes oder auch spiralig oder kreisförmig zusammengerollt, sodass zierlichste Wirbel entstehen, welche die ohnedies schon durch ihren Glanz von Bindegewebsfasern abweichenden Bacillen um so auffallender hervortreten lassen.

Die Resultate der mitgetheilten Untersuchungen lassen sich in Folgendem zusammenfassen:

1. Der Bacillus typhosus ist ein constantes Vorkommniss in den Darminfiltraten Typhuskranker, sowie derselbe auch in denjenigen anatomischen Veränderungen gefunden wird, welche als secundäre typhöse zu betrachten sind (Mesenterialdrüsen, Kehlkopf, Lunge, Pia mater, Nieren).

2. Der Bacillus typhosus bildet auf der Höhe seiner Entwicklung lange ungetheilte und unverzweigte Fäden von mehr als 50 Mikren Länge und kaum 0,2 Mikren Breite, so lange keine Sporenentwicklung stattfindet. Im letzteren Falle kann der Dickendurchmesser bis zu ca. $^1/_2$ Mikre heranwachsen. Die Sporen liegen einreihig dicht hintereinander.

Bevor der Bacillus typhosus zu dieser Entwicklung heranreift, bildet er kürzere Stäbchen, die ebenfalls schon Sporen und dann gewöhnlich endständige enthalten können; der Uebergang zu Fäden wird eingeleitet durch ein Stadium reihenweis gestellter, nicht sporenhaltiger Stäbchen, welche wahrscheinlich aus Quertheilung der sich verlängernden Stäbchen hervorgehen (Knorpel des Larynx, Darm).

Die Fadenform findet sich sowohl in dichten Mycelien im Gewebe (Darm, Larynx), wie in einfacherer paralleler lockiger oder Spiralform in Blutgefässen.

Die Anwesenheit freier ovaler Sporen in manchen nekrotisirenden Geweben ist, wenn auch nicht absolut sichergestellt, doch wahrscheinlich. Sie liegen daselbst nicht in Haufen beisammen, sondern mehr vereinzelt, zum Theil in Zellen (grosse Typhuszellen im Darm und Mesenterialdrüsen). Die kurzen Stäbchen Eberth's (und die wahrscheinlich hierher gehörenden Mikrokokkenhaufen Fischel's) dürften die ersten Weiterentwicklungen solcher Sporen darstellen, welche demgemäss in unregelmässig gestalteten Haufen angetroffen werden.

3. Es besteht in denjenigen Organen, in denen sich der Bacillus typhosus ansammelt, ein Antagonismus zwischen der Gewebs- und Spaltpilzwucherung; in den rasch zum Tode führenden Fällen tritt in der Regel eine so mächtige Mycelentwicklung auf, dass die zelligen Elemente gänzlich zu Grunde gehen, in anderen Fällen kann die zellige

Entwicklung die Oberhand behalten und die Bacillen nur noch in den Gefässen sich weiter entwickeln.

4. Von der intravasculären Entwicklung des Bacillus typhosus aus können weitere schwere Störungen ausgehen durch die secundäre Ablagerung desselben, so in den Nieren, der Pia mater, vielleicht auch auf den Herzklappen und in dem Myocardium, endlich in der Lunge, welche letztere aber auch primäre Ansiedlungsstätte des Bacillus typhosus werden kann: wahrscheinlich lassen sich in dieser Beziehung die diffusen und herdweisen Erkrankungen des Lungenparenchyms auf die beiden verschiedenen Einbruchswege des Bacillus typhosus in das Lungengewebe zurückführen.

5. Mikrokokkenbildungen kommen nur in einzelnen Fällen vor (Darm, Lunge, auch capilläre Embolien der Nieren, des Herzfleisches u. s. w.) und charakterisiren sich bei ihrem primären Auftreten als Complication der bacillaren Erkrankungen, sie gehören den septischen oder vielleicht auch monadistischen Processen an.

6. Gasentwicklungen kommen in besonders schweren Fällen von Typhus abdominalis in inneren Organen vor, namentlich im Umfange der mesenterialen Lymphapparate und in den Nieren und stehen nicht immer im Zusammenhange mit der Verbreitung septischer Organismen; ob die Typhusbacillen unter gewissen Umständen, so in Folge von Injection von Aether oder Alkohol in den Körper des Erkrankten, diese Eigenschaften annehmen, muss weiteren Untersuchungen zur Entscheidung vorbehalten bleiben.

III. Die Uebertragung des Typhus abdominalis auf Thiere.

Nachdem die anatomische Untersuchung gesicherte, einer Missdeutung nicht leicht unterliegende Befunde bei dem menschlichen Ileotyphus nachgewiesen hat, haben wir auch einen zuverlässigen Maassstab für die Beurtheilung der schon vielfach versuchten Uebertragung dieser Krankheit auf Thiere gewonnen. Während man früher genöthigt war, bei der Beurtheilung des Erfolges die äussere Aehnlichkeit oder Unähnlichkeit der typhösen Veränderung, namentlich im Darmkanal, zur Entscheidung zu verwenden und deshalb leicht in Irrthum verfallen konnte, indem man Schwellung der Plaques und Verschorfung für genügend hielt, um sich von der gelungenen künstlichen Erzeugung eines Typhus für überzeugt zu halten, bildet jetzt erst der Nachweis des Bacillus typhosus das entscheidende Moment.

Fragen wir nun aber, was durch die bisherigen Versuche bewiesen werden sollte, so ist freilich in dieser Beziehung der nutzbringende Erfolg nur ein beschränkter gewesen. Dass der Ileotyphus des Menschen in directer oder indirecter Weise übertragbar, lehrt schon sein epidemisches Auftreten und bedurfte weiter keines Nachweises. Insofern dagegen konnten die Versuche weitere Aufklärung bringen, indem sie einmal die Wege klar legten, auf welchen das typhöse Virus empfänglichen Organismen zugeführt werden kann, dann die Bedingungen bezüglich des inficirten Objects wie des Infectionsstoffes festzustellen gestatteten, unter denen die Wirkung eintritt und unter denen sie ausbleibt. Doch ist es, wie Jedermann einsieht, um zu diesem Ziele zu gelangen, das wohl allen Experimentatoren vorgeschwebt hat, nothwendig, der Wirkung absolut sicher zu sein. Dieses kann indess nur bei eigentlichen Thierkrankheiten der Fall sein, d. h. solchen, welche „spontan", d. h. ohne absichtliche Beihilfe des Menschen, in Thiergeschlechtern entstehen und sich auf natürlichem Wege fortpflanzen. Das Studium solcher Processe ist daher für die Theorie der Infectionskrankheiten viel erfolgreicher, wie die Arbeiten über Milzbrand und neuerdings über Hog-plague (Klein) und die Cholera des poules (Pasteur) darthun. Diejenigen Forscher dagegen, welche es unternehmen am Thier die Menschenkrankheiten zu studiren, sehen sich viel grösseren Schwierigkeiten gegenüber und setzen sich trotzdem, wie es der Lauf der Welt ist, grösserer Missdeutung aus, weil ihre Erfolge schwerer zu erlangen und weniger leicht zu verificiren sind. Namentlich wer selbst nicht die unendliche Mühe und Ausdauer kennt, welche diese in mannigfachster Weise zu variirenden Versuche erfordern, die vielleicht alle oder zum Theil negative Resultate ergeben, ist nur zu leicht geneigt hochmüthig auf dieselben herabzusehen, zumal wenn sie in bescheidener Weise vorgetragen werden. Dennoch ist keiner dieser Versuche werthlos und ich möchte dies von vornherein betonen und meine Leser ersuchen, die Wichtigkeit dieser Schlussfolgerung zu prüfen; denn sie führen uns, im schlimmsten Falle, zu einer Einschränkung der nicht mit Erfolg zu beschreitenden Wege. Ich halte es für nöthig hierauf hinzudeuten, da ich, im Begriffe ältere Versuche der Typhusübertragung zu kritisiren, nicht dazu beitragen will, dieselben für werthlos zu erklären. Redliche Arbeit geht niemals verloren, wie „Kraft" nicht schwindet, sondern nur in anderer Form in die Erscheinung tritt.

Indem ich auf Grund der besprochenen, am Menschentyphus gewonnenen neuen anatomischen Thatsachen die früheren Versuche, wie auch meine eigenen zu kritisiren unternehme, so kann dies nur solchen gegenüber geschehen, bei denen mir die Gelegenheit der Nachuntersuchung geboten war. Es sind dies Objecte, welche Herr Dr. Letzerich mir hat zukommen lassen als er die Arbeit über

Typhus in diesem Archiv (Bd. IX) veröffentlichte, dann eine ansehn-
liche Zahl von Kaninchendärmen, die ich von Herrn Apotheker
Brautlecht (in Wendeburg bei Braunschweig) erhielt, der mehrere
Jahre hindurch (seit 1878 glaube ich) seine Studien über diesen
Gegenstand fortsetzte und eine Reihe von Versuchen, welche seit
mehreren Jahren in meinem Institut unternommen wurden, so namentlich von Dr. Chomjakoff aus Kasan.[1]) Endlich kommen hierzu Versuche, welche ich selbst wiederum aufgenommen habe als sich mir
der histologische Befund in menschlichen Typhusdärmen sicherer und
klarer gestaltete.

Die Versuche von Letzerich liegen den Lesern dieses Archivs
vor. Ich hebe nur hervor, dass ich an dem übersandten Objecte die
Thatsache constatiren kann, dass es sich hier um eine colossale Mikro-
kokkenaffection, sowie um eine ausgedehnte zellige Infiltration des
Darmes handelt. Nur in dem einen Punkte möchte ich von seiner
Darstellung abweichen: in dem von mir untersuchten Stücke sind
nämlich weniger die Follikel, als vielmehr die Lieberkühn'schen
Drüsenschläuche der Sitz der grössten Mikrokokkenanhäufung; ich
finde daselbst dieselben gewaltigen birnförmigen Massen dieser Organismen, wie ich sie auch gelegentlich in nekrotisirenden Plaques
beim Menschen gesehen und oben beschrieben habe, welche mit dem
schmäleren Theile an der Oberfläche des Darmes beginnen und nach
unten sich kolbig verbreitern. Ihre Lage, sowie abgestossene Cylinderepithelien in der Mitte dieser Massen lassen über die Deutung
keinen Zweifel. Indessen sind diese Differenzen sehr wohl zu ver-
einbaren, indem ja möglicherweise in den von mir untersuchten Partien die von L. beschriebene Follicularaffection fehlte oder zufällig
solche Stellen nicht gefunden wurden.

Dagegen aber geht aus meiner Darstellung des histologischen
Befundes für mich die Nothwendigkeit hervor, diese Mikrokokken-
affection nicht für typhös zu halten, womit natürlich nicht gesagt
werden soll, dass nicht an andern Stellen der Präparate von L.
wirkliche bacilläre Bildungen vorhanden gewesen sein können. Indessen habe ich nichts dergleichen gefunden. Ich schliesse hieraus,
dass die Methode, welche L. zur Uebertragung des Typhus anwandte,
nämlich Auswaschen und Sedimentiren der Typhusdejectionen, nicht
nachahmenswerth erscheint, obschon die Ueberlegung, welche zu

---

1) Aus diesem Grunde wird die werthvolle Arbeit von Tizzoni: Study di
patologia sperimentale sulla genesi e sulla natura del tifo addominali, Milano 1880,
hier nicht eingehender besprochen. Ich halte seine Resultate für überzeugend,
nur dürften die mikroskopischen Befunde einer Revision unterzogen werden. T.
hat Hunde zur Uebertragung benutzt.

derselben führte, unseren Vorstellungen von der Verbreitungsart des Typhus zum Theil wenigstens entspricht; es scheint eben, dass gerade bei der Behandlung mit Wasser die eigentlichen Typhus erzeugenden Organismen weniger sicher conservirt werden, als verunreinigende Mikrokokken. Es stimmt dieses auch wohl überein mit den Thatsachen der natürlichen Typhusverbreitung, bei welcher dem Wasser, ich möchte sagen nur eine vorübergehende Rolle als Träger des Virus zukommt.

Herr B r a u t l e c h t benutzte zu seinen Versuchen Trinkwasser, welches in einer von Typhus heimgesuchten Schule benutzt war und als Vehikel für das Typhusgift angesehen wurde, und zwar direct, wie in Gelatineculturen, welche ihm, was sehr bemerkenswerth, Bacillen lieferten, ferner faulende Algenmassen aus einem stagnirenden Gewässer, die ganz ähnliche Bacillen enthielten, ebenfalls durch Gelatineculturen gereinigt. Die Infection wurde durch subcutane Injection der Culturflüssigkeit bewirkt, wie von L e t z e r i c h. Während der letztere aber locale Eiterung und ausgedehnte Schwellung längs der Lymphgefässe und in den oberflächlichen Lymphdrüsen beobachtete, hatte Br. nur eine sehr geringe Schwellung und Röthung an der Injectionsstelle zu verzeichnen. Das Resultat war auch hier das gleiche wie bei den Versuchen von L e t z e r i c h, Durchfälle, Abmagerung, Tod nach mehreren Wochen; Schwellung der Peyer'schen Plaques mit stellenweiser Nekrose, sowie der Mesenterialdrüsen, geringe Vergrösserung der Milz.

Die mikroskopische Untersuchung der verschiedenen erkrankten Organe, welche ich an den übersendeten Präparaten vornahm und neuerdings wiederholt habe, ergab mir in den Plaques sehr mächtige interstitielle Neubildung, vollkommenes Fehlen der von L e t z e r i c h beobachteten Mikrokokken; aber auch bezüglich der Anwesenheit von Bacillen nur zweifelhafte Befunde, nirgends annähernd solche Anhäufungen von Fäden, wie im Typhusdarm des Menschen.

Die 3. Versuchsreihe, von welcher ich die Präparate controliren konnte, wurde am Anfange des vorigen Jahres von Dr. C h o m j a - k o f f in meinem Institute begonnen, aber leider nicht consequent genug durchgeführt, da die zu derselben nothwendigeZeit fehlte.

Ich referire dieselben kurz, da Dr. Ch. dieselben nicht fortzusetzen scheint, wie er ursprünglich beabsichtigte.

Zuerst wurde ein Theil einer Gelatinecultur von Typhusbacillen (2. Generation) [1]) filtrirt und der Rückstand so lange mit 1 % Lösung

---

1) „Generation" in dem Sinne genommen, dass erst jede Transplantation in eine frische Kulturflüssigkeit eine solche einleitet.

von phosphorsaurem Natron gewaschen, bis einige Tropfen auf dem Platinblech verdampft und leicht geglüht sich nicht mehr schwärzten. Am 3. März 1880 erhielten 2 Kaninchen diese und die nicht filtrirte Flüssigkeit in die Bauchhöhle injicirt und zwar 10 C.-Ctm. Das 1. Kaninchen, welches die nicht filtrirte Flüssigkeit erhielt, 800 Grm. wog und am Tage vorher eine Maximaltemperatur von 40,2 ° C. in ano zeigte, hatte an den folgenden Tagen dauernde Temperatursteigerung und Gewichtsverlust; das 2. keine sein früheres Maximum überschreitende Temperatur, aber ebenfalls Gewichtsabnahme. Am 9. neue Injection unfiltrirter Culturflüssigkeit bei beiden, welche bei No. 2 stärkere Temperatursteigerung hervorruft, als bei 1. No. 2 wird am 11. getödtet.

Versuch I.

		Kaninchen I. unfiltrirt.			Kaninchen II. filtrirte Culturflüssigkeit.		
	Zeit.	Temp. ani.	Gewicht	Zeit.	Temp.	Gewicht
2. März	2 h	40,2	800	—	—	1275
3. „	2 h	40,2	—	2 h	39,4	—
3. „	5 h	40,3	—	5 h	40,0	—
4. „	10³/₄ h	39,5	—	10³/₄ h	39,5	—	10 h Injection.
4. „	12 h	40,0	—	12 h	39,3	—
4. „	2 h	40,0	—	2 h	39,7	—
4. „	5¹/₂ h	40,4	—	5¹/₂ h	39,9	—
5. „	11¹/₂ h	40,0	780	11¹/₂ h	39,5	1255
5. „	2¹/₂ h	40,5	—	2¹/₂ h	39,2	—
5. „	5¹/₂ h	40,3	—	5¹/₂ h	40,0	—
6. „	10 h	40,0	—	10 h	39,2	—
7. „	10 h	39,5	—	10 h	39,7	—
8. „	9 h	39,0	757	9 h	39,2	1180
8. „	5 h	40,7	—	5 h	39,6	—
9. „	10 h	40,2	—	10 h	39,6	—
9. „	11 h	Injection von je 6 Ccm. der 5. Generation derselben Cultur-reihe in die Bauchhöhle beider Kaninchen. Flüssigkeit trübe, ohne Geruch, enthält kurze bewegliche Bacillen.					
9. „	3 h	39,6	—	3 h	39,7	—
9. „	5¹/₂ h	40,2	—	5¹/₂ h	40,0	—
10. „	10 h	40,5	—	10 h	40,0	—
10. „	2¹/₂ h	40,1	—	2¹/₂ h	39,5	—
10. „	5 h	40,6	750	5 h	40,7	1270 ·
11. „	9 h	40,0	—	9 h	39,5	—
11. „	12 h	40,1	—	12 h	39,8	—
11. „	2 h	39,7	—	2 h	40,1	—
11. „	5 h	40,4	—	5 h	40,0	—	wird getödtet.

Milz und Peyer'sche Plaques stark geschwollen, sonst keine Veränderung.

Bei den späteren 3 Generationen dieser Pilzzüchtung war statt der Hausenblasegallerte Bouillon von Menschenfleisch angewendet worden, um zu ermitteln, ob in dieser Substanz vielleicht ähnlich wie im Menschenkörper die Bacillen zu grösserer Wirksamkeit heranreifen. Der Unterschied ist indess nicht erheblich, wie der folgende Versuch zeigt.

Versuch II.

3 Kaninchen werden verwendet, I—IV.

	I.			II.
Zeit.	Temp. ani.	Gewicht.		
5. März	11 h	40,0	1336	Frühere Temp. 39,5—40,5. Spon-
5. „	3 h	39,6	—	tane Gewichtsabnahme: 1200,
6. „	11 h	39,4	—	1150, nach 4 Tagen 1070.
6. „	5 h	39,8	—	Injection von 8 C.-Ctm. Leimcultur,
				2. Gen. in die Bauchhöhle von I.
7. „	10 h	40,5	—	
7. „	1½ h	39,7	—	

				III.
				Temp.
8. „	9 h	39,5	1265	39,0	10. Injection 5 C.-Ctm. Gen. 3.
8. „	1 h	39,5	—	39,0
8. „	5 h	40,0	—	40,0
9. „	10 h	39,5	—	40,3
9. „	11 h	—	—	Injection von 6 C.-Ctm. Gen. 3 (in
				Bouillon) in die Bauchhöhle von I.
9. „	3 h	37,5	—	40,5
9. „	5½ h	38,6	—	40,0
10. „	10 h	39,5	—	39,5
10. „	2½ h	40,0	—	39,5
10. „	5 h	39,9	1220	39,7	970
11. „	9 h	39,4	—	39,7
11. „	12 h	39,1	—	39,5
11. „	2 h	39,2	—	40,4
11. „	5 h	39,5	—	40,5
12. „	7 h	40,5	—	—
12. „	10 h	40,1	—	—	getödtet.

Milz und Peyer'sche Plaques stark vergrössert.

IV. Von derselben 3. Generation erhält am gleichen Tage ein noch nicht benutztes Thier 8 C.-Ctm. in die Bauchhöhle injicirt. Die Flüssigkeit ist wenig getrübt, geruchlos. Dasselbe wird am folgenden Tage Morgens sterbend gefunden, hat starke Diarrhoe, Collapstemperatur von 27°.

Nekroskopie: Lungen normal, frische Peritonitis. In der peritonealen Flüssigkeit viel kurze Bacillen. Die Peyer'schen Plaques sind stark geschwollen, doch enthalten sie keine Bacillen. Milz klein.

Von No. III fehlen die Angaben über den ·Befund, doch bleibt bemerkenswerth, dass die höheren Temperaturen constanter werden (die Anfangstemperaturen der in den Käfig gesetzten Thiere werden oft zu hoch gefunden), der Gewichtsverlust bleibt vor und nach der Injection gleich, vorher per Tag 32½, nachher 33⅓, oder wenn man 2½ Tage rechnet: 40 Grm. Vielleicht besteht also eine kleine Zunahme dieses Werthes nach der Injection.

Versuch III.

2 Kaninchen No. V und VI erhalten Typhus-Culturen, 4. Generation in
Bouillon, in die Bauchhöhle eingespritzt.

		Kaninchen V.			Kaninchen VI.	
Zeit.		Temp. ani.	Gewicht.	Temp. ani.	Gewicht.	
8. März	9 h	39,8	860	—	665	
8. „	10 ½ h	—	—	Injection 4 C.-Ctm.		
8. „	1 h	39,0	—	—	—	
8. „	5 h	40,3	—	—	—	
9. „	10 h	39,8	—	40,4	11 ½ Inj. 6 C.-Ctm.	
9. „	3 h	40,5	—	38,6		
9. „	5 ½ h	40,5	—	38,6		
10. „	10 h	40,2	—	Morgens todt gefunden.		
10. „	2 ½ h	40,7	—			
10. „	5 h	40,8	875			
11. „	9 h	40,2	—			
11. „	12 h	40,5	—			
11. „	2 h	39,8	—			
11. „	5 h	40,4	—			
12. „	7 h	40,1	—			
12. „	10 h	40,0	— getödtet.			

Bei No. V ist die Milz sehr bedeutend vergrössert, misst nach dem
im Protokoll vorhandenen natürlichen Abdruck 5 Ctm. in der Länge, 1 Ctm.
in der Breite, 0,5 in der Dicke. Die Peyer'schen Plaques werden als
wenig vergrössert bezeichnet. Bei VI sind Milz und Plaques wenig vergrössert, keine Peritonitis, das Ileum äusserst hyperämisch. — Die
zu diesem Doppelversuch verwendete Flüssigkeit enthielt bewegliche kurze
Bacillen und roch nach Schwefelwasserstoff.

*Vergleicht man das Resultat von Kaninchen I und IV einerseits
und V andererseits, so hat die Wirksamkeit der Culturflüssigkeit bei
fortgesetzter Transplantation derselben (von der 3. zur 4. Generation)
entschieden zugenommen. Der Vergleich der beiden rasch zum Tode
führenden Fälle dagegen ergiebt, dass mit der weiter fortschreitenden
Cultur der Typhusbacillen diese reiner werden, begleitende entzündliche
Veränderungen des Peritoneum, welche bei der 3. Generation noch
vorhanden waren, bei der 4. nicht mehr beobachtet werden.*

Eine weitere Versuchsreihe, welche Dr. Chomjąkoff ausführte,
sollte die Frage der Lösung näher führen, ob es möglich sei, die
jedenfalls nach den Versuchen von Letzerich im Typhusstuhl vorhandenen Eiterungserreger durch Anwendung höherer Temperaturen
zu tödten.

Zu diesem Zwecke sollte zuerst die Wirkung des unveränderten
Sediments eines Typhusstuhls geprüft werden, sodann diejenige
desselben Sediments, nachdem dasselbe einer Temperatur von 70
und 100° C. eine verschieden lange Zeit ausgesetzt war.

Versuch IV.

Am 12. April erhalten 4 Kaninchen, No. I—IV, von der frischen nächtlichen diarrhoischen Ausleerung eines Typhuspatienten, der seit 6 Tagen fiebert (39—40 °) und delirirt, geringe Mengen subcutan injicirt.

			Temp. ani.				Gewichte.			
			I	II	III	IV	I	II	III	IV
10. April	12	h	38,8	39,0			915	1140	—	—
10. „	4	h	38,8	39,2						
11. „	10	h	40,2	39,8						
11. „	4	h	40,2	39,9						
12. „	10	h	39,5	39,8	39,2	39,5	915	1060	1800	1585 Subcutane
12. „	6	h	40,7	40,3	39,2	41,0				Inj. 1 C.-
13. „	10	h	40,4	40,2	40,4	40,0				Ctm. bei I
13. „	12	h	40,4	40,5	40,5	40,5				u. II, 1½
13. „	6	h	40,8	41,2	40,4	40,8				b.III u.IV.
14. „	10	h	40,1	41,0	40,2	41,4	910	995	1700	1570.
14. „	1½	h	41,1	41,4	40,5	41,9				
14. „	6	h	41,2	41,4	40,9	41,5				
15. „	10	h	39,5	40,8	40,2	41,0	Diarrhoe bei III u. IV.			
15. „	2	h	38,5	39,0	40,0	41,0				
15. „	6	h	†	†	39,5	41,2				
16. „					†	†				

Man sieht in sehr übereinstimmender Weise eine bedeutende und anhaltende Temperatursteigerung, welche gleich nach der Injection beginnt, am 3. Tage nach derselben ihre grösste Höhe erreicht, der Tod tritt bei allen am 3. oder 4. Tage ein, bei III und IV unter Diarrhöen.

Die anatomischen Notizen sind leider unvollständig, bei I wird erwähnt: grosse Eiterung im Zellgewebe an der Injectionsstelle.

Bei II ist bemerkt: Herz und Lungen normal, Cysticerken der Leber und des Netzes, die Peyer'schen Drüsen sind gross und geröthet; von der Milz ist ein Abdruck vorhanden von 5,7 Ctm. Länge und 1,1 Ctm. Breite, das Organ ist also, namentlich in Betracht der Kleinheit des Thieres sehr bedeutend vergrössert.

Bei III fand sich ein grosser, trockner Abscess an der Injectionsstelle.

Bei IV fehlen Notizen.

Die mikroskopische Nachuntersuchung, welche ich mit den von No. III aufbewahrten und in Spiritus sehr gut gehärteten Organen habe vornehmen können, ergab Folgendes:

In den geschwollenen, wohl 2 Mm. über die Darmoberfläche hervorragenden Plaques findet sich eine enorme zellige Infiltration des interstitiellen Gewebes, die in die Tiefe hin zunimmt. Eben-

daselbst sind auch die Epithelien der Schlauchdrüsen enorm vergrössert, die Anzahl auffallend gross. In den oberflächlichen Schichten
sind die Gefässe sehr stark erweitert und mit in Essigsäure-Glycerin
zu hellen Ringen verblassten rothen Blutkörperchen prall erfüllt.
Zwischen denselben stellenweise massenhafte, jene gänzlich ver-
drängende Anhäufungen grober glänzender Körner; eben solche, aber
immer etwas blassere, finden sich auch neben den Gefässen, stellenweise in grossen, länglichen und spindelförmigen Lücken, namentlich
neben den Zügen glatter Muskelfasern, welche hier weit bis zur
Oberfläche vordringen. Die Grösse dieser Körner ist durchschnittlich
nahezu 1,4 μ (mit Zeiss $^1\!/_{12}$ Oel-Imm. u. Oc. 3), also bedeutend
grösser, als irgend welche Mikrokokken, namentlich die des Microsporon septicum. — In den Lymphfollikeln nichts Besonderes.

Es muss natürlich dahingestellt bleiben, ob dies etwa Vorstufen
der Bacillusentwicklung sind, da wir solche Typhusfälle nicht kennen,
welche am Anfange des 5. Tages nach der wirklich stattgehabten
Infection zu Grunde gehen, indessen hat dieses wohl einige Wahrscheinlichkeit, da es mir gerade in diesem Präparate sehr gut gelungen ist, eine vollständige Aufhellung der Protoplasmakörner zu
erreichen und im angesäuerten Glycerinleim bis jetzt auch zu conserviren.

Die folgenden beiden Versuchsreihen sollten die oben gestellten
Fragen entscheiden.

Versuch V.

Es werden hiezu 2 Kaninchen verwendet, welche zuerst gewässerten
Typhusstuhl dem Futter beigemischt erhielten, dann auf dem Wege der
Injection etwas mit Natronphosphat 1 % gewaschenes Sediment desselben.

Zeit.	Temp. ani.		Gewichte.	
	I	II	I	II
20. April 6 Ab.	40,2	39.8	2090	1375
21. „ 10 Mg.	40,3	40,1		
21. „ 6 Ab.	40,3	40,2		
22. „ wie vor.	40,0	40,1	2040	1320
22. „ „ „	40,4	**40,5**		
23. „ „ „	**40,2**	39,7		
23. „ „ „	39,9	40,2		
24. „ 10	39,9	39,9		
24. „ 12	40,0	40,0		
24. „ 6	40,0	40,4	2130	1365
25. „ 10	40,1	39,7		
25. „ 6	40,1	40,1		
26. „ 10	40,1	40,1		
26. „ 6	40,7	40,1		
27. „ 10	40,6	40,4	2035	1338

Beimischung von gewässert. Typhus-
excreten zur Nahrung.

Zeit.	Temp. ani.		Gewichte.	
	I	II	I	II
27. „ 6	40,2	40,4		
28. „ 10	40,0	40,4		
28. „ 6	40,4	40,2		
29. „ 10	40,2	40,2		
29. „ 6	40,1	40,2		
30. „ 10	40,1	40,3		
30. „ 6	40,3	40,4	2147	1330
1. Mai 10	**39,8**	**40,5**		
1. „ 6	40,6	40,3		
2. „ 12	40,0	40,5		
3. „ 10	40,1	40,3		
3. „ 6	40,3	40,3		
4. „ 10	40,1	40,3		
4. „ 6	40,3	40,5		
5. „ 10	40,2	40,4		
5. „ 6	40,2	40,5		
6. „ 10	40,1	39,1		
6. „ 6	40,2	40,0		
7. „ 10	40,1	39,7	2060	
8. „ getödtet.				

Neben dem Eintrag „1. Mai 10": Subc. Injection 1 C.-Ctm. gewaschenes Sediment.

Ich würde diese Temperaturtabellen schwerlich mitgetheilt haben, wenn nicht der Befund von No. I bemerkenswerth wäre, indem Milz und Peyer'sche Plaques bedeutend geschwellt waren, jene 6,2 Ctm. lang und 1,3 Ctm. breit gefunden wäre. Das Gewicht ist im Ganzen unverändert geblieben. So ist der Fall bemerkenswerth und kann vielleicht später Verwerthung finden. — Bei II hatte sich an der Injectionsstelle ein kleiner Abscess gebildet.

Schon jetzt sei darauf hingewiesen, dass der typhöse Process bei Kaninchen oftmals viel protrahirter und afebril oder mit sehr geringer Temperatursteigerung verläuft.

Versuch VI.

2 gesunde Kaninchen erhalten frisches Typhusexcret injicirt, I nachdem dasselbe einige Stunden einer Temperatur von 60 und 70 ° ausgesetzt war, II solches, das 4 Stunden auf 100 ° erwärmt war.

Zeit.	Temp. ani.		Gewichte.	
	I	II	I	II
26. April 11 h	40,1	40,4	1160	1120
26. „ 6 h	**40,5**	40,2		
27. „ 10 h	40,3	40,4		
27. „ 6 h	40,4	40,3		
28. „ 11 h	40,3	40,0		
28. „ 6 h	40,3	40,3		
29. „ 10 h	40,2	40,0		

Neben den ersten Einträgen: 4 h 1 C.-Ctm. inj. bei I auf 60 °, „ II „ 100 ° erwärmt.

auch für die Untersuchung solcher Theile, welche sehr reich an leim-
gebender Substanz sind und deshalb bei der gewöhnlichen Essig-
säurebehandlung durch Quellung verunstaltet werden.

Es ist ersichtlich, dass diese Eigenschaften für die Entdeckung
von Organismen im Gewebe sehr vortheilhaft sind, leider ist es sehr
schwierig, dieselben dauernd zu conserviren. Ueberträgt man solche
Schnitte in die von mir zuerst angegebene Leimglyceringallerte (Hausenblase 3, Glycerin 1, mit Zusatz von etwas Thymol oder Campher,
von denen es genügt Stückchen am Stopfen anzukleben), so trübt sich
wieder das Zellprotoplasma. Ich habe deshalb der obigen Mischung
so viel Eisessig zugesetzt als nur möglich, um ihr noch einige Consistenz zu verleihen und ist es mir alsdann gelungen, die Präparate
längere Zeit licht zu erhalten. Wie lange dies möglich sein wird,
bleibt abzuwarten.

Noch ist des Verhaltens der rothen Blutkörperchen zu gedenken,
welches ebenfalls bisweilen Schwierigkeiten bereitet. Ist der Eisessig mit dem Glycerin nicht gemischt, sondern diesem aufgeschichtet,
so löst sich natürlich das Hämoglobin. Diese Lösung findet jedoch
nicht statt wenn beide gemischt sind; bei grossem Ueberschuss der
Essigsäure macht sich indess ein verschiedenes Verhalten der rothen
Blutkörperchen bemerklich. Während die in den Gefässen befindlichen und nicht stagnirenden sich gänzlich aufhellen und farblose
Ringe bilden, werden die stagnirenden (globöse Stase Hueter's) und
die extravasirten gewöhnlich, wahrscheinlich wenn die Entfernung
derselben aus dem circulirenden Blut schon einige Zeit vorher stattgefunden, nicht mehr gänzlich entfärbt. Bald behalten sie gleichmässig ihre dunkelbraune Farbe, bald auch werden die Randtheile
nur aufgehellt und bleiben bräunlich-grüne Kugeln im Centrum übrig.
Solche verschiedene Löslichkeit des Hämoglobins besitzen auch schon
die frischen r. Blutkörperchen nicht selten in hervorragendstem
Maasse und braucht hierauf die Entstehung der Pseudokerne Bött-
cher's, denn diese schwerer löslichen centralen Theile werden doch
schliesslich entfärbt, bleiben aber stärker lichtbrechend und nehmen
auch Farbstoffe leichter auf als die peripheren, gänzlich ihrer proto-
plasmatischen Grundlage beraubten Theile.

Diese hämoglobinhaltigen Reste rother Blutkörperchen bereiten
nun mannigfach unliebsame Veränderungen in sonst vortrefflichen
Präparaten, indem sie krystallinisch werden und zusammenhängende
homogene Platten bilden, in deren Bereich kein anderes Gewebe
mehr erkennbar ist.

Bei der Untersuchung des Processus vermiformis des am 27. Nov.

operirten und am 29. gestorbenen Kaninchens I zeigte sich zunächst derselbe Befund höchst ausgebreiteter interstitieller Zellablagerung, wie in früheren Fällen; in den oberflächlichen Schichten der Schleimhaut ist dieselbe am stärksten, die schlauchförmigen Drüsen sind gänzlich comprimirt, durch breite Lagen zellreichen Gewebes getrennt, übrigens stellenweise, namentlich im Centrum der einzelnen Herde, von extravasirtem Blute durchsetzt. Das Extravasat verbreitet sich vorzugsweise längs des interfolliculären Gewebes, das ebenfalls gänzlich erfüllt ist von zelligen Elementen. Hier verlaufen zudem die grösseren Gefässe, welche unsere Aufmerksamkeit verdienen. Grösstentheils sind die hier vorhandenen Venen dilatirt und mit zusammengepressten Blutkörperchen gefüllt, die letzteren stellenweise dunkelbraun gefärbt, widerstandsfähiger gegen die hämoglobinlösende Wirkung der Essigsäure. Daneben aber treten hier auch solche Gefässlängs- und Querschnitte auf, welche mit blassen, von rothen Blutkörperchen vollständig freien Thrombusmassen gefüllt sind. Die Enden derselben erscheinen auf Querschnitten entweder im Centrum des Gefässes und rings von rothen stagnirenden Blutgefässen umgeben oder auch als ringförmige oder blos an einer Seite der Wand aufgelagerte Thrombusmasse. Was die Zusammensetzung der letzteren angeht, so ist zu bemerken, dass hier sowohl körnige als homogene Substanz wahrgenommen wird. Von der ersteren, deren Körner in Ac unlöslich sind, will ich es dahingestellt sein lassen, ob man es mit Sporen von Typhusbacillen zu thun hat. Jedenfalls sind dieselben nicht rein vorhanden, da die Körner verschiedene Grösse besitzen. Die homogenen Massen stimmten vollständig mit denjenigen Thrombusmassen überein, welche sich auch bei dem menschlichen Typhus im Beginn der Nekrose vorfinden, z. B. in dem Fall Krompera, besonders ausgedehnt, wie es scheint in solchen Fällen, in denen die zellige Neubildung die Bacillusinfiltration überwiegt. Bacillusmassen in den Blutgefässen sind weder bei diesem Kaninchen, noch bei den histologisch ähnlichen Fällen vom Menschentyphus vorhanden.

Ganz ähnliche Befunde ergibt auch die Submucosa, nur dass hier die Zellinfiltration nicht so dicht ist und grosse Zellen, wie im menschlichen Typhusdarme, in überwiegender Anzahl vorkommen. Die Blutextravasate erlangen auch hier wieder grössere Ausdehnung, nachdem sie in der darüber befindlichen Schicht sich vorzugsweise auf die schmalen Streifen interfolliculären Gewebes beschränkten; in den Follikeln findet sich nur frisches Extravasat an denjenigen Stellen, an denen dieser Vorgang überhaupt in intensivster Weise entwickelt ist.

Betrachtet man die gegenseitigen Verhältnisse der zelligen Ele-

mente und des Blutextravasats in den schon früher angedeuteten verschiedenen Altersstufen des letzteren, welche sich durch eine ab-
nehmende Löslichkeit des Hämoglobins unterscheiden, so ist die zunehmende Grösse der Zellen höchst auffällig, welche der Inspissation
der rothen Blutkörperchen parallel geht. Es legt dieses die Vermuthung nahe, dass die Vergrösserung der Zellen auf einer Aufnahme
derjenigen Substanzen beruht, welche den im Gewebe abgelagerten ·
rothen Blutkörperchen entzogen werden. Die Elemente des Binde-
gewebes, welche sich innerhalb solcher Extravasate oder an deren
Rand befinden, sind aber nicht allein grösser geworden, sondern
haben auch vielfach eckige Gestalt angenommen und sind durchweg
homogen glänzend, manchmal von etwas grüngelblichem Schimmer,
als seien sie durch etwas gelöstes Hämoglobin tingirt, endlich finden
sich hier auch grosse mehrkernige Zellen, wenn dieselben auch
nicht gerade den Namen vielkerniger Riesenzellen verdienen, da sie
nicht mehr wie drei, höchstens vier Kerne enthalten. Manche derselben scheinen auch ganze Lymphkörperchen in sich aufgenommen
zu haben und erinnern an Formen, welche man früher als Mutter-
zellen auffasste.

Diese angehenden Riesenzellen, vollständig übereinstimmend mit
den grossen Typhuszellen des Menschen erinnern lebhaft an Befunde,
welche Langhans in seiner Arbeit über die Schicksale der Blutextravasate im Thierkörper gemacht hat; derselbe wies zuerst auf das
Auftreten von Riesenzellen in der Peripherie künstlich gesetzter Blutextravasate hin, welchen er geradezu die Function von Resorptions-
organen für das ergossene Blut zuschreibt. (Virch. Arch. Bd. 49,
S. 103.)

So sehr ich auch in allen übrigen Punkten den von Langhans entwickelten Anschauungen beistimme und dieselben auch in
dem vorliegenden Falle des Menschen- und Thiertyphus bestätigen
kann, so scheint mir doch diese Annahme nicht nothwendig begründet
zu sein durch die Beobachtung; denn an und für sich wäre ebenso-
gut die Schlussfolgerung aus den gleichen Beobachtungsthatsachen
abzuleiten, dass diese grossen Zellen hervorgehen aus einer Ueber-
ernährung durch die bei der Inspissation des Extravasats aus demselben diffundirenden Stoffe, wie ich dieses auf Grund meiner Befunde
glaube eher annehmen zu dürfen. Dass diese grossen Zellen nicht
gerade nothwendig für die Resorption von extravasirtem Blute sind,
gesteht auch Langhans indirect zu, indem er mittheilt, dass stellenweise auch kleinere Zellen an der Oberfläche von Extravasaten angetroffen werden, welche in Resorption begriffen sind. In dem vor-

liegenden Fälle fehlen, wie schon bemerkt, zusammenhängende Lagen vergrösserter Zellen und lässt sich eine allmähliche, mit der Resorption der Blutextravasate zunehmende Vergrösserung der Zellen nachweisen. Die den Charakter von Riesenzellen wenigstens annähernd an sich tragenden Zellen dürften ihre Entstehung wohl mehr der Aufnahme anderer Elemente verdanken.

An denjenigen Gewebspartien, an denen die Extravasation in geringerem Maasse stattgefunden, in den Follikeln, finden sich nur grosse Zellen, welche Blutkörperchen in Substanz aufgenommen haben und nun entweder glattrandige, kugelige oder ovale Körper darstellen, welche gleichmässig braunroth gefärbt, oder auch noch die einzelnen Blutkörper in den verschiedenen Phasen der Verschmelzung erkennen lassen. Gewöhnlich liegen diese Blutkörperchen haltigen Zellen in grösseren Haufen bei einander, doch kommen sie auch vereinzelt in dem kleinzelligen Gewebe des Follikels vor und sind manche von diesen letzteren weniger intensiv gefärbt, vielleicht entfärbt. Ich vermuthe, dass diese, scheinbar der Kerne entbehrenden Körper diejenigen sind, welche Letzerich in seinen experimentellen Typhusfällen als „Plasmakugeln" bezeichnet und den Typhusorganismen einzureihen bemüht ist, welcher Auffassung ich nach dem Auseinandergesetzten nicht beistimmen kann, indem die normale Entwicklungsreihe des Bacillus typh. wie aller Bacillen nur die Stadien der Sporenbildung, ihres Auswachsens zu Fäden und der neuerlichen Sporenbildung in diesen letzteren umfasst.

Diese Bildung von Blutpigmentzellen in den Darmfollikeln der Versuchsthiere stellt eine wesentliche Uebereinstimmung mit der Typhusaffection im Menschendarm dar, bei welcher in manchen Fällen, eben denjenigen mit reichlicher Zellproliferation genau dieselben Befunde constatirt werden. Bekanntlich beruht auch auf dieser Bildung die so charakteristische Schwarzfärbung der Follikel nach abgelaufenem Typhus, eines der besten Zeichen für die frühere Anwesenheit eines solchen, welches auf der Bildung von Schwefeleisen aus dem freigewordenen Eisen des Hämoglobins beruht; die, die veränderten rothen Blutkörperchen oder Hämatinkörper enthaltenden Zellen conserviren diese Inhaltsmassen lange und es pflegen dieselben den mykotischen Process wie die Zellinfiltration zu überdauern.

Es bleibt jetzt nur noch übrig, die Befunde der Spaltpilze innerhalb des Gewebes mitzutheilen. Während ich in den früher erwähnten Fällen von künstlicher Infection mit Typhusbacillen, welche mir zur Untersuchung vorlagen, keine sicheren Resultate in dieser Beziehung gewinnen konnte, gelang mir dieses in dem vorliegenden Fall

bei Anwendung der gleichen Methode. Hier bemerkt man in feinen
Schnitten, welche 1 — 2 Tage in dem Essigsäure-Glycerin gelegen
und am besten in diesem selbst untersucht werden, innerhalb der
kleinzelligen Masse der Follikel lichtere Stellen, bald in der Nähe
der freien Oberfläche derselben, bald aber auch in der Tiefe, die
nicht scharf begrenzt sind, mit Zeiss E gewahrt man, dass die Kerne
daselbst spärlicher liegen und zum Theil ungewöhnlich klein sind,
somit an Befunde von Kernschwund erinnernd, welche ich bei menschlichen Typhusdärmen zu machen Gelgenheit hatte. Die solche Stellen
ausfüllende Masse erscheint bei dieser Vergrösserung noch ziemlich
homogen, erst unter stärkeren Systemen, ganz besonders schön mit
Zeiss' Oel-Immersion $^1/_{18}$, der ich mit Oc. 2 für dieses Object selbst
vor dem $^1/_{12}$ den Vorzug einräumen muss, tritt die Zusammensetzung
dieser Masse aus kurzen etwas plumpen Stäbchen hervor, welche
zum Theil Sporen enthalten, gewöhnlich je eine centrale, und den
jüngsten Stäbchenformen entsprechen, welche auch bei anderen Bacillen durch das Auswachsen der Sporen gebildet werden. Die
Enden dieser Stäbchen sind zum Theil abgerundet, zum Theil aber
auch zugespitzt, so dass die in diesem Entwicklungszustande glänzende Spore den dicksten centralen Theil des Stäbchens ausfüllt.

Aber es findet sich in diesen Präparaten noch ein weiterer
Befund, der wie ich glaube jedes Bedenken schwinden lassen muss,
dass es sich hier wirklich um Bacillus handelt, der in Form von
Sporen oder kurzen sporenhaltigen Stäbchen in die Schleimhaut eingedrungen sich daselbst zu jenen Formen weiter entwickelt, welche
wir im menschlichen Typhusdarm haben als höchste und charakteristische Entwickelungsstufe dieses Parasiten nachweisen können.

Untersucht man sehr dünne senkrechte Schnitte durch die hämorrhagisch infiltrirten Theile und deren Nachbarschaft, so trifft man
namentlich da, wo die Blutmassen nicht so sehr massenhaft im Gewebe verbreitet sind, in der Peripherie einzelner Follikel Züge von
äusserst zarten Fäden, welche den Randsinus des Follikels gänzlich erfüllen. Sie liegen parallel der Oberfläche des Follikels, verlaufen leicht gewellt und unvermischt mit zelligen Elementen; neben
denselben gewahrt man hie und da endothelartige Elemente. Die
Dimensionen der Fäden entsprechen denjenigen des Typhusbacillus. An Schrägschnitten des Lymphsinus ragen sie büschelartig
hervor und man überzeugt sich hier, dass die Fäden gänzlich
isolirt sind und nirgend etwa Verzweigungen darbieten, wodurch
jede Verwechslung mit elastischen Faserbündeln, welche an dieser
Stelle übrigens gar nicht vorkommen, völlig ausgeschlossen erscheint.

Ebensowenig entspricht auch die blasse, wenig lichtbrechende Beschaffenheit neben scharfem Contur an diesen Fasern einer solchen Annahme. Am schlagendsten aber wird eine Verwechslung mit irgend einem normal-histologischen Gebilde dadurch widerlegt, dass von diesen Bacillussträngen der Lymphsinus nicht selten büschelförmig ausstrahlende dichtgedrängte Fasermassen in die Substanz des Follikels selbst sich einsenken und die hier befindlichen Lymphzellen bis in beträchtlichere Tiefe auseinanderdrängen.

Indem ich nach gewissenhaftester und vielfach wiederholter Prüfung dieser Objecte mich völlig von der Richtigkeit dieser Anschauung überzeugt habe, muss ich es als eine erwiesene Thatsache betrachten, *dass der Bacillus typhosus unter günstigen Umständen auch in der Darmschleimhaut des Kaninchens sich zu jenem Faden-Mycel entwickelt, welches im Menschendarm die ganze Masse der Typhus-Plaques durchsetzen und die Blutgefässe erfüllen kann. Die mitgetheilten histologischen Veränderungen, der Gefässstase und Thrombose, des extravasirten Blutes, der zelligen Neubildung stimmen ebenfalls in beiden Fällen vollkommen und erhöhen so den Werth der als identisch zu betrachtenden Spaltpilzentwicklung als des eigentlichen genetischen Moments bei dem Typhusprocess.*

Die so wichtigen Fragen der für den Bacillus typh. günstigen Entwicklungsbedingungen ausserhalb des thierischen Organismus behalte ich mir vor, später zu erörtern, indem die hierzu nothwendigen Versuche, zum Theil schon eingeleitet, noch nicht zum völligen Abschluss gelangt sind. Erst jetzt, nachdem die Möglichkeit der Isolation dieses Organismus dargethan ist, wird die Untersuchung der natürlichen Entstehungsweise des Abdominaltyphus einen sicheren Boden gewinnen, nachdem bis dahin nur empirisch einzelne derjenigen Umstände festgestellt werden konnten, welche diese Entwicklung begünstigen.

Die Widersprüche, welche die auf so unsicherer Basis vorwärts gehenden Arbeiten der Hygieniker ergeben haben, sind der beste Beweis, dass diese Methode bis dahin mangelhaft war, womit natürlich das Verdienstliche dieser Untersuchungen keineswegs in Abrede gestellt werden soll. Es ist dagegen meine feste Ueberzeugung, dass diese Untersuchungen erst zum Abschluss gebracht werden können, wenn die Hygieine neben den allgemeinen, den Abdominaltyphus begünstigenden Umständen, auch die Vegetationsbedingungen des denselben erzeugenden Organismus in Betracht zieht.

III. Die Therapie des Abdominaltyphus.

In dieser Beziehung bin ich nur in der Lage, Fragmente zu bieten, da es mir nicht gelungen ist, auf der mir zu Gebote stehenden kleinen Abtheilung des allg. Krankenhauses auch nur eine etwas grössere Anzahl von Fällen dieser Krankheit zu erhalten. Doch seien auch diese wenigen Thatsachen mitgetheilt, in der Hoffnung, dass dieselben günstiger situirte Aerzte veranlassen, die zu gebenden Gesichtspunkte weiter am Krankenbett zu prüfen.

Die Therapie des Typhus abd. ist jetzt, seit den Arbeiten von Brand, Liebermeister u. A. vorzugsweise zu einer antifebrilen geworden. Das Hauptaugenmerk derselben ist auf die Entfernung des Wärmeüberschusses gerichtet und hat bekanntlich die abkühlende Methode sehr wesentliche Erfolge in dieser Krankheit erzielt, besonders in Verbindung mit roborirendem und gelegentlich excitirendem Verfahren.

Allein es dürfte Demjenigen, welcher verschiedenartige Epidemien gesehen hat, nicht entgangen sein, dass diese Methode in manchen derselben weniger günstige Resultate erzielt, in einigen sogar gänzlich im Stich lässt. Ein einzelnes solches Beispiel gänzlicher Unwirksamkeit der vielfach wiederholten kühlen Bäder habe ich oben angeführt, umfassendere eigene Erfahrungen in dieser Beziehung hatte ich früher Gelegenheit gehabt, selbst zu machen, als ich noch in voller Ueberzeugung des Werthes dieser Therapie dieselbe in strengster Weise bei Kranken der französischen Invasionsarmee in der Schweiz im Jahre 1871 in Anwendung brachte.

Es ist unnöthig, die Details dieser Beobachtungen wiederzugeben, da auch andere Autoren die besondere Schwere dieser Kriegstyphen hervorgehoben haben, sowie die Erfolglosigkeit der gegenwärtig üblichen Therapie. Die ebenfalls bereits angeführte Thatsache, dass solche schwere Fälle afebril verlaufen können (Fräntzel), beweist auf das deutlichste, dass auch von dem Standpunkte des Therapeuten die ausschliessliche oder vorzugsweise Berücksichtigung der Temperatursteigerung nicht zulässig erscheint.

Nachdem der Abdominaltyphus als eine Schistomykose erkannt ist, wird es die erste und wesentlichste Aufgabe der Therapie dieses Processes sein, die Weiterentwicklung dieser Organismen zu hemmen. Die Therapie muss auch hier in erster Linie die Genese des Processes berücksichtigen; und zwar gilt dieses nicht blos für die erste Invasion des Processes und kann diese etwa als ein selbstständiger Vorgang betrachtet werden, nach dessen Ablaufe ferner-

hin nur die gestörten Functionen des menschlichen Organismus in
Betracht kommen; sondern vielmehr zeigen unsere Untersuchungen,
dass auch die secundäre Verbreitung der Typhusbacillen vom Darm
aus und ihre Importation in andere Organe (Lunge, Gehirn, Niere)
schwere Störungen in der Function dieser hervorruft. Wo aber auch
solche Weiterverbreitung der Organismen selbst nicht stattfindet oder
nicht nachgewiesen ist, da haben wir Grund genug anzunehmen, dass
es von diesen Organismen gebildete Substanzen sind, welche diese
Veränderungen hervorbringen, so z. B. die parenchymatösen Dege-
nerationen, die Muskelveränderungen u. s. w. Mögen diese letzteren, schon durch ihre allgemeinere Verbreitung charakterisirte Störungen der Nutrition und Function durch den Eintritt von Zersetzungs-
stoffen in die Blutbahn abhängen, ähnlich wie bei Säurevergiftung,
oder auf Sauerstoffentziehung beruhen, wie bei Kohlenoxydvergiftung,
oder auf jene merkwürdigen Bindungen und Lösungen wirksamer
Sauerstoffmoleküle, wie sie Binz für die Arsenvergiftung kennen
gelehrt hat, immer werden derartige Vorgänge aufhören, wenn ihre
Erreger ihre Wirksamkeit eingebüsst haben: levata causa, tollitur
morbus. Die Zerstörungen in einzelnen Organen, welche der Process
bis dahin angerichtet hat, werden alsdann zum grössten Theil den
natürlichen Restitutionseinrichtungen des Organismus überlassen werden können.

Es ist dieser Gesichtspunkt bereits mehrfach und wahrscheinlich
häufiger, als es die Publicationen ergeben, zum Ausgangspunkt therapeutischer Versuche gemacht worden, indess ist er noch fern davon,
in das allgemeine Bewusstsein der Aerzte übergegangen zu sein.
Ueberdies sind die Antimycotica gewöhnlich nur als Antifebrilia in
Betracht gezogen worden. Eine meiner Anschauung entsprechende
Auffassung der Frage hat in ganz entschiedener Weise Immermann
ausgesprochen (Vortrag im schweiz. Centralverein zu Olten 26. Oct.
1878. Schweiz. Corresp.-Bl. 1878), indem er, auf Grund der von ihm
beobachteten Verminderung der Typhusrecidive nach Salicylbehandlung, gegenüber der einfach hydriatischen Methode, als ein allgemein
prophylaktisches Princip der Therapie die methodische Desinfection
muthmasslich inficirter Individuen hinstellte; es freut mich, dass
dieser Grundsatz, den ich am Schlusse des Jahres 1877 in allge-
meinerer Weise formulirte (Vortrag im Centralverein deutscher Aerzte
Böhmens am 21. Decbr. 1877. Prag. Wochenschrift 1878 und Beitr.
z. path. Anat. 2. Heft. Prag 1880), auch von klinischer Seite anerkannt wird.

Es handelt sich nun in der That, wie Immermann mit Recht

in seinem Vortrage hervorhebt, auch für den Ileotyphus dasjenige
der antimycotischen Mittel ausfindig zu machen, welches dem Typhus-
gifte, wir können jetzt sagen dem Typhusbacillus, gegenüber eine
ähnliche specifische Wirkung ausübt, wie wir sie von dem Chinin
bei Malariaprocessen, von der Salicylsäure bei rheumatischen anzunehmen berechtigt sind.

Nachdem die Chininsalze wenig befriedigende Resultate ergeben
haben, hat man sich im therapeutischen Experiment mit Vorliebe
der Salicylsäure und deren Salzen zugewendet, mit besserem Erfolge (Buss, Riess, Immermann, Jahn u. A.). Die Resultate,
welche mit derselben erzielt sind, erscheinen nicht ungünstig, weil
ihre Anwendung in nahezu hinreichendem Maasse möglich ist, um
die antimycotische Wirkung herbeizuführen. Die Chininbehandlung
dagegen scheitert, wenn man diesen Gesichtspunkt festhält, an dieser
Klippe, indem man sie nicht mit der zu diesem Zweck nothwendigen
Intensität in Anwendung bringen kann.

Bei der Salicylsäure ist dies eher möglich, wie die Erfahrung
bei dem acuten Gelenkrheumatismus gezeigt hat. Für den Typhus
abd. hat Jahn eine sehr interessante Versuchsreihe mitgetheilt, die
sich namentlich durch die annähernde Gleichartigkeit des Kranken-
materials, wie durch den Vergleich mit anderen Epidemien ausge-
zeichnet sind, welche an dem gleichen Krankenmaterial beobachtet,
aber in abweichender Weise (hydriatisch und Chinin) behandelt
wurden (Deutsches Archiv f. klin. Med. Bd. 18). Die erste dieser
Epidemien (1872) ergab bei Behandlung mit Säuren, kleinen Chinin-
dosen, bei hoher Temperatur, stellenweise in Anwendung gezogenen
kühlen Bädern eine Mortalität von 23 pCt. und trat die Apyrexie
in den günstigeren durchaus nicht als besonders schwer zu bezeichnenden Fällen erst am 24. Krankheitstage ein.

Die zweite Epidemie (1874), in welcher die hydrotherapeutische
Behandlung strenge durchgeführt wurde, ergab nur 8,5 pCt. Todte,
aber auch hier wird die Dauer des Fiebers auf 25 Tage berechnet,
also gegenüber der ersten Epidemie nicht verkürzt.

Die dritte Epidemie endlich (1875—76) mit Salicylsäurebehand-
lung ergab 7,7 pCt. Todte und eine mittlere Dauer des Fiebersta-
diums von 21 Tagen. Die Salicylsäure, entweder rein oder nach
dem Vorgange von Riess als Natronsalz gegeben, und zwar zu
4—6 Grm. im Tage, wirkte, wie ein Blick auf die Curventafel lehrt,
im Allgemeinen nur allmählich entfiebernd; ein deutlicher Einfluss
auf die Herabsetzung des Fiebers wird gewöhnlich erst nach einigen
Tagen bemerkbar, die Temperatur kann in den ersten Tagen sogar

noch höhere Maxima als vor der Behandlung erreichen, gewöhnlich sind daneben aber auch starke Remissionen, also eine grosse Breite der täglichen Temperaturschwankung vorhanden. Ein Aussetzen der Salicylbehandlung für ein oder mehrere Tage lässt die Temperatur wieder sofort auf die frühere Höhe zurückschnellen oder es bleiben die Absenkungen aus.

Ich möchte hieraus schliessen, dass in unzweifelhafter Weise die antimycotische Wirksamkeit dieser Substanz sich ergibt, dass dieselbe aber, um sichere und nachhaltige Erfolge zu erzielen, in grösserer Menge gegeben werden musste. Dieses aber hat seine Schwierigkeiten. Jahn beobachtete bei der Anwendung der Säure wiederholt heftige Pharyngitiden, welche den Weitergebrauch hinderten oder unmöglich machten, auch schreibt er bronchitische Reizungen auf Rechnung des Mittels; ob dieses mit Grund angenommen wird, ist mir zweifelhaft, doch scheint die Substanz allerdings weniger auf die typhöse Pneumonie zu wirken, da die drei Todesfälle, welche beobachtet wurden, an diesem Secundärprocess (und Blutungen, Epistaxis) zu Grunde gingen. Nur ein Theil· dieser Uebelstände konnte durch die Anwendung des Natronsalzes vermieden werden. Sehr günstig erscheint dagegen die Wirkung auf die nervösen Erscheinungen, die schnelle Wiederkehr des Bewusstseins, eine Erscheinung, welche auf eine stärkere Accumulation des Mittels im nervösen Centralapparat hindeutet.

Ob andererseits die unangenehmen Erscheinungen, welche die Salicylsäure im Centralnervenapparat hervorruft, in diesen Fällen nicht zu Tage traten, habe ich nicht bemerkt gefunden, vielleicht haben sie indess die Veranlassung gegeben, wenigstens bisweilen früh die Salicylbehandlung abzubrechen. In einem solchen Fall (Curve VII, Fall 30) blieben Recidive nicht aus. Immermann hat seine in der That ausserordentlich günstigen Resultate in Bezug auf Verhütung der Recidive bei Salicyl-Nachbehandlung (4 pCt. gegen 23,6 pCt. bei nicht Salicylisirten) mit täglichen Gaben von 4—6 Grm. des Natronsalzes erzielt, die von dem Zeitpunkt der Entfieberung an gegeben wurden. Auch er macht bezüglich der Einwirkung auf das Nervensystem keine Bemerkung.

Nimmt man nun auch an, dass in der That diese unangenehme Nebenwirkung der Salicylate im Typhus weniger zur Geltung kommt, als sonst, so bleibt doch die Nothwendigkeit höherer Gaben übrig, welche aus den vorerwähnten Mittheilungen hervorzugehen scheint, vielleicht auch ein ungünstigeres Verhalten gegenüber Reizungszuständen des Respirationsapparats. Auch Immermann legt weniger

Gewicht auf das von ihm angewendete Mittel, als auf das Princip der Desinfection oder Antimycose, wie ich lieber sagen möchte; nur scheint er demselben weniger in der Invasions- und febrilen Periode, als derjenigen der Apyrexie Rechnung zu tragen.

Die Schwierigkeit, irgend ein Mittel auf den Process im unteren Dünndarm einwirken zu lassen, liegt im Wesentlichen offenbar in der raschen Resorption gelöster Substanzen im Magen und oberen Dünndarm. Es wird demnach am ersteren Orte nur ein relativ kleiner Theil derselben anlangen. Es wird deshalb dasjenige Mittel hier den Vorzug verdienen, welches ohne schädliche Nebenwirkungen auszuüben, an dieser Stelle in möglichst grosser Menge in Wirksamkeit treten kann; ausserdem muss natürlich auch die Frage specifischer Wirksamkeit der einzelnen Antimycotica gegenüber dem Typhusbacillus gestellt werden.

Zunächst hatte die erste Möglichkeit, der reichlicheren localen Anwendung mich veranlasst, Versuche mit Natronbenzoat anzustellen; ich gebe das von mir Beobachtete natürlich nicht, um diese Frage zu entscheiden, sondern um zu ihrer Entscheidung anzuregen. Soviel scheint mir schon gegenwärtig bewiesen, dass diese Substanz günstigere Chancen darbietet, um die zur antimycotischen Wirkung nothwendige Concentration zu erreichen, ohne üble Nebenwirkung. Im Uebrigen enthalte ich mich jeder Bemerkung.

Fall 1.

Hrubý, Franz, 17 J., Gärtnergehilfe, recipirt 23. April 1880. *Ileotyphus, Pneumonia dextra.* Anamnese:

	Temp.	Puls	Resp.	Medication:
Pat. ist seit dem 20. d. M. krank, hat durchweg heftiges Fieber, seit 2 Tagen soporös. Er bewohnte mit drei Genossen ein niedriges kleines Dachkämmerchen in einem Gartenhause, das sehr unrein war, auch soll das Wasser nicht gut trinkbar gewesen sein. Er 4 selbst führte seine Krankheit auf Ueberanstrengung 6 zurück. 8	39,6 39,2 39,4	96	36	Chinin. sulf. 1,00 Inf. rad. ipecac.
Status praes. vom 24. April. Pat. ist kräftig gebaut und gut genährt. Die Haut fühlt sich sehr heiss an, zeigt eine leicht cyanotische Färbung. Die Conjunctiva des r. Auges injicirt, die Pupillen reagiren gut, der Blick stier. Pat. ist aus seinem Sopor schwer und nur vorübergehend aufzurütteln, zeigt sich dann auch sehr schwerhörig. — Die Lippen sind mit braunen Borken belegt, ebenso die sehr trockene Zunge.	38,1 38,5 37,4 37,5 39 39 38,8	84 88	34 38	Mg. bz. 10,00 Inhalationen mit Natr. benz. absol. (5 proc.)

Thorax gut gewölbt — Percussion überall hell und voll, vorn wie hinten — Auscultation: reichliche inspiratorische Rronchi — Herzdämpfung klein — Herztöne etwas dumpf — Bauch aufgetrieben, leicht schmerzhaft und mit zahlreichen punktförmigen Roseola besät — an der Ileocöcalklappe deutliches Gurren — Percussion hell tympanitisch — Milz vergrössert sowohl in ihrem Breiten- als auch Längendurchmesser, sie erstreckt sich von der 8—11. Rippe und von der vorderen Axillarlinie bis etwa 3 Ctm. hinter die hintere Axillarlinie. — Stuhl diarrhoisch, Harn ohne Eiweiss. D i a g n o s e: Ileotyphus. Schon an diesem Tage ist bei der eingeleiteten Behandlung eine Besserung wahrzunehmen.

	Temp.	Puls	Resp.	Medication:

25. IV. Pat. ist etwas besinnlicher, antwortet auf die gestellten Fragen — Bauch mehr aufgetrieben — reichliche Roseola — Pat. bekommt Bäder von 22° C., sobald die Temperatur 39° C. übersteigt.

Nachmittag: Zunge rein, nur zittert sie beim Herausstecken — zwei diarrhoische Stühle.

Temp.	Puls	Resp.	Medication
38,1	84	30	Mg. bz. 20,00
38,5			Inhalationen mit
38,6			Natr bz.
39			Giesshübler
37,6			Bäder 22° C.
39,6	96	24	Kalte Umschläge
39,8			auf Bauch.
40,4			
38,6			
38,8			
38,6			

26. IV. Pat. hat höheres Fieber bekommen, ist jedoch bei Besinnung — es stellt sich im Laufe des Tages ein stärkerer Husten ein und die Sputa werden etwas rostfarbig. Rechts hinten im Unterlappen eine leichte Dämpfung und viel exspiratorische Rasselgeräusche.

Temp.	Puls	Resp.	Medication
39,6	84	30	Mg. bz. 20,00
38			Inhalation.
39,2			Bäder.
38,5			Kalte Umschläge
39,8			auf Bauch und
40,4			Brust.
38,2			Giesshübler.
39			
39,4			
40	96	30	
39			
38,4			
38,4			

27. IV. Unvollständige Dämpfung beginnt in der Höhe des 5. Wirbels und reicht nach abwärts. Pfeifen, inspirat. Rasseln; unter der Scapula nicht verlängert. Exspirium.

Temp.	Puls	Resp.	Medication
39	84	30	idem.
38			
38			
38,6			
38,8			
38,8			
39			
38,6			
39,2			
39			
39,2	96	30	
38,8			
38,8			
40			
39,8			
38,5			

28. IV. Rechts in der Höhe des 6. Dornfortsatzes vollständige Dämpfung, verschärfte Inspiration — Meteorismus stärker — Bauchdecken von zahlreicher Roseola bedeckt — Rechte Thoraxhälfte hinten und zwar oben deutlich bronch., unten bronch. Athmen mit insp. und exsp. Rasseln, Sputa eitrig mit Blutfasern.

Temp.	Puls	Resp.	Medication
38,6	108	24	idem.
38,6			
38,8			
39			
38,6			
39			
38,8	108	26	
39			
38,8			
38,8			
39			
38,8			

	T.	P.	R.	Medication:
29. IV. Pat. hat geschlafen, zwei leichte diarrhoische Stühle — im letzteren befanden sich Ascariden. T. 37 — Pat. befindet sich wohl.	37,6	84	30	Mg. bz. 20,00
	37,6			Inhalation.
	37,2			Giesshübler.
	37,4			Keine Bäder.
	37,5			
	37,6			
	37,6			
	37,4			
	37,4			
	38,2			
	38,2			
	39,5	84	30	
	38,6			
30. IV. Pat. hat gut geschlafen, Schmerzhaftigkeit beim Drucke auf den Bauch nachgelassen — Pat. hat Hungergefühl.	37,5	96	35	idem.
	37,6			
	37,6			
	38,5			
	38,6			
	38,2	102	32	
	38,5			

Mai 1880.

	T.	P.	R.	Medication:
1. V. Dämpfung drei Finger über den Rippenbogen links hinten, Fremitus erhalten, verlängertes Exsp.; rechts hinten vollständige Dämpfung vom 7. Dornfortsatz; darüber etwas leerer tymp. Beiklang — Fremitus überall erhalten, unten hinten kleinblasiges Rasseln, weiter oben verl. Exsp. mit bronchialem Charakter — Herztöne dumpf.	38	96	30	idem.
	38,4			
	38			
	37,6			
	37,5	88	30	
	37,8			
	37,4			
2. V. Pat. hat schlecht geschlafen, Nasenbluten, zwei diarrhoische Stühle — Bauch ist ganz weich. Pat. hat grossen Appetit.	37,2	108	32	idem
	36,8			Decoct. cort.
	37,8			Chin. und
	38,2			Rothwein.
	38,5	110	36	
	37,8			
	37,7			
3. V. Pat. hat etwas unruhig geschlafen, von Husten geplagt. — Das Sputum wird mehr schleimig als eitrig. Rechts vorn unten abgeschwächtes Athmen, oben rein, ebenso rein links vorn. — Die Dämpfung rechts reicht von unten bis zur Scapulaspitze, der Ton ist leer, tympanitischem Beiklang. Nach innen von der Scapulaspitze bronchiales Exspirium. Unten r. h. schwaches Athmen, gegen die Achselhöhle zu feuchtes Rasseln.	36,8	104	32	Mg. bz. 20.
	36,6			
	37,2			
	37,8			
	38,2	78	30	
	38,2			
	38,5			
4. V. Auscultation: vorne reines Athmen. Unter dem rechten Schulterblatt noch etwas Rasseln.	36,8	90	30	idem.
	37			
	37,6			
	38			
	37,6	96	32	
	37,6			
	38			
5. V. Sputum reichlich aber glasig, Temperatur stieg gegen Abend etwas an. Stühle breiig. — Appetit gross.	37,6	84	30	idem.
	37,4			
	37,4			
	37,6			
	37	84	28	
	38			
	38			

	T.	P.	R.	Medication:
6. V. Unter dem Schulterblatt noch etwas Rasseln hörbar, Sputum glasig. Diarrhoe aufgehört — Appetit gut.	36,6 36,6 36,8 37 37 37 37,2	90 84	30 26	Mg. bz. 20.
7. V. Zustand des Pat. relativ günstig — sonst wie zuvor.	36,5 36,6 36,8 37 37 37 37,2	84 84	26 26	idem.
8. V. Pat. befindet sich wohl. Stuhl angehalten.	36,6 36,6 37 37 36,8 37 37,4	84 76	26 24	idem.
9. V. Milz normal — Stuhl regelrecht, Fieber ausgeblieben — Appetit gut.	37,2 37 37,2 37,2 37 37,2 37,6	84 88	24 20	Clisma Natr. bz. mit Oleum. Mg. bz. 20.
10. V. Dem Pat. geht es besser — Lust zum Essen wird grösser, das Rasseln unter dem Schulterblatte nicht mehr hörbar.	36,5 37 37 37,2 37,6	72 72	30 30	idem.
11. V. Fortschreitende Besserung.	36,4 36,4 36,6 36,4 36,3 36,6 37	90 90	24 24	idem.
12. V. Pat. geht es wie Tags zuvor.	36,8 36,6 36,6 37 37 36,5	90 80	24 24	idem.
13. V. Nur hier und da spärliches Rasseln, Dämpfung keine mehr nachzuweisen.	36 36,8 37	72 72	24 24	idem.
14. V. Zustand des Pat. besser.	36,5 36,6 37	72 72	24 24	idem.
15. V. Zustand wie zuvor.	36,8 36,8	72 72	24 24	idem.

	T.	P.	R.	Medication:
16. V. Befinden gut.	36,8	72	24	Mg. bz. 20.
	36,8			
	37	72	24	
17. V. Keine Veränderung eingetreten.	37	72	24	idem.
	36,6			
	37	72	26	
18. V. Pat. befindet sich wohl.	37	72	26	idem.
	37			
	37,2	72	26	
19. V. Zustand wie Tags zuvor.	36,8	72	26	idem.
	36,8	72	26	
20. V. Milz normal. — Pat. befindet sich vollkom-	37,2	72	26	idem.

men gesund.

R. P. T.   April 1880.

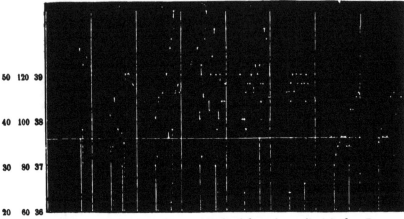

50 120 39

40 100 38

30   80 37

20   60 36

Es ergeben sich aus diesem Fall folgende epikritische Bemerkungen: Nach dem Zustande, in welchem Pat. eintritt, konnte eine
schwere typhöse Affection nicht zweifelhaft sein; schon an dem ersten
Tage der Benzoatbehandlung trat eine auffallende Besserung seitens
der nervösen Erscheinungen ein, das Bewusstsein kehrte zurück;
die Zunge reinigte sich unter der Anwendung der Inhalationen von
Natronbenzoat. Die Temperatur blieb indess noch ziemlich hoch,
stieg sogar an dem folgenden Tage noch weiter, ohne, wie es scheint,
von kühlen Bädern erheblich beeinflusst zu werden. In den folgenden Tagen traten pneumonische Erscheinungen auf, zugleich oder
etwas vorher Roseola, welche mit jenen zunimmt. Höhere Benzoat-
gaben (20 Grm. pro die) führen aber schon am 3. Tage dieser Complication merklichen Abfall des Fiebers herbei, bei subjectivem Wohl-
befinden; nach 2 weiteren Tagen sinkt das Temperaturminimum schon
unter die Linie der Normal-Temperatur (37,6). Die Respirations-
frequenz nimmt trotz der pneumonischen Complication ab (s. vorstehenden Holzschnitt, auf welchem die senkrechte ausgezogene

Linie die Respirations-, die unterbrochene die Pulsfrequenz angibt).
Der Puls wird mit Steigerung des Fiebers und der Lungenerschei-
nungen frequenter, bis 108, fällt aber mit dem Herabsinken des Tem-
peraturminimums unter das Mittel, auf 84.

·. Es folgt nun eine fünftägige Periode, in welcher zwar tägliche
Temperaturabfälle unter das Mittel stattfinden, dagegen die Maxima
immer noch 38⁰ überschreiten; in den zwei folgenden Tagen erreichen die letzteren eben 38⁰, dann definitive und bleibende Entfieberung, am 16., resp. 14. Tage der Erkrankung. Am Anfange
dieser Periode zeigen sich noch deutliche Zeichen von Splenisation

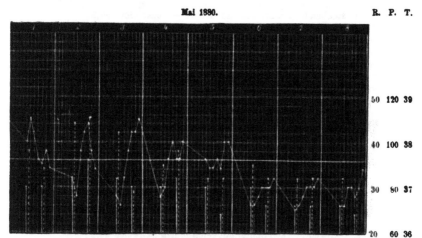

in den Unterlappen beider Lungen, es tritt am 2. mit einer vorübergehenden Verschlimmerung des Befindens Nasenbluten ein, ebenso
noch zwei diarrhoische Stuhlentleerungen.

Indess schreitet die Besserung rasch fort, während unausgesetzt
täglich 20 Grm. Magnesiabenzoat gegeben wird. Im Ganzen hat Pat.
von diesem Mittel in 26 Tagen 450 Grm. eingenommen. Als Zeichen
für die enorm schnell vor sich gehende Reconstitution der Körper-
substanz mag noch angeführt sein, dass er am 8. Mai 51,650, am
20. dagegen 58 Kilo wog, also in 12 Tagen um 6350 Grm. an
Körpergewicht zugenommen. Leider konnte in der febrilen Periode
nicht gewogen werden, da uns die Mittel fehlten, schwer Kranke
auf die Waage zu bringen.

Fall 2.

Barborka, Johann, Maschinenschlosser, 38 Jahre. *Ileotyphus*. Anamnese:
Pat. bemerkte seit Sylvester vorigen Jahres ein gewisses Unbehagen im ganzen Körper
— Kopfschmerzen, allgemeine Abgeschlagenheit und Diarrhoe traten im Laufe
der nächsten Tage ein, neben einem ansteigenden Fieber. — Dies zwang den Pat.
sich am 5. Januar 1881 niederzulegen. — Pat. war früher nie krank gewesen,

stammt von gesunden, in hohem Alter verstorbenen Eltern. — Schüttelfrost. 5. I. Abends Temperatur 40,1. Puls 108.

	Temp.	Puls	Medication:
Stat. praes. am 6. I. 1881. Pat. von kleiner kräftiger Statur, gut entwickeltem Fettpolster. — Im Gesicht die sichtbaren Schleimhäute blass – der Kopf heiss anzufühlen und schmerzhaft bei Berührung. Brust gut gewölbt, symmetrisch in beiden Hälften. — Herzspitzenstoss im fünften Intercostalraum. — Brustathmen — Percussion überall voll, vorn und hinten. — Bei Auscultation hinten rechts unten etwas feinblasiges Rasseln zu hören, sonst überall vesiculäres Athmen. Bauch etwas aufgetrieben, schmerzhaft beim Drucke, hier und da Roseolaeruption. — Milz vergrössert von 8 — 11. Rippe, nicht tastbar. — Stuhl diarrhoisch. — Harn ohne Eiweiss, ziemlich stark sedimentirend. Pat. bei Bewusstsein — kein Appetit.	38,2 38,8 39,1	100 — 104	Mg. bz. 20,00.
7. I. Pat. hat nicht geschlafen, ist bei Besinnung und klagt über stechende Schmerzen im Kopfe — besonders bei Husten. — Diarrhoe 3 mal. Nachmittags Schmerzen beim Drucke in der Ileocöcalgegend, nebst Gurren daselbst.	39,1 39,3 39,8	104 112	Mg. bz. 20,00.
8. I. Abermals kein Schlaf. — Leichte Roseolaflecke am Bauche. — Kein Appetit. — Nachmittags starker Kopfschmerz. — Diarrhoe zweimal.	38,4 38,6 39,6	96 94	Mg. bz. 20,00.
9. I. Unruhige Nacht – lebhafte Träume. — Pat. klagt über Husten — aber kein Rasseln auf der Brust. — Milz ganz deutlich vergrössert. Diarrhoe zweimal.	38,6 39 39	92 94	Mg. bz. 20,00. Kalte Umschläge auf den Kopf.
10. I. Kopfschmerz nachgelassen, sonst idem. Eine diarrhoische Stuhlentleerung.	38,5 38,4 38,2	88 88	Mg. bz. 20,00.
11. I. früh, Wohlbefinden — Bauch nicht so schmerzhaft — kein Gurren — keine Roseola. — Nachmittags heftiger Kopfschmerz. Diarrhoischer Stuhlgang (1).	37,2 39,4 39,0	86 84	Mg. bz. 20,00.
12. I. Nachts kein Schlaf, wegen andauernden Kopfschmerzes. — Gegen Morgen Schlaf mit reichlichem Schweiss — Nachmittags trat abermals Kopfschmerz auf, der in der Nacht aber nachliess. — 1 Stuhlgang flüssig.	37,9 38,2 39,5	88 82	Mg. bz. 20,00.
13. I. Ruhigerer Schlaf. — Pat. bedeutend componirter — Reichliche Schweisssecretion am Tage. — Ein breiiger Stuhl.	37,6 38,4 38,1	82 84	Mg. bz. 20,00.
14. I. Pat. hat Appetit etwas zu essen, fühlt sich aber ungeheuer schwach. — Ein breiiger Stuhlgang.	37,2 37,6 37,7	80 80	Mg. bz. 20,00.
15. I. Gut geschlafen. — Appetit gesteigert. — Milz aber noch vergrössert nachzuweisen. — Ein breiiger Stuhlgang. — Pat. kann aufstehen — ist aber sehr schwach.	37 37,7 37,9	76 72	Extract. Chinae 1,00.
16. I. Pat. geht etwas herum, bekommt aber beim Sichumdrehen Schwindelanfälle, — Appetit gut. — Stuhlgang fest.	37,2 37,1 37,3	72 76	Extr. Chinae.

Zunächst verdient die Genese dieses Falles Beachtung. Patient ein Maschinenschlosser, den ich für die experimentelle Abtheilung meines Instituts angenommen und der mit seiner Familie im Parterregeschoss desselben seine Wohnung hat. Dieses Geschoss liegt einerseits gegen die Strasse unter dem Niveau derselben, während es

andererseits auf gleicher Ebene mit dem Hof und Garten sich befindet. An der schmalen Seite des Hauses, an welcher die Wohnung
gelegen, zieht sich eine ungepflasterte und gewöhnlich höchst
kothige Strasse nach abwärts. Zum Ueberfluss ist daselbst auch
noch ein stets fliessender Brunnen vorhanden, dessen hölzernes Bassin
von zweifelhafter Dichtigkeit. In der That hatten hier Wasserinfil-
trationen stattgefunden, durch welche der der Seitenwand des Hauses
anliegende Raum ganz bedeutend feucht war. Der Mann hatte in
diesem Raume geschlafen. So sehr es nun nahe liegt, diesem Moment einen wesentlichen Einfluss auf die Entstehung der Krankheit
einzuräumen, so wird doch diese Annahme dadurch etwas abgeschwächt, dass nach der Erkrankung des Mannes die Frau mit zwei
Töchtern denselben Raum zum Schlafen benützte, ohne dass sie, bei
gleichbleibenden Verhältnissen, Schaden an ihrer Gesundheit gelitten
oder auch nur das geringste Unwohlsein verspürt hätten. Es muss
auch noch bemerkt werden, dass bei der Herstellung dieser Wohnung, die kurz vorher stattgefunden, der Fussboden mit einer Ziegel-
und Cementlage versehen und Luftkanäle angelegt wurden. Ebenso
sind die Kanäle des Hauses von gutem Gefälle, bei reichlicher Spü-
lung stets rein, überall gute Wasserverschlüsse angebracht. Im ganzen
Hause, welches ich selbst, drei Dienerfamilien und zwei Assistenten
bewohnen, ist sonst kein Erkrankungsfall vorgekommen. Der betr.
Kranke, des Tages über gewöhnlich in der experimentellen und chemischen Abtheilung beschäftigt, kommt nur wenig aus dem Hause
heraus.

Es lag also die Möglichkeit vor, dass noch ein anderes Moment
in Betracht kommt, jene stattgefundene Durchfeuchtung des Schlaf-
raumes nur ein die Erkrankung förderndes Verhältniss darstellte; da
Pat. die Thiere und Culturen besorgt, welche in dieser Arbeit erwähnt
wurden, so ist eine gewisse Wahrscheinlichkeit nicht zu leugnen,
dass er gerade bei dieser Beschäftigung die Keime der Krankheit
in sich aufgenommen.

Was nun die Intensität der Erkrankung betrifft, so lässt sich
wohl nicht leugnen, dass dieselbe von vorneherein ziemlich bedeutend war, wie die Temperatur von 40,1 am ersten Tage, das Auftreten von Roseolaflecken, die Milzschwellung und die heftigen nervösen Symptome zeigen. Allein sehr schnell trat Besserung ein und
es hinterliess die Krankheit, nachdem am 13. Januar, 8 Tage nach
dem initialen Schüttelfrost völlige Entfieberung eingetreten war, nur
noch eine sehr hochgradige Schwäche, die ihrerseits wieder bei dem
sehr kräftigen Manne in besonders auffallender Weise die Schwere

des so rasch und glücklich überstandenen Zustandes documentirte. Derselbe hatte, wie die Krankengeschichte zeigt, vom 6—14. Jan., durch 9 Tage täglich 20 Grm. Magnesiabenzoat eingenommen, zusammen also 180 Grm., welche die Entfieberung am 8. Tage herbeiführten. Im ersten Fall, in welchem die Benzoattherapie in einem späteren Stadium der Erkrankung eingeleitet wurde, trat die Entfieberung am 14., resp. 16 Krankheitstage ein, während Jahn bei der Salicylbehandlung die febrile Periode nur auf 21 Tage im Durchschnitt, auf 16 im günstigsten Fall herabgehen sah.

Ich glaube, dass es sich der Mühe verlohnen dürfte, die Wirksamkeit des Benzoats im Typhus abdominalis auch weiterhin zu prüfen, besondere Versuche über die Wirksamkeit derselben Substanz gegenüber künstlichen Züchtungen des Typhusbacillus werde ich selbst anstellen als einen weiteren Beitrag zu der Frage der specifischen Wirksamkeit der Antimycotica gegenüber specifischen Krankheitspilzen.

Erklärung der Abbildungen.
(Tafel IV, V und VI.)

Fig. 1. Senkrechter Schnitt durch eine typhöse Darminfiltration. S.-No. 192. 1880. Zeiss. Syst. DD. Oc. 2.

a. von Typhusbacillen dicht durchsetzte Drüsenschicht; die blauen Züge entsprechen jüngeren, perivasculären Entwicklungen derselben.

b. Submucosa mit Zellinfiltration.

Fig. 2. Aus demselben Präparat, vom Rande der Bacillusinfiltration gegen die Submucosa. Hartnack System 9. à Imm. Oc. 2.

a. Bacillusschicht.

b. Submucosa mit Gefässen, elastischen Fasern und stark tingirten Kernresten.

c. Durchschnitt eines grösseren Gefässes, von den Bacillen theilweise umwuchert, mit gänzlich kernfreier Wand.

d. Stark tingirte Kernreste.

Fig. 3. Aus einer Typhusinfiltration des Darms. S.-No. 184 vom Jahre 1879. Gefässverzweigung, gänzlich von Bacillusfäden erfüllt, der schmälere Zweig rosenkranzartig aufgetrieben. Zeiss Syst. E. Oc. 2.

Fig. 4. Ein anderes Gefäss, aus demselben Präparat, bei stärkerer Vergrösserung. Zeiss Oel-Immersionssyst. ¹/₁₂ Oc. 4.

Fig. 5. Aus einem Typhusdarm, Schnittpräparat, frisch mit Eisessig-Glycerinmischung behandelt. S.-No. 594 vom Jahre 1879. Seibert N. VII. à Im. Oc. 3. Typhusbacillen, Fadenform, zum Theil mit Sporen.

Fig. 6. Aus einer Typhuslunge, Schnittpräparat, ebenso behandelt. Kurze Stäbchen in den Alveolen, daneben einzelne Mikrokokkenhaufen. Seibert VII. 3. S.-No. 658 vom Jahre 1879.

Fig. 7. Pia mater, ebenso behandelt, von einem Typhusfall. S.-No. 587 vom Jahre 1879. Hartnack S. 9. à Imm., Oc. 3. Längere, aber noch gerade Stäbchen des Bacillus typh. in dem sonst unveränderten Gewebe.

XXIII.

Ueber die hämorrhagische Infection.

(Vorläufige Mittheilung.)

Von

Prof. Dr. Antonio Ceci.

(Aus dem pathologisch-anatomischen Institute zu Prag.)

Das zu den Untersuchungen verwendete Blut stammte von einem 19jährigen Weibe, welches 3 Tage vorher auf die Klinik von Prof. Jacksch mit hohem Fieber, Delirium, Blut und Albumen im Harn, rothen Flecken und dann Hämorrhagien in der Haut gekommen war. Die klinische Diagnose lautete auf Scarlatina haemorrhagica.

Bei der im pathologisch-anatomischen Institute vom Assistenten Dr. Dreuschuch ausgeführten Section fand man: Punktförmige Hämorrhagien und Phlyctänen in der Haut. Die Meningen hyperämisch und mit Hämatin suffundirt: das Blut überall flüssig und dunkel. Unterhautbindegewebe blutig suffundirt. Petechien im Pericardium und Hämorrhagien im Myocard. Hyperämie der Bronchien. Hämorrhagien in der Pleura. Nekrotische Schorfe an den Tonsillen. Aorta blutig imbibirt. Peritonealflüssigkeit blutig-serös. Extravasationen im Peritoneum. Milz gross und weich. Ekchymosen unter der Nierenkapsel. Reichliche Hämorrhagien in den Nierenbecken und Harnkanälchen. Ekchymosen in der Magenschleimhaut. Hämorrhagien in der Dickdarmschleimhaut, unter der Leberkapsel, in den Ovarien und dem Rectum. Frische Schnitte des Kehlkopfs, sowie einige Stellen des Peritoneum zeigten unter dem Mikroskope in den Capillaren Mikrokokkenanhäufungen, eingebettet in Zooglöa.

Es wurde die anatomische Diagnose auf Variola haemorrhagica gestellt.[1] Zu der Zeit herrschte in Prag eine bedeutende Blatternepidemie.

---

[1] Ich habe diese Diagnose beanstandet, weil die auch für Variola haemorrh. charakteristische Rachenaffection fehlte, und veranlasste deshalb Prof. Ceci, die Natur des jedenfalls neuen Krankheitsprocesses experimentell zu studiren.

Klebs.

Von dem den Jugular- und Nierenvenen entnommenen Blute
wurden einige Tropfen unter den Conjunctivalfornix eines Kaninchens
injicirt; mit dem übrigen Theil zwei Culturen angestellt: die eine
in Hausenblase, die andere in Urin.

Das Kaninchen ging zwei Tage nach der Einimpfung zu Grunde,
ohne erhebliche Ficbererscheinungen dargeboten zu haben. Die Section ergab überall dunkles, flüssiges Blut und Hämorrhagien in der
ganzen Musculatur, vorzugsweise aber in der des Nackens, des
Rückens und der Extremitäten. Hämorrhagien in den Hirn- und
Rückenmarkshäuten, in den Lungen und Nieren. Unter dem Mikroskope fand man kugelige, stark lichtbrechende, bewegliche Körperchen von äusserster Kleinheit in der Milzpulpa, im Knochenmark
des Femur und, weniger zahlreich, im Blute. Bei der mikroskopischen Untersuchung sei es von tingirten Schnitten der frischen Organe, sei es von dünnen Membranen, fand man an den Blutgefässen
nichts Abnormes. Die morphologischen Elemente des Blutes waren
normal. Das Blut dieses Kaninchens wurde einem zweiten einge-
impft, das des zweiten einem dritten, das des dritten einem vierten,
das des vierten einem fünften, das des fünften einem sechsten. Das
zweite, dritte und fünfte Kaninchen erlagen nacheinander einige Tage
nach der Inoculation; das vierte und sechste wurden getödtet. Das
dritte, vierte und fünfte boten diffuse Hämorrhagien dar; beim zweiten
und sechsten wurden keine vorgefunden.

Die zwei Kaninchen eingeimpfte Hausenblasencultur des menschlichen Blutes hatte weder Hämorrhagien noch den Tod zur Folge.

Die Harncultur des menschlichen Blutes tödtete dagegen ein
Kaninchen vier Tage, ein zweites 27 Stunden und ein drittes zwei
Tage nach der Einimpfung. Alle zeigten bei der Section zahlreiche
Hämorrhagien. Mit dem Blute des dritten Kaninchens wurden zwei
Parallelculturen angestellt: die eine in Urin, die andere in Hausen-
blase. Die einem Kaninchen beigebrachte Harncultur tödtete das-
selbe durch Hämorrhagien, während die Hausenblasencultur bei einem
anderen Kaninchen ohne Folgen blieb.

Von demselben dritten Kaninchen erhielt man durch successive
Bluteinimpfungen eine Reihe von vier Kaninchen, die nacheinander
an Hämorrhagien zu Grunde gingen. Das Blut des ersten Kaninchens dieser Reihe tödtete durch Hämorrhagien zwei Frösche, die
man damit geimpft hatte, während es bei zwei Hunden und zwei
Tauben ohne alle Wirkung blieb.

Mit dem Blute dieses selben Kaninchens, des ersten von der
Reihe wurden zwei Harnculturen angestellt, von denen man die eine

unmittelbar nach ihrer Anfertigung kochte. Die gekochte Cultur äusserte nach ihrer Einimpfung keine Wirkungen; die andere tödtete dagegen ein Kaninchen durch Hämorrhagien.

Die mit dem menschlichen Blute angestellte, mehrere Tage lang in offenem Gefässe stehen gebliebene und der Fäulniss verfallene Harncultur blieb, einem Kaninchen eingespritzt, wirkungslos. Eine weitere, aus dieser Cultur gewonnene und einem Kaninchen einge- impfte Harncultur ergab kein Resultat. Ebenso unwirksam erwies sich eine Cultur des menschlichen Blutes, die nach vorherigem Ko- chen in reichlicher Menge in die Peritonealhöhle eines anderen Ka- ninchens eingespritzt wurde.

Bezüglich der Culturen ergab sich: dass weder das Blut der menschlichen Leiche, noch dasjenige der an Hämorrhagien zu Grunde gegangenen Kaninchen, in Hausenblase cultivirt, irgend welche Wir- kungen äusserten.

Für gewöhnlich erhielt sich die Culturflüssigkeit klar, an der Oberfläche rein und bildete keinen Bodensatz. Kein Fäulnissgeruch; die Reaction blieb auf unbestimmte Zeit entweder sauer oder neutral.

Unter dem Mikroskope zeigte sie meistens keine Organismen. Ungefähr das nämliche Verhalten ergab sich auch in Bezug auf Hausenblasenculturen, zu denen man einige Tropfen einer Harncultur als inficirenden Stoff angewendet hatte.

Sowohl das menschliche als auch das Blut von an Hämorrha- gien zu Grunde gegangenen Kaninchen gab stets positive Resultate. Die Flüssigkeit trübte sich gewöhnlich einige Zeit nach der Infec- tion: sie entwickelte Fäulnissgeruch und nahm alkalische Reaction an. In einem Falle blieb letztere neutral, und es trat keine Fäul- niss ein, obwohl die Cultur sich bei den Versuchsthieren als wirk- sam erwies.

Die zweiten und dritten successiven Harnculturen des mensch- lichen Blutes waren minder üppig: die Trübung der Flüssigkeit eine geringe; die Fäulniss blieb aus, und die Reaction erhielt sich sauer oder neutral.

Liess man die mit dem Blute von an Hämorrhagien zu Grunde gegangenen Thieren angestellten Culturen wenige Minuten lang auf- kochen, so wurde jede Entwicklung von Organismen in denselben hintangehalten.

Die Flüssigkeit solcher nach ihrer Infection gekochten Culturen blieb beständig klar: kein Fäulnissgeruch: Reaction sauer oder neu- tral: Abwesenheit von Organismen. In sämmtlichen Culturen, deren Anwendung pathologische Folgen nach sich zog, fand man (entweder allein, oder mit anderen gemischt) zahlreiche Organismen von äusserster Kleinheit und sphärischer oder leicht ovoider Gestalt; manchmal nach Art von kurzen Bacillen verlängert, entweder isolirt oder zu Haufen traubenartig aneinander gruppirt. Oft zeigten diese Organismen lebhafte Bewegungen.

Die Ergebnisse der Versuche an Thieren und der Culturen veranlassen uns zu folgenden Schlüssen:

1. Die anatomische Diagnose an der menschlichen Leiche, von der das Blut genommen wurde, war eine unbestimmte.

2. Es gibt eine besondere acute Infection, die sich anatomisch durch diffuse und schwere, die Substanz der Muskeln, die serösen Häute, die Niere, das Knochenmark befallende Hämorrhagien charakterisirt, und durch keinen bestimmten Fiebertypus gekennzeichnet ist. Die geformten Blutbestandtheile scheinen dabei keine Veränderung zu erleiden.

3. Eine derartige Infection kann auf ein gesundes Thier durch directe Einimpfung des Blutes eines von derselben befallenen Thieres übertragen werden und äussert sich nach einer kurzen, jedoch veränderlichen Zeitperiode.

4. Die Infection kann auch durch Einimpfung von mit dem Blute eines mit demselben Uebel behafteten Thieres angestellten Harnculturen herbeigeführt werden. Die Hausenblasenculturen sind unwirksam.

5. Die Culturen, deren Anwendung positive pathologische Resultate zur Folge hatte, zeigten eine Trübung der Flüssigkeit, häufig Fäulnissgeruch und Alkalescenz. Die beiden letzteren Charaktere waren nicht constant. In morphologischer Beziehung kamen in sämmtlichen Culturen kugelige, ovoide, oder Bacillus-förmige, sich bewegende Organismen von äusserster Kleinheit entweder allein, oder mit anderen gemischt vor.

6. Längeres Stehenbleiben, die Einwirkung der Luft, das längere Aufeinanderfolgen von Generationen machten die Culturen zu pathologischen Wirkungen unfähig.

7. Sowohl im Blute als auch in den Organen der den Hämorrhagien erlegenen Thiere wurden häufig sehr kleine, sich bewegende, das Licht brechende, den in den Culturen beobachteten gleichende Körperchen vorgefunden: niemals aber Verstopfungen von Capillaren durch Anhäufungen solcher Organismen wahrgenommen, deren Feststellung durch ihre Kleinheit sehr erschwert wird.

8. Die beschriebene Infection kann nur an der Hand der parasitären Theorie gedeutet werden; nichtsdestoweniger ist die Entstehungsweise von so ausgedehnten und zahlreichen Hämorrhagien schwer zu erklären. Als die wahrscheinlichste Hypothese kann man eine materielle Veränderung der Blutgefässwandungen annehmen, die entweder direct durch locale Verletzung von Seite der vorhandenen Organismen oder aber durch von denselben Organismen bedingte chemische Veränderungen des Blutes zu Stande kommt. Den Muskelbewegungen würde die Rolle von Gelegenheitsursachen zufallen, welche die Vorliebe solcher Hämorrhagien für die Muskelsubstanz erklären würden.

9. Vorhergegangene Infectionen verliehen den Thieren keine Immunität gegen die hämorrhagische.

10. Die bei den successive geimpften Thieren erzielten Infectionen blieben nach einer gewissen Zeit aus, da die inficirende Flüssigkeit immer mehr an Wirksamkeit einbüsste.

Es ist schwer, eine genaue Bezeichnung für die beschriebene Infection zu wählen, ohne sich dabei durch vorgefasste Meinungen beeinflussen zu lassen. Die Unsicherheit der ätiologischen Diagnose in dem Falle, welcher das Material für die weiteren Versuche lieferte, erhöht diese Schwierigkeit. Den Bezeichnungen hämorrhagische Diathese, acute Hämophilie habe ich die einer hämorrhagischen Infection vorgezogen, obwohl auch eine solche keineswegs hinreichend klar und genau ist.

Camerino, 10. Februar 1881.

XXIV.

Literarischer Anzeiger.

No. III (Pathologie).

Der zehnte Congress der deutschen Gesellschaft für Chirurgie, welcher soeben unter zahlreicher Betheiligung in Berlin abgehalten ist, brachte auch Einiges in unser Gebiet einschlagendes, dem hier einige Worte gewidmet werden sollen.

Zuerst theilte Grawitz (Berlin) seine weiteren Erfahrungen über die im Körper der Warmblüter sich entwickelnden Fadenpilze mit und zwar in der Absicht, die an diesem Objecte gewonnenen Anschauungen für die Theorie der Vaccination zu verwerthen. Im Allgemeinen ergeben sich für diese Organismen dieselben Verhältnisse wie für die Spaltpilze: Kürzere Züchtung (in Peptonlösung) oder geringere Menge des Impfmaterials bewirkt leichtere Erkrankung des Versuchsthieres und Schutz vor einer weiteren, auch mit wirksamerem Material ausgeführten Impfung. Abweichend von jenen Erfahrungen an Schistomyceten ist dagegen die Angabe, dass jeder dieser Pilze (Penicillium, Aspergillus und Oidium), prophylaktisch übertragen, die Entwicklung einer jeden der beiden anderen Formen verhütet.

Gewiss mit Recht betont Grawitz die Vortheile, welche das leichter zu controlirende Impfmaterial, welches er verwendete, für die Lösung der Frage von der Schutzimpfung im Allgemeinen darbietet; jedoch wird die endgiltige Erklärung dieses wunderbaren Vorganges erst dann zu erwarten sein, wenn wir die chemischen Veränderungen kennen gelernt haben, welche der Organismus des Impfthieres erfährt. Da der Schutz, welcher durch die Impfung gewonnen werden kann, eine gewisse Dauer besitzt, müssen auch die ihm zu Grunde liegenden Veränderungen die gleiche Dauer besitzen und können nicht in der vorübergehenden Zerstörung irgend eines

Körperbestandtheiles gesucht werden. Zunächst scheint mir, dass der Stoffwechsel solcher Impfthiere genauer studirt werden sollte.

Maas (Freiburg) hielt einen äusserst interessanten Vortrag über die Wirkung der Wasserentziehung auf den Thierkörper. Dieselbe wurde bewirkt durch die Injection wasserentziehender Substanzen (Zucker- oder Salzlösungen), oder durch gesteigerte Verdunstung bei blossgelegtem Peritoneum. Indem das Blut durch den rapiden Wasserverlust eingedickt wird, werden die Widerstände in der Blutbahn gesteigert und bildet sich jene, z. B. bei dem sog. Hitzschlage hervortretende venöse Stauung aus, während die Herzthätigkeit keine Einbusse erleidet. Gleichzeitig tritt aus den rothen Blutkörperchen zum Theil Hämoglobin aus und entsteht Hämoglobinurie.

Die Prophylaxe gegen den Hitzschlag und ähnliche Zustände hätte also in der Aufnahme reichlicherer Wassermengen, resp. Transfusion von Blut zu bestehen.

Paul Bruns theilte mit, dass ihm die Erzeugung von Knochen durch Transplantation von Knochenmark gelungen sei und habe der neugebildete Knochen, dem nicht selten die Zwischenstufe der Knorpelbildung vorangeht, eine wie es scheint grössere Persistenz als der periosteale. Die Erzeuger der Knochensubstanz sind nach seiner Meinung auch in diesem Falle Osteoblasten und Riesenzellen.

Anschliessend an Mittheilungen von Sonnenburg, König (Göttingen), Hueter u. A., welche sich auf die Frage der tuberkulösen Gelenk- und Knochenaffectionen bezogen, Mittheilungen, in denen der Widerstreit der Specifiker und Nicht-Specifiker hervortrat, setzte der Unterzeichnete seine Ansichten auseinander, die hier übergangen werden können, da sie demnächst in diesem Archiv eingehender publicirt werden sollen. Im Allgemeinen stellte sich doch darin Uebereinstimmung heraus, dass die fungöse Form der Arthritis mit miliaren, tuberkelähnlichen Knoten nicht ohne Weiteres der echten Tuberkulose zugerechnet werden kann. Schede (Hamburg) theilte negative Impfversuche mit, trotzdem sehr grosse Massen käsiger, tuberkulöser Organe in die Bauchhöhle von Kaninchen eingeführt waren. Indess waren die Thiere spät untersucht und nicht klinisch beobachtet worden. Für das Heilen der Impftuberkulose brachten sowohl Rosenbach (Göttingen) wie der Unterzeichnete Thatsachen bei.   Klebs.

Berichtigungen.

zu der Abhandlung **Pharmakologische Studien über Podophyllum peltatum.**
Dieses Archiv. Bd. XIII. S. 29—52.

Bei der Berechnung der Analysen des Pikropodophyllin und des Quercetinartigen Körpers hat ein Versehen stattgefunden.
Es muss heissen S. 37. Zeile 19 v. o.
    statt 0,0174 H = 5,88 pCt. : 0,0157 H = 5,31 pCt.
    statt O = 26,41 : O = 26,98 pCt.
S. 41. Z. 8 v. o. statt 0,0094 Grm. oder 4,47 pCt. H : 0,0085 oder 4,01 pCt. H
    Z. 12 statt H 4,47 pCt. : H 4,01 pCt.
    Z. 13 statt O 36,16 pCt. : O 36,62 pCt.   Podwissotzky.

Druck von J. B. Hirschfeld in Leipzig.

Lightning Source UK Ltd.
Milton Keynes UK
UKHW011540090119
334994UK00008B/630/P

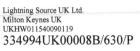